Stéphanie Chica

W0325528

J'adopte la GREEN attitude !

COSMÉTIQUES, ALIMENTATION, PRODUITS MÉNAGERS ET GESTES DU QUOTIDIEN

+ de 200 recettes et conseils

Le Temps Apprivoisé

Le mot de Marie Cammarata,
naturopathe

Adopter un comportement « écolo », pour préserver sa santé et protéger l'environnement, ne saurait se limiter à la consommation de produits estampillés comme tels. Une réforme globale de nos modes de vie est nécessaire pour lutter contre le gaspillage et le suremballage, restreindre l'émission de polluants et encourager l'agriculture traditionnelle.

C'est l'ambitieux projet de cet ouvrage, unique par son approche pragmatique d'un enjeu aux multiples facettes. Stéphanie Chica propose de nombreuses recettes simples et économiques, privilégiant le fait maison à partir de produits naturels et issus de l'agriculture biologique et fournit les clés pour préserver la nature tout en profitant de ses bienfaits. Un moyen pour le consommateur de renouer avec le principe même de nombreux produits cosmétiques, alimentaires et ménagers dont nous ne connaissons plus que les avatars industriels, en dépit d'une production domestique facile.

Cette approche est cohérente avec la démarche naturopathique, préconisant une hygiène de vie en harmonie avec l'environnement d'où nous puisons notre énergie vitale.

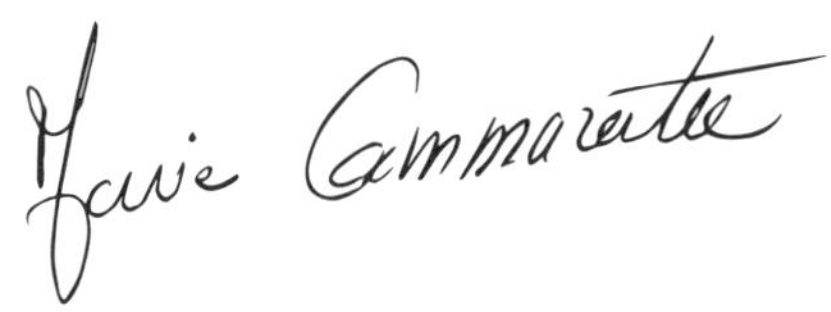

Préface

En 2010, Stéphane Hessel publiait son essai *Indignez-vous !* Ce fut pour moi – et probablement pour beaucoup d'autres au regard de son succès éditorial mondial – le début du réveil et la fin d'une certaine passivité. La soudaine prise de conscience que l'engagement personnel était possible et qu'il était plus que temps de donner un sens à notre curieuse existence.
Hélas, je me suis rapidement sentie démunie. L'indignation était bien là, mais l'imagination me faisait défaut. La tâche me semblait trop vaste et les moyens d'action étaient trop flous. Je me suis donc pathétiquement rendormie.

Et puis il y a eu le documentaire *Demain*, réalisé par Cyril Dion et Mélanie Laurent. C'était en 2015, et c'est là que tout a vraiment commencé pour moi. Je me suis aperçue qu'un peu partout dans le monde d'autres ne dormaient pas et s'indignaient de manière constructive et humble, avec beaucoup de bienveillance et de compassion. J'ai alors compris que de petites initiatives mises bout à bout pouvaient tout changer. À mon tour, j'ai entrepris de faire ma part.

Vous trouverez dans ce livre les outils qui m'ont autrefois fait défaut. Que vous ayez envie de prendre soin de votre santé ou de la planète, il y a forcément un domaine sur lequel vous pouvez agir, de nouveaux petits gestes que vous pouvez mettre en place au quotidien pour vous indigner de manière ludique et faire ainsi votre part. Alors, pour détourner l'injonction de Stéphane Hessel : amusez-vous !

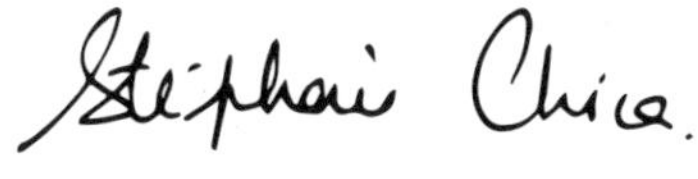

Sommaire

J'adopte la Green attitude !

Bien dans mon corps, bien dans mon assiette, bien chez moi et bien sur ma planète : ce sont les quatre promesses que tient ce livre. Vous y trouverez une foule d'informations et de recettes simples et rapides à faire pour un quotidien plus authentique, plus sain, plus naturel, mais aussi plus responsable. Tout ce qu'il faut pour adopter la Green attitude !

Bien dans mon corps

Vous découvrirez rapidement qu'avec quelques produits de base vous pouvez fabriquer tout ce qui est nécessaire pour prendre soin de votre visage, de votre corps et de vos cheveux. Et cela en toute simplicité et à moindre coût !

Avant de commencer votre petit « labo cosmétique », il est primordial d'acquérir quelques connaissances de base sur les produits, leurs utilisations et leurs vertus. Vous apprendrez donc à décrypter les nombreux labels existants pour sélectionner avec soin les matières brutes que vous utiliserez. Des descriptions détaillées vous fourniront toutes les recommandations essentielles pour choisir sereinement et en toute conscience.

Plus de 60 recettes simples et d'astuces pour s'occuper de vous au naturel ! À vous de les tester pour déterminer celles qui vous conviennent le mieux. De nombreuses alternatives s'offrent à vous. Vous verrez, fabriquer ses produits de beauté est ludique et particulièrement satisfaisant. Vous deviendrez vite « accro »... Et contrairement aux idées reçues, ce n'est ni difficile ni long à réaliser !

Bien dans mon assiette

« Je suis ce que je mange ! » Se nourrir de façon à apporter le meilleur à son corps pour le maintenir en bonne santé implique d'ouvrir les yeux sur la façon dont la nourriture est produite.

Avant tout, il s'agit, une fois encore, de bien choisir ses aliments pour être à la fois exigeant sur la qualité et être dans une démarche d'acteur. Savoir lire les labels bio, acheter des produits de saison, privilégier les produits locaux ou équitables, éviter les emballages inutiles sont des actions fondamentales pour vous et pour la planète.

Bien s'alimenter, c'est bien sûr faire des choix alimentaires équilibrés, mais c'est surtout se diriger vers une nourriture le moins transformé possible. Quelques conseils avisés vous permettront de vous repérer dans la jungle de la surproduction alimentaire pour miser sur des aliments naturellement riches et bons pour votre santé.

Ne négligez pas les aliments que vous avez pris soin de sélectionner. Apprenez à bien les cuisiner : d'abord pour garder leur apport nutritif, ensuite pour les conserver le mieux et le plus longtemps possible. Quelques suggestions vous sont livrées pour optimiser vos achats. Bien cuisiner sans gaspiller fait partie de cette démarche écoresponsable !

Modifier son alimentation est souvent inconfortable et passe par une phase d'adaptation. C'est pourquoi vous trouverez des recettes qui vous aideront à entamer ce nouveau virage en douceur.

Bien chez moi

Dépolluer son intérieur est tout aussi important que de détoxiquer son corps et sa peau. Il suffit de remplacer les produits chimiques par des matières brutes naturelles et multi-usages.
Comme pour les cosmétiques, une liste des produits de base vous est proposée. Le matériel indispensable pour réaliser les recettes est réduit au strict minimum : cherchez dans votre cuisine, recyclez les contenants de vos anciens produits, détournez-les de leur utilisation originale !
Le produit miracle n'existe pas, mais avec 2 recettes de base (le nettoyant multi-usage et la pierre d'argile) vous pourrez faire l'impossible (ou presque) ! Et pour les cas les plus spécifiques, vous trouverez plus de 110 recettes et conseils pour faire votre ménage du sol au plafond et entretenir votre linge.
Votre extérieur n'est pas laissé pour compte. Entretenir son jardin et le mobilier d'extérieur, cultiver son potager en respectant le calendrier des saisons et le sol tout en limitant la consommation d'eau sont des actions assez faciles à mettre en place et tellement valorisantes !
Démarche encore peu courante, il est possible de fabriquer quelques produits d'usage en bricolage. Entretenir le bois et fabriquer de la peinture et de la colle sont des gestes qui vous permettront de vivre dans un environnement plus sain et plus respectueux de la planète. Alors, qu'attendez-vous ?

Bien sur ma planète

Voici venue l'occasion de vous demander dans quels domaines vous auriez envie d'agir, à votre niveau, afin de modifier le cours des choses. À la maison, au bureau, dans vos déplacements, en vacances, il y a forcément des sujets qui vous sensibilisent plus que d'autres. Commencez toujours par ce qui est le plus simple pour vous. Et si la protection de l'environnement ne constitue pas un motif suffisant, alors pensez à votre budget ! Nous vous donnons des pistes pour avoir des gestes écoresponsables et alléger vos dépenses.

Lancez-vous !

Il semblerait que ce soit à vous de jouer, maintenant. Certes, le contexte est pesant, mais rien ne s'oppose à ce que vous preniez du plaisir à changer certaines de vos habitudes ou à tester de nouvelles recettes. Vous allez voir, vous trouverez par vous-même plein de petites choses pour améliorer le quotidien et préserver la planète. Vous allez devenir un créatif vert accompli et adopter la Green attitude en un clin d'œil !

Bien

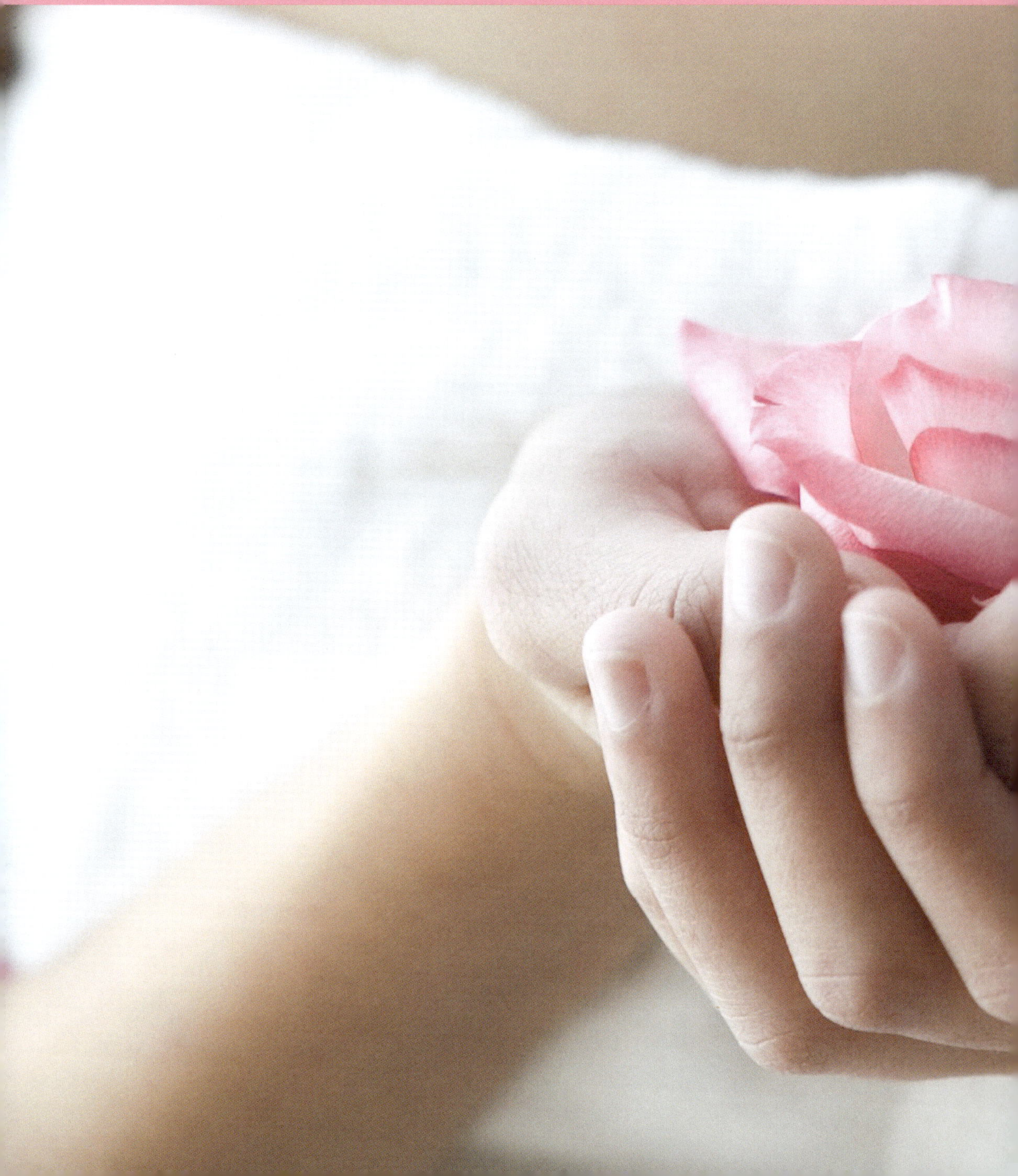

dans mon corps

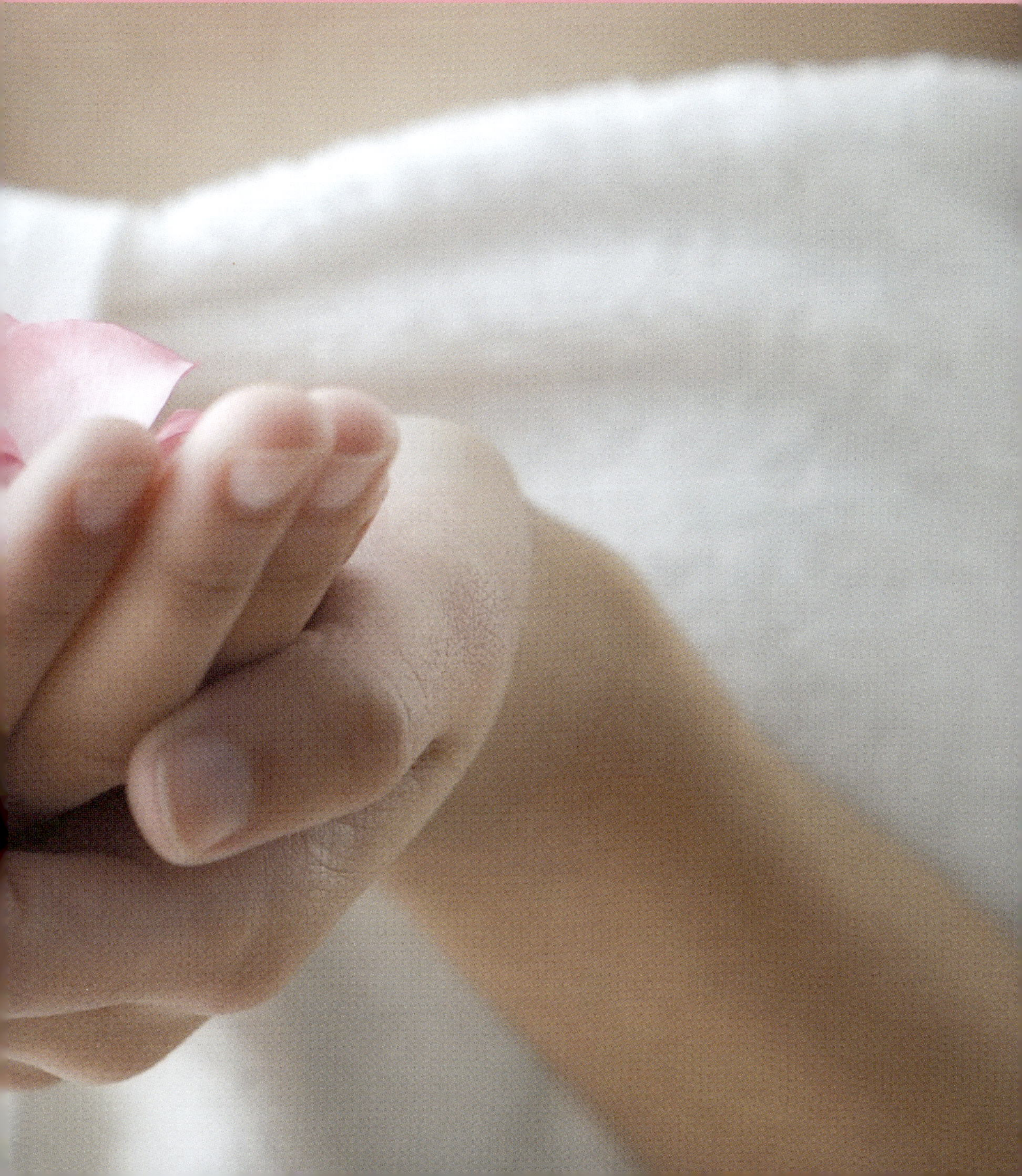

AVANT DE COMMENCER

Pourquoi faire ses cosmétiques ?

Tout d'abord, il s'agit de protéger sa santé, parce que les produits vendus dans le commerce peuvent contenir des ingrédients toxiques que le corps accumule à chaque soin prodigué. Mais il s'agit aussi de préserver la planète, puisque ces molécules toxiques participent fortement à la pollution et à la dégradation de l'écosystème.
Et ce n'est pas tout... Avez-vous songé à la quantité de déchets que génère l'achat d'une crème de jour, d'un sérum, d'une lotion démaquillante, etc. ? Jetez un coup d'œil aux étagères de votre salle de bains et faites le bilan des emballages qu'ils ont nécessité. Gardez à l'esprit que nous produisons des déchets chaque fois que nous achetons. Or ces emballages ont un coût qui se répercute sur le prix final. Quant à la cosmétique bio, elle représente une bonne alternative en matière de composants, mais elle offre l'inconvénient de générer des déchets.

Le principe du fait maison

En optant pour le fait maison, vous gagnez sur toute la ligne. L'idée ? Privilégier les matières premières brutes naturelles comme les huiles végétales, les huiles essentielles, les hydrolats... et de fabrication bio, c'est-à-dire issues de l'agriculture biologique. Multifonctions, ces matières brutes simplifient votre rituel de beauté et vous inscrivent dans une démarche globale de consommation responsable.
En outre, la dimension créative du fait maison est très gratifiante. Au-delà du fait que vous maîtrisez la composition de vos cosmétiques, vous apportez un peu de fantaisie à vos gestes quotidiens, surtout si vous partagez vos expériences en famille.

Comment choisir ses matières brutes ?

Avez-vous déjà entendu parler de *greenwashing* ? Sous ce terme anglophone se cache l'idée que n'importe quelle marque peut s'autoproclamer « naturelle » et faire passer ses produits pour bio simplement en orientant sa communication et son packaging vers un positionnement écologique.

Voici, ci-contre, la liste des labels qui vous certifient des produits respectueux de la santé, de l'environnement et des animaux, et qui privilégient les ingrédients vraiment naturels. Notez que chaque label a ses propres critères et qu'un organisme indépendant est chargé de vérifier qu'ils sont bien respectés.

Ces logos garantissent la fiabilité des produits, mais ne foncez pas sur les marques les yeux fermés. Certaines d'entre elles jouent en effet sur plusieurs tableaux et proposent aussi des gammes de produits non labellisés.

Les labels	Leurs engagements
Cosmétiques Naturels Certifiés BDIH; Cosmétique BIO Charte Cosmebio; ECOCERT	Labels réunis sous la certification Cosmos, qui interdit notamment les Organismes génétiquement modifiés (OGM) et qui est de deux types : Cosmos Natural et Cosmos Organic (le plus strict). À noter que Cosmebio se décline en trois niveaux de certification, Cosmebio Bio étant le plus scrupuleux. Chez Ecocert, mieux vaut se fier à la certification Ecocert Cosmétique Biologique.
demeter	Les matières premières végétales et animales proviennent de l'agriculture biologique. L'impact du produit sur l'environnement est réduit à chaque étape de la fabrication.
NaTrue	Label pour les produits cosmétiques naturels et biologiques.
NATURE & PROGRES	Label de cosmétiques bio exigeant. Garantit des produits de qualité, et la préservation de l'environnement.
Les labels vegans et cruelty-free	
cruelty free	Label qui interdit les tests sur les animaux. Associé à la mention « vegan », il garantit l'absence de produit animal dans la composition du produit.
	Leaping Bunny est un label s'assurant de l'absence de tests sur les animaux mais n'intégrant aucune exigence en matière de santé du consommateur ou d'environnement.
one voice; one voice	One Voice bleu certifie des produits non testés sur les animaux et aucun ingrédient d'origine animale (à l'exception du miel, du pollen et de la cire d'abeille biologique). En plus des prérequis de One Voice bleu, One Voice orange exige des ingrédients d'origine 100 % biologique.
Vegan	Garantit des produits naturels à base de plantes, sans ingrédients d'origine animale.

À noter : un produit peut être cruelty-free sans être vegan, mais l'inverse n'est pas possible.

LES PRODUITS

Ne vous laissez pas intimider par la liste qui suit, il n'est pas question d'acheter toute la panoplie. Si vous débutez, optez pour deux produits de base et multifonctions : le gel d'aloe vera et une huile végétale. Et surtout, montrez-vous patiente : il faudra au moins trois semaines à votre peau pour s'adapter aux nouveaux types de soins que vous lui appliquerez. Après tant d'années passées à subir du chimique, il est bien normal qu'elle réagisse...

1 Huiles végétales • Prix : à partir de 7 € pour 100 ml

Les huiles végétales sont extraites des graines et des fruits oléagineux. Ce sont des corps gras qui peuvent être obtenus de différentes manières. La méthode de pression à froid est la plus intéressante, car elle préserve les actifs de l'huile, tandis que la pression à chaud les dénature. Quant à l'extraction au solvant, elle implique de recourir à l'hexane, qui est toxique pour l'organisme et dommageable pour l'environnement.

Les huiles végétales constituent la base des cosmétiques faits maison et peuvent s'utiliser pures ou en mélange sur la peau et les cheveux. Elles sont nourrissantes grâce à leurs acides gras, mais pour bénéficier pleinement de leurs propriétés choisissez-les bio, sans ajout de parfum et en première pression à froid, c'est-à-dire n'ayant subi aucun traitement chimique ni raffinage, et donc renfermant tous les principes nutritifs essentiels.

Comment choisir la vôtre ? En fonction de votre type de peau et de vos préférences olfactives. Si vous avez peur de vous tromper, optez pour l'huile de coco, que vous trouverez sous forme solide au rayon alimentaire. Elle présente le double avantage de convenir à tous les types de peau et d'être comestible.

Type de peau	Huile végétale recommandée
Sèche/Mature	Argan, avocat, bourrache, camélia, coco, germe de blé, jojoba, macadamia, olive, onagre, rose musquée, sésame
Grasse/Acnéique	Argan, coco, jojoba, nigelle, noisette, noyau d'abricot, sésame
Normale/Mixte	Argan, coco, jojoba, macadamia, nigelle, noisette, noyau d'abricot
Sensible/Réactive	Amande douce, calendula, coco

Type de cheveux	Huile végétale recommandée
Bouclés et frisés	Coco
À tendance grasse	Jojoba
Colorés	Macadamia
Fins	Noix du Brésil
Ternes + cuir chevelu irrité	Olive

2 Hydrolats et eaux florales • Prix : à partir de 4 € pour 100 ml

Issue de la distillation à la vapeur des plantes (hydrolat) ou des fleurs (eau florale) au moment de la fabrication des huiles essentielles, cette base aqueuse gorgée de principes actifs est un produit doux qui s'utilise seul, par exemple en lotion, en complément de vos soins ou comme ingrédient dans la composition de vos cosmétiques. Attention, assurez-vous que l'hydrolat ne contient qu'un seul ingrédient : celui de la plante, dont le nom est indiqué en latin.

Type de peau	Hydrolat recommandé
Sèche/Mature	Bleuet, fleur d'oranger, rose, ylang-ylang
Grasse/Acnéique	Arbre à thé (tea tree), citron, géranium, lavande, romarin, rose
Normale/Mixte	Bleuet, fleur d'oranger, géranium, hamamélis, laurier, lavande, rose
Sensible/Réactive	Bleuet, camomille, fleur d'oranger, géranium, hamamélis

3 Huiles essentielles • Prix : à partir de 5 € pour 10 ml

Concentrés d'actifs naturels extrêmement puissants, les huiles essentielles sont extraites des différentes parties des plantes (fleurs, feuilles, racines, écorces…). En cosmétique, on les conjugue avec des huiles végétales en raison de leur puissance. Elles doivent être précisément dosées (1 goutte d'huile essentielle pour 20 gouttes d'huile végétale) et s'appliquent rarement pures sur la peau (ou alors en usage très localisé). En cas de contact, notamment sur les muqueuses, appliquez de l'huile végétale en abondance pour les diluer. Certaines huiles essentielles étant susceptibles d'être irritantes ou sensibilisantes, faites un test dans le creux du coude avant d'appliquer votre mélange et attendez 48 heures. Les huiles essentielles sont hautement déconseillées aux femmes enceintes et allaitantes ainsi qu'aux enfants de moins de 6 ans.

Type de peau	Huile essentielle recommandée
Sèche/Mature	Bois de rose, bois de santal, camomille, géranium, palmarosa
Grasse/Acnéique	Arbre à thé (tea tree), citron, géranium, lavande vraie, palmarosa, romarin, ylang-ylang
Normale/Mixte	Arbre à thé (tea tree), bois de santal, camomille, citron, géranium, ylang-ylang
Sensible/Réactive	Bois de rose, bois de santal, camomille

4 Savons • Prix moyen : 3 € pour 200 g

Rien n'est plus écologique et économique qu'un savon solide, sans glycérine, sans huile de palme et sans emballage. En fonction de vos préférences, vous pourrez opter pour un savon au lait d'ânesse, aux vertus revitalisantes et régénérantes, ou pour un savon d'Alep, particulièrement recommandé pour les problèmes d'acné et d'eczéma et pour les peaux sèches. Plus économique que le savon au lait d'ânesse et que le savon d'Alep pour sa fonction multi-usage, le savon de Marseille vous sera tout aussi utile en cosmétique que dans la fabrication de vos produits d'entretien. Choisissez-le extrapur, composé de 72 % d'huile d'olive (la mention doit apparaître sur chacune des faces du savon), estampillé du nom de la savonnerie et dénué de graisses animales.

5 Gel d'aloe vera • Prix : à partir de 5 € pour 50 ml

L'aloe vera est une plante qui pousse en milieu aride et dont le gel, issu de ses feuilles, est utilisé en cosmétique pour ses vertus antioxydantes, hydratantes, adoucissantes, régénérantes, apaisantes et cicatrisantes. Inutile de préciser qu'il est indispensable, d'autant qu'il fait à la fois office de sérum et de contour de l'œil, mais aussi d'apaisant en cas de coup de soleil ou de piqûre d'insecte. Il s'utilise seul ou mélangé à d'autres ingrédients et son application procure un effet tenseur et frais (il se conserve au réfrigérateur). On le trouve dans le commerce sous forme de gel, de macérât huileux ou de poudre, mais vous pouvez aussi acheter un aloe vera en jardinerie et prélever directement le gel de la plante en coupant une feuille dans le sens de la longueur. C'est un peu fastidieux, mais cela peut être ludique. Et surtout, cette méthode garantit la pureté du gel. Dans ce cas, vous pourrez le conserver 3 jours au réfrigérateur dans un pot hermétique.

6 Bicarbonate de soude • Prix : à partir de 5 € pour 500 g

Utilisé en cuisine, au jardin et pour l'entretien ménager, le bicarbonate de soude sert également en cosmétique, notamment pour fabriquer du déodorant et du dentifrice.

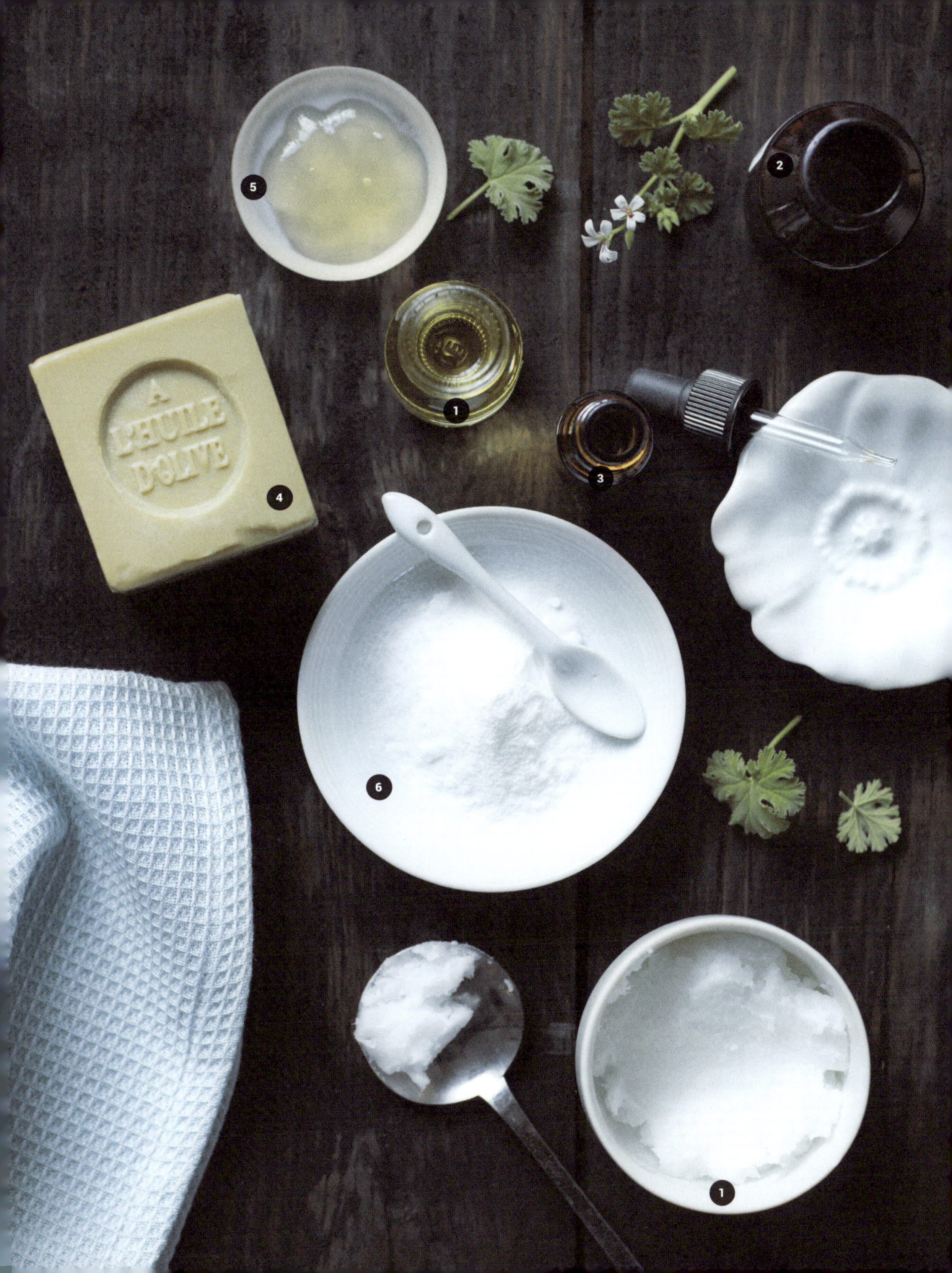
5
2
1
A
L'HUILE
D'OLIVE
4
3
6
1

7 Argile • Prix : à partir de 3 € pour 1 kg

Nettoyante et adoucissante, l'argile s'utilise à la fois sur la peau et sur les cheveux. Il en existe quatre sortes, adaptées aux différents types de peau. Il est déconseillé de manipuler l'argile avec du métal, qui altère ses propriétés. Mieux vaut donc utiliser une cuillère en bois.

Type de peau	Argile recommandée
Sèche, sensible, irritée, normale	Argile blanche
Sujette aux rougeurs	Argile rose
Tout type de peau	Rhassoul (argile volcanique)
Normale, grasse, acnéique, mixte	Argile verte

Pour les cheveux, ne cherchez pas : optez pour le rhassoul, il convient à toutes les problématiques. Il absorbe et régule l'excès de sébum des cheveux gras, apaise les cuirs chevelus irrités à tendance pelliculaire, redonne du volume aux cheveux fins et de la brillance aux cheveux secs.

8 Miel liquide • Prix : à partir de 7 € pour 500 g

Ses vertus adoucissantes, hydratantes et cicatrisantes font de lui un allié de choix en cosmétique naturel. Il s'applique aussi bien sur la peau que sur les cheveux.

9 Cire d'abeille • Prix moyen : 8 € pour 400 g

Hydratante, apaisante, cicatrisante et protectrice, elle permet d'épaissir et d'augmenter le pouvoir protecteur de vos soins maison. Sa couleur, qui varie du jaune très clair à l'orangé, dépend de la teinte du pollen de la fleur et de la période de production.

10 Beurre de karité • Prix moyen : 12 € pour 500 g

Hydratant et réparateur grâce à ses acides gras essentiels, le karité est un beurre végétal extrait par pression à froid de la noix de karité. Il combat le vieillissement de la peau et régénère les cheveux abîmés, à condition de le choisir non raffiné.

11 Extrait de pépins de pamplemousse • Prix moyen : 10 € pour 50 ml

D'origine naturelle, l'extrait de pépins de pamplemousse est un conservateur antibactérien et antifongique qui permet de prolonger la durée de vie de vos cosmétiques.

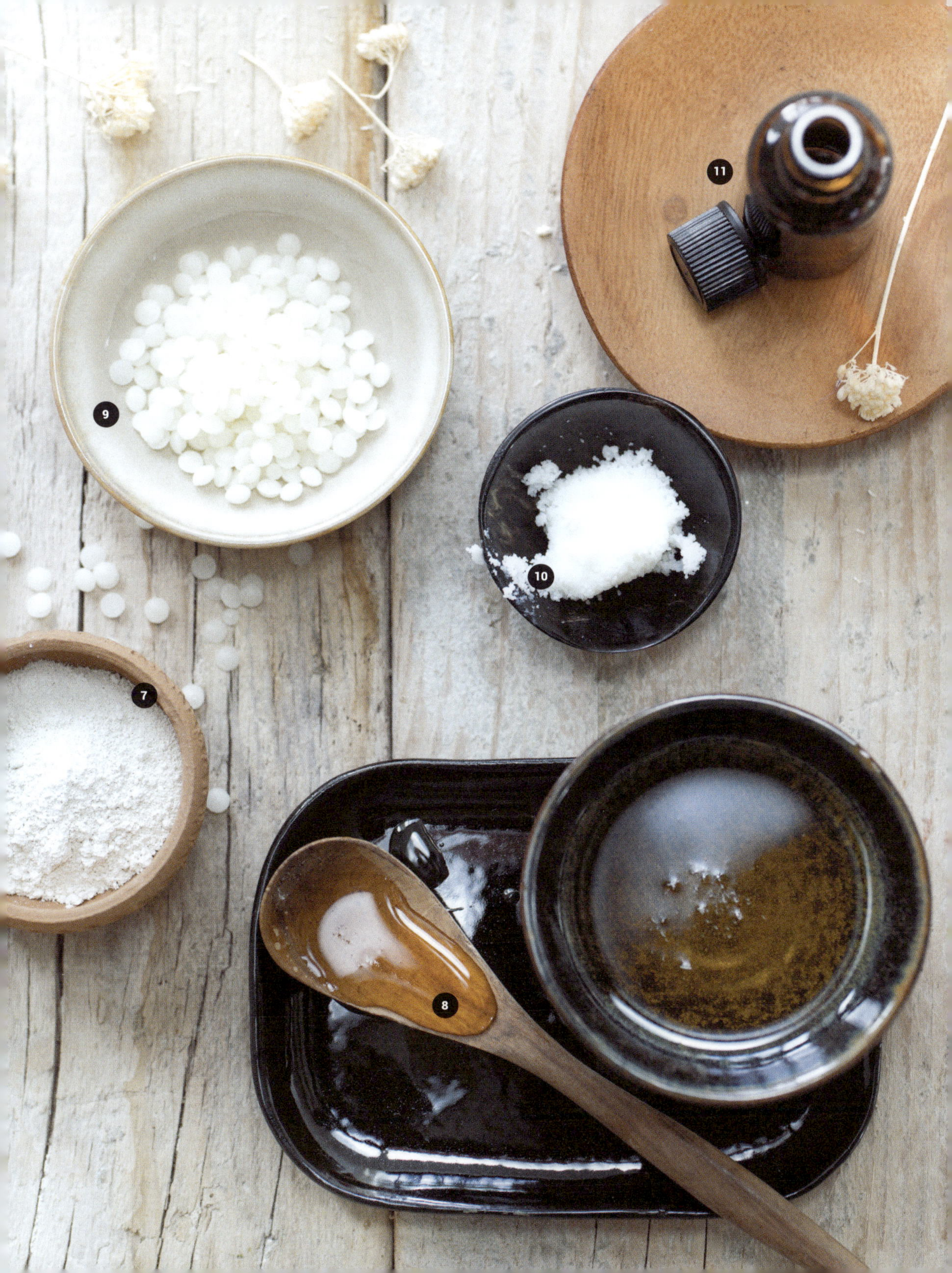
9
11
10
7
8

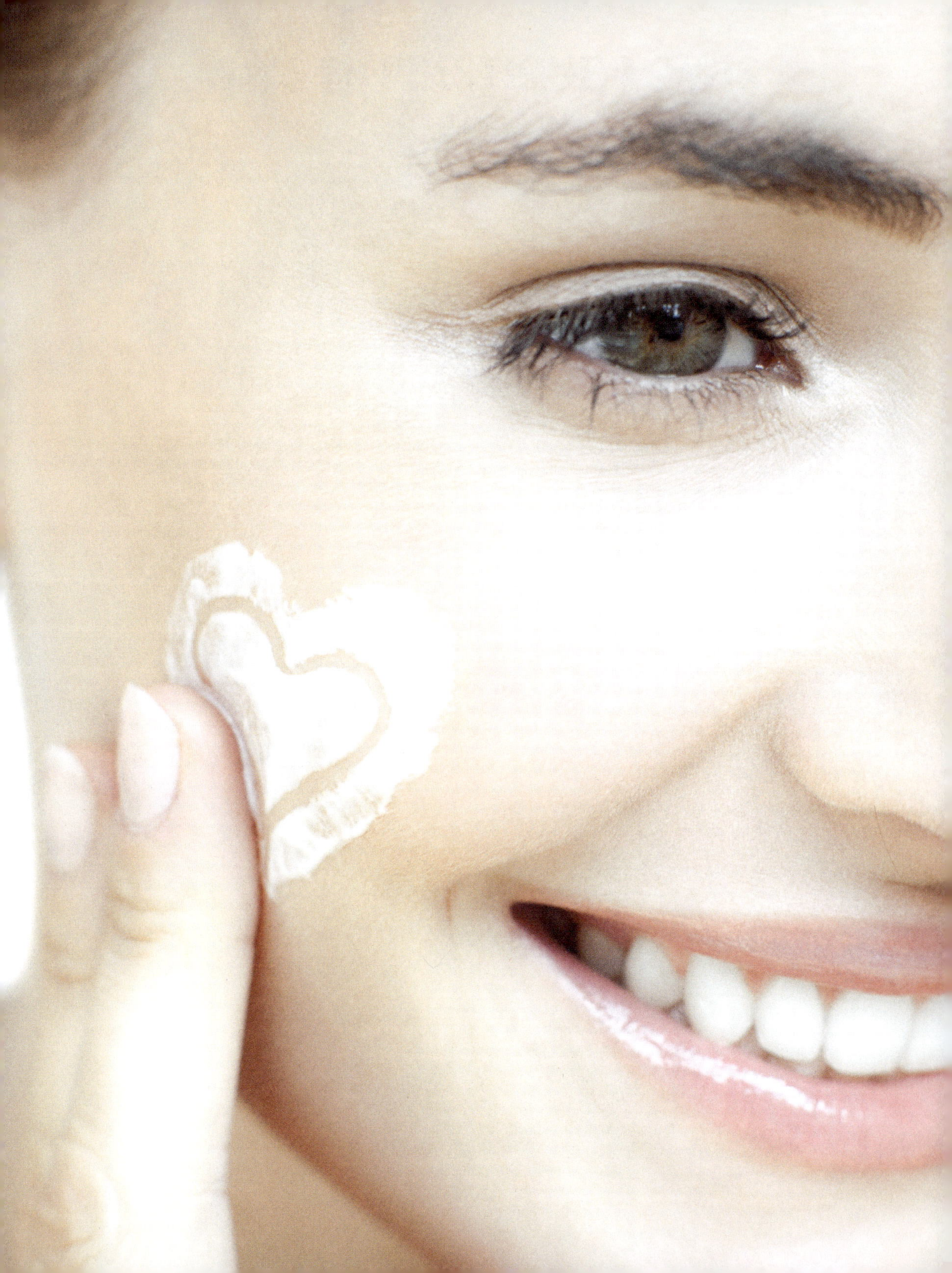

LE VISAGE

La peau de votre visage a besoin de soins, et ce quel que soit votre âge, afin de lutter contre les agressions quotidiennes telles que la pollution ou le climat. Dans l'idéal, il faut en prendre soin chaque jour, matin et soir, afin de lui garder son éclat et son élasticité, et lui offrir, une fois par semaine, un soin coup de pouce plus spécifique.

FRÉQUENCE DES SOINS

Vue générale du processus idéal pour
offrir le meilleur à votre visage.

LES SOINS QUOTIDIENS (MATIN ET SOIR)

Le nombre d'étapes peut vous sembler rédhibitoire, surtout si vous n'aimez pas passer trop de temps dans la salle de bains, mais rassurez-vous : en réalité, cela ne prend que 10 min.
Pour chaque étape, vous trouverez plusieurs recettes. Il ne vous reste plus qu'à adopter celle qui convient le mieux à votre emploi du temps et au contenu de vos placards.

Pour un nettoyage parfait :
1. Commencez par **démaquiller** et par **nettoyer** le visage (p. 22).
2. Passez une **lotion** apaisante (p. 24).
3. Appliquez un **sérum** et un **contour des yeux** (p. 26).
4. Hydratez avec une **crème** (de jour ou de nuit) (p. 28).
5. Terminez avec un soin pour les **lèvres** (p. 30).

LES SOINS HEBDOMADAIRES

Une fois par semaine, il est bon d'accorder à votre peau un traitement plus poussé pour qu'elle reste perméable aux soins que vous lui appliquez chaque jour.

1. Commencez avec un **bain de vapeur** (p. 31).
2. Passez au **gommage** (p. 32).
3. Terminez avec un **masque hydratant** (p. 34).

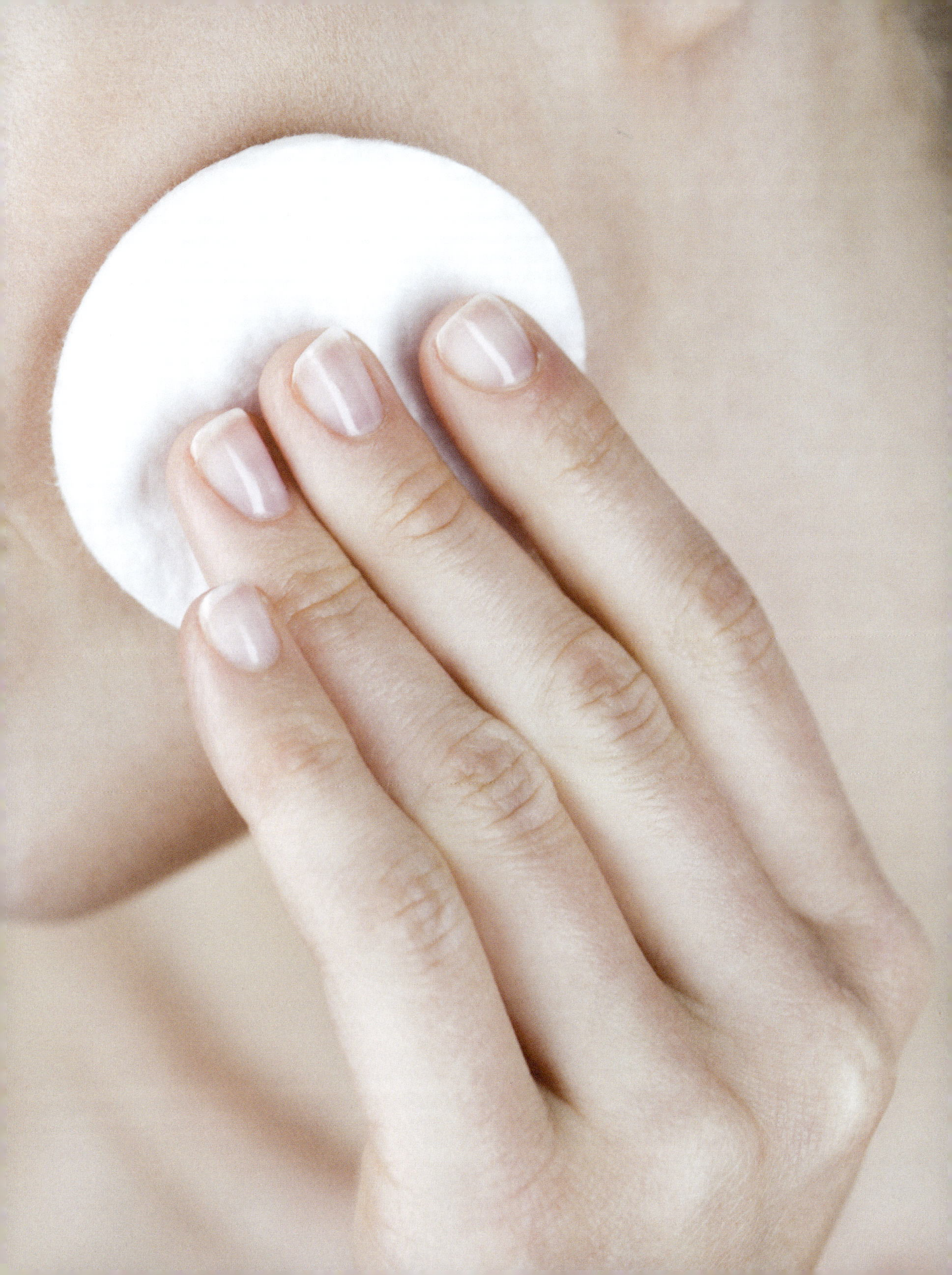

DÉMAQUILLAGE & NETTOYAGE

Le matin, le nettoyage a une fonction détoxifiante : il élimine le sébum de la nuit. Le soir, il libère la peau des polluants, de la poussière et du maquillage. Il est donc indispensable de démaquiller et de nettoyer votre peau deux fois par jour.

ÉTAPE 1 : DÉMAQUILLAGE

Même si vous n'êtes pas maquillée, ne sautez pas cette étape : c'est le meilleur antirides qui soit. Votre peau est en effet quotidiennement attaquée par la pollution extérieure, qui dégrade l'épiderme et accélère les marques de vieillissement ainsi que le relâchement de la peau.

Recette de base

Choisissez l'huile végétale qui convient le mieux à votre type de peau (p. 12). Versez-en 3 ou 4 gouttes dans le creux de vos mains. Appliquez sur le visage, sur les paupières, les cils et le cou, puis effectuez un massage circulaire très doux avec la pulpe des doigts. Rincez à l'eau en vous aspergeant le visage.

Fréquence : matin et soir

Recette

- *L'hydrolat de votre choix*
- *L'huile végétale de votre choix*
- *1 petite bouteille en verre*

1. Remplissez la bouteille en verre pour moitié d'hydrolat et pour moitié d'huile végétale et agitez-la.
2. Versez-en 3 ou 4 gouttes dans le creux de vos mains. Appliquez sur le visage, sur les paupières, les cils et le cou, puis effectuez un massage circulaire très doux en procédant avec la pulpe des doigts. Rincez à l'eau en vous aspergeant le visage.

Fréquence : matin et soir • Conservation : 1 mois au réfrigérateur

Recette

- *1 concombre bio*
- *15 cl de lait végétal (p. 128)*
- *1 bouteille en verre de 75 cl*
- *1 petite passoire*
- *1 entonnoir*
- *1 râpe*
- *1 casserole*
- *1 coton recyclable*

1. Lavez le concombre, puis râpez-le avec sa peau. Versez-en 90 g dans le lait végétal.
2. Portez à ébullition pendant 5 min et laissez refroidir.
3. Filtrez et versez dans la bouteille en verre.
4. Pour vous démaquiller, versez quelques gouttes sur le coton et passez plusieurs fois sur le visage.
5. Rincez à l'eau en vous aspergeant le visage.

Fréquence : matin et soir • Conservation : 5 jours au réfrigérateur

ÉTAPE 2 : NETTOYAGE

Cette étape permet d'ôter le surplus d'huile ainsi que le reste des impuretés. Votre peau sera totalement propre et apte à recevoir les soins que vous lui appliquerez ensuite.

Recette de base

Le savon d'Alep ou le savon de Marseille sont parfaits et amplement suffisants pour nettoyer votre visage car ils sont très doux et non agressifs. Appliquez sur peau humide en procédant à un massage circulaire avec la pulpe des doigts. Rincez abondamment en vous aspergeant le visage, puis essuyez-vous avec une serviette en tamponnant, pour ne pas agresser la peau.

Fréquence : matin et soir

Recette

Pour un nettoyage en profondeur, vous pouvez remplacer le savon par de l'argile blanche, qui absorbe le sébum et purifie les pores. Dans un petit bol, mélangez 4 cuillères à café (en bois) d'argile blanche et 1 cuillère à café d'eau jusqu'à obtenir une pâte. Appliquez sur peau humide et en procédant par mouvements circulaires, puis rincez abondamment à l'eau tiède en vous aspergeant le visage.

Fréquence : matin et soir • Conservation : 24 h au réfrigérateur

Une fois par mois, mettez votre peau au repos : la veille au soir, nettoyez votre visage en suivant les étapes 1 et 2 et n'appliquez rien d'autre pendant 24 h.

LOTION

La lotion élimine de votre peau les traces de calcaire que contient l'eau du robinet et qui bouche ses pores.

Recette de base

En matière de lotion, vous avez le choix : hydrolat, eau florale ou vinaigre de cidre. Imbibez un coton et passez-le délicatement sur le visage et sur le cou.

Fréquence : matin et soir

Recette

Une fois par semaine, vous pouvez opter pour une lotion à base de citron, qui illumine le teint et resserre les pores : dans un petit récipient, mélangez le jus d'un demi-citron filtré (pour retirer la pulpe) avec 2 cuillères à café d'eau minérale. Imbibez un coton de cette lotion et passez-le sur le visage. Laissez agir 2 min avant de rincer.

Fréquence : 1 fois par semaine • Conservation : 2 jours au réfrigérateur

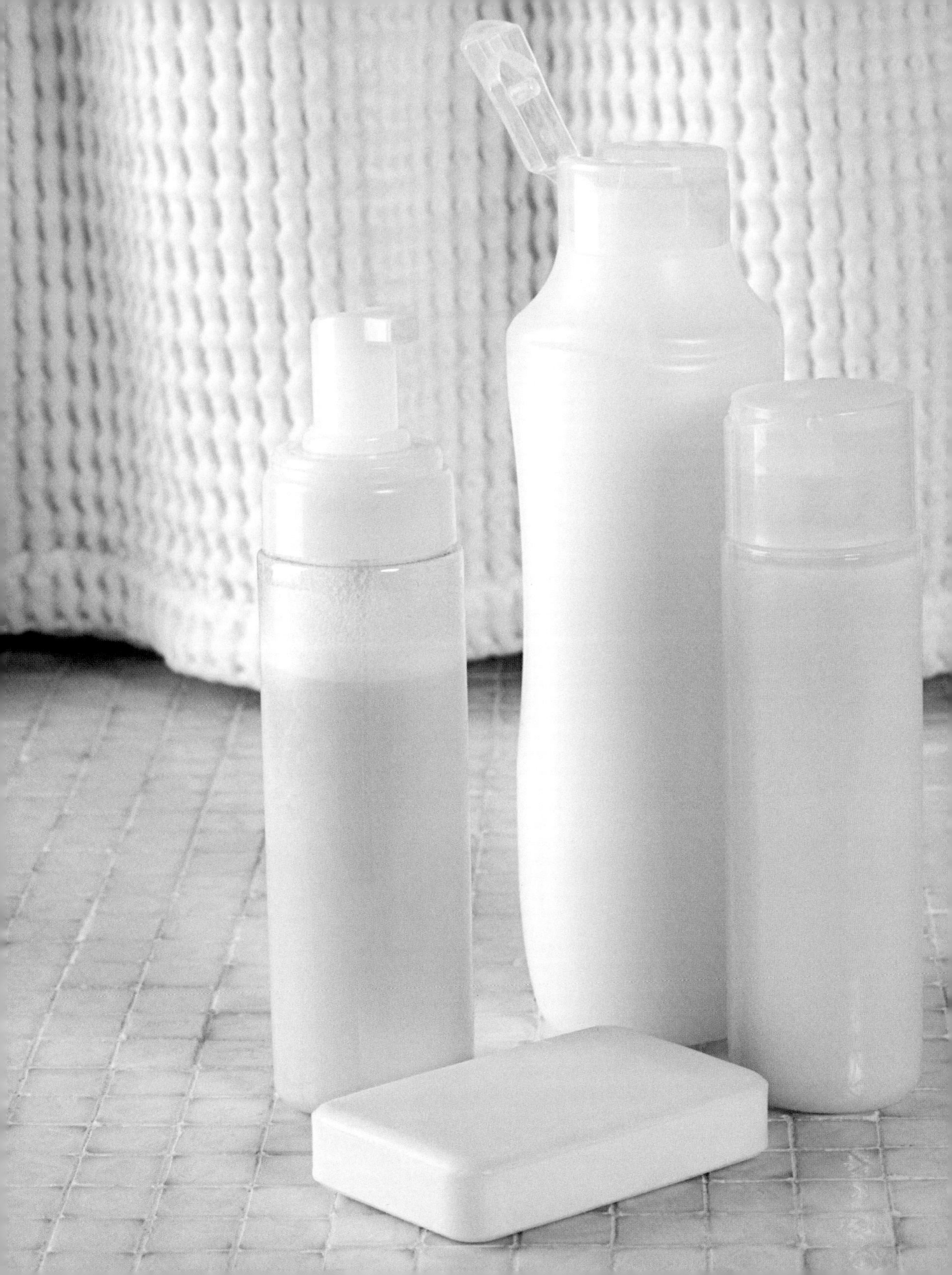

SÉRUM & CONTOUR DES YEUX

Le sérum est un soin spécifique et intensif qui s'applique avant la crème hydratante afin de stimuler son effet. En la matière, le gel d'aloe vera est plus que parfait pour tous les types de peau, et pour le contour de l'œil. Il possède en effet de nombreuses vitamines ainsi que des vertus anti-inflammatoires, antifongiques et antiseptiques.

SÉRUM

Recette de base

Déposez une noisette d'aloe vera dans votre main et procédez de manière circulaire, de l'intérieur vers l'extérieur du visage, avec la pulpe des doigts. Laissez à votre peau le temps de l'absorber avant d'appliquer la crème hydratante.

Fréquence : matin et soir

CONTOUR DES YEUX

Recette

Pour traiter cette partie plus fine et plus sensible, prélevez l'équivalent d'un grain de riz d'aloe vera que vous partagerez sur les index. Appliquez en tapotant le contour de l'œil, c'est-à-dire sur l'os de l'orbite oculaire. Évitez de déborder sur la paupière mobile et sur le cerne, car vous risquez d'accentuer les poches et d'avoir les yeux gonflés.

Fréquence : matin et soir

Votre tube d'aloe vera est vide ? Allez faire un tour dans votre cuisine ! Des sachets de thé froid, 2 rondelles de pomme de terre ou de concombre frais appliqués 10 min feront tout aussi bien l'affaire. L'eau de bleuet en compresses est également très efficace pour défatiguer le regard.

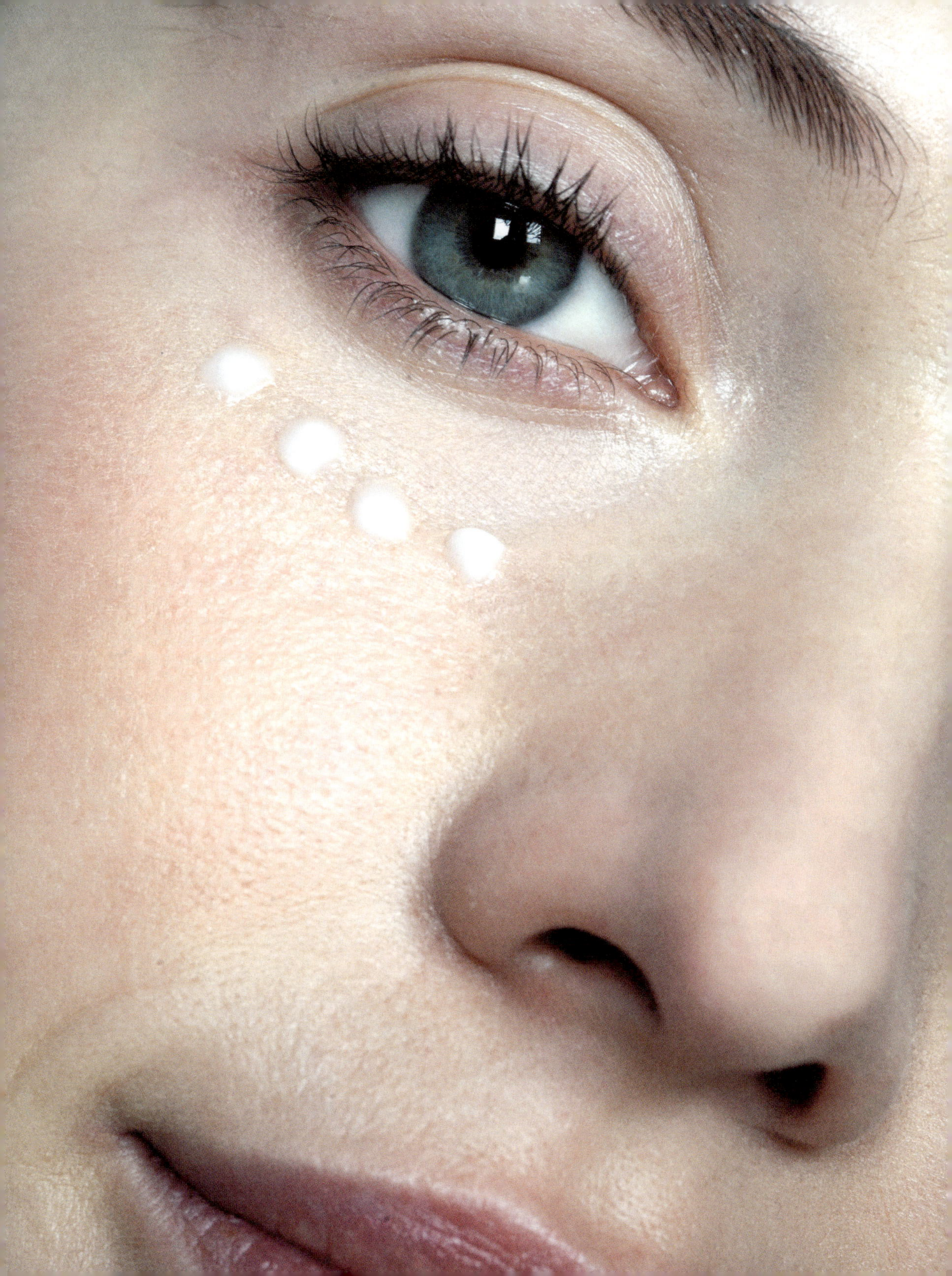

CRÈME DE JOUR & CRÈME DE NUIT

Le nettoyage quotidien du visage est incontournable. L'inconvénient, c'est qu'il fragilise la couche protectrice naturelle de la peau et la rend plus vulnérable. Pour maintenir ou rétablir l'hydratation, il faut donc appliquer un soin ciblé après chaque nettoyage, matin et soir.

Recette de base

Choisissez l'huile végétale qui correspond à votre type de peau (p. 12). Elle peut être identique à celle que vous avez utilisée au cours de l'étape du nettoyage (p. 23), mais vous pouvez aussi en choisir une autre dont les propriétés seront complémentaires, ce qui sera très bénéfique. Versez 3 ou 4 gouttes d'huile végétale dans vos mains et frottez-les l'une contre l'autre pour chauffer l'huile. Appliquez délicatement vos mains sur toute la surface du visage et sur le cou, puis faites pénétrer par des lissages doux mais appuyés : du bas vers le haut du cou, du bas vers le haut des joues et des pommettes, et de manière linéaire sur le front et au-dessus/en dessous des lèvres.

Fréquence : matin et soir

Recette

- *65 ml d'hydrolat selon votre type de peau (p. 13)*
- *35 ml d'huile végétale selon votre type de peau (p. 12)*
- *1 c. à café de lécithine de soja en poudre (émulsifiant)*
- *20 gouttes d'extrait de pépins de pamplemousse*
- *25 gouttes d'huile essentielle selon votre type de peau (p. 13)*
- *1 pot en verre avec couvercle de 100 ml*
- *2 casseroles et 2 bols*
- *1 cuillère à soupe*

1. Dans un bol, faites chauffer l'hydrolat au bain-marie.
2. Dans le second bol, faites chauffer l'huile végétale additionnée de lécithine de soja au bain-marie.
3. Versez la préparation du premier bol dans le second et remuez pour bien mélanger.
4. Ajoutez l'extrait de pépins de pamplemousse, puis l'huile essentielle.
5. Pour appliquer votre soin, déposez une noisette dans le creux des mains et frottez-les l'une contre l'autre afin de chauffer la matière. Posez vos mains sur toute la surface du visage et sur le cou, puis faites pénétrer par des lissages doux mais appuyés : du bas vers le haut du cou, du bas vers le haut des joues et des pommettes, et de manière linéaire sur le front et au-dessus/en dessous des lèvres.

Fréquence : matin et soir • Conservation : plusieurs semaines au réfrigérateur. Jetez la préparation dès que la texture ou le parfum change.

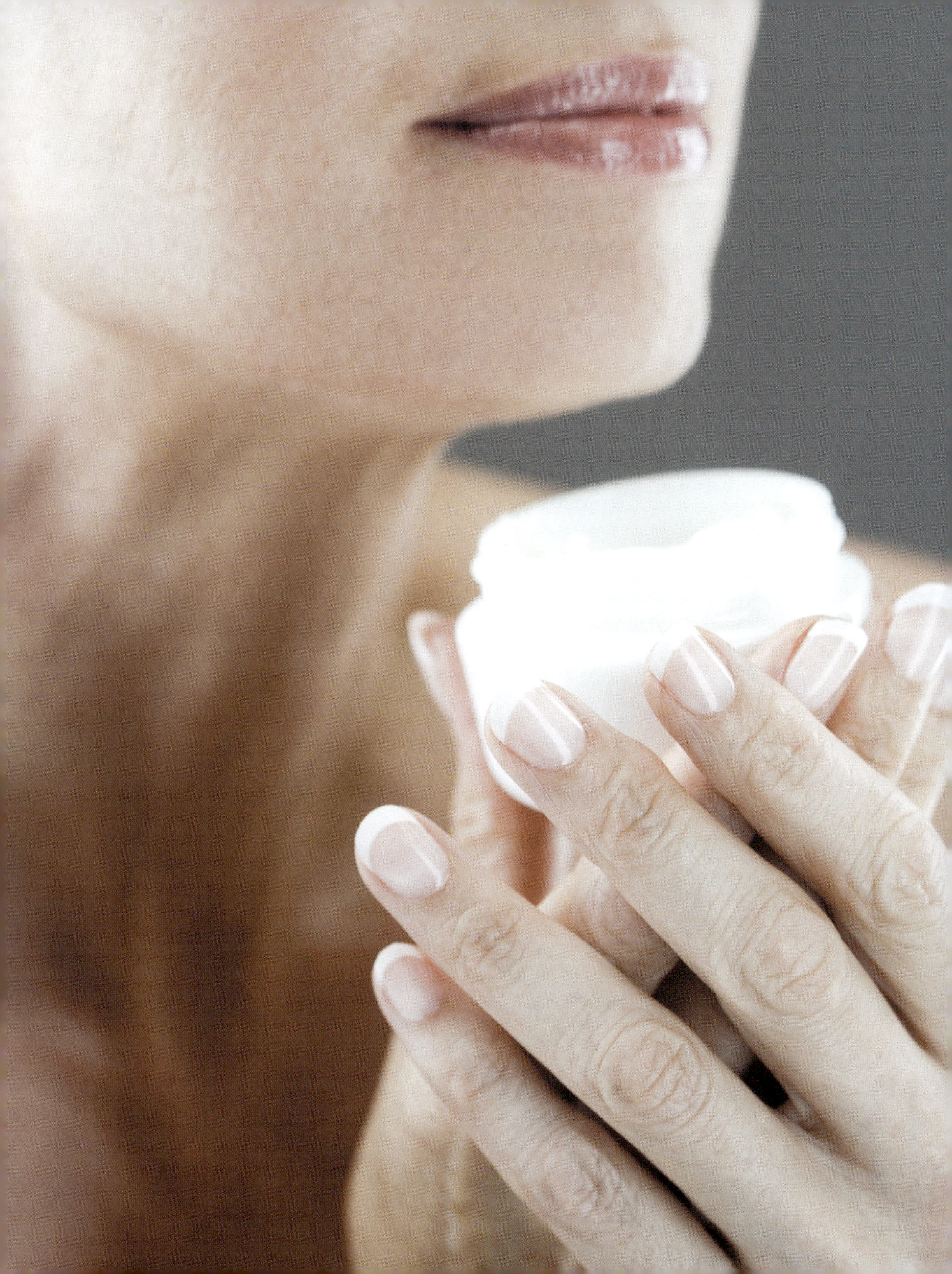

SOIN DES LÈVRES

Recouvertes d'un film protecteur très mince, vos lèvres doivent être protégées des agressions extérieures, surtout en hiver. N'attendez pas qu'elles soient desséchées pour agir : hydratez-les matin et soir en prévention. Une fois par semaine, donnez-leur un petit coup de pouce pour enlever les peaux mortes.

Recette de base

Le beurre de karité suffit amplement à hydrater vos lèvres : il faut juste en appliquer une noisette en massant avec la pulpe de l'index. Mais vous pouvez aussi améliorer votre soin en l'enrichissant de plusieurs composants.

Recette

BAUME À LÈVRES

- *5 g d'huile de coco*
- *5 g de cire d'abeille*
- *15 ml d'huile végétale au choix (p. 12)*
- *2 gouttes d'extrait de pépins de pamplemousse*
- *1 pot en verre avec couvercle de 50 ml*
- *1 casserole*
- *1 entonnoir*
- *1 bol, 1 cuillère à soupe*

1. Dans le bol, faites fondre l'huile de coco et la cire d'abeille au bain-marie.
2. Ajoutez l'huile végétale et remuez.
3. Hors du feu, ajoutez l'extrait de pépins de pamplemousse et remuez de nouveau.
4. Versez la préparation dans son contenant. Fermez hermétiquement et laissez reposer 30 min au réfrigérateur.
5. Appliquez votre soin en couche épaisse sur les lèvres et sur leur contour.

Fréquence : matin et soir en temps normal ; aussi souvent que nécessaire en cas de gerçures • Conservation : 1 an à l'abri de la chaleur

Recette

EXFOLIANT

Mélangez 1 cuillère à café de sucre en poudre et 1 cuillère à café de miel liquide dans un bol. Massez délicatement vos lèvres avec l'index en effectuant de petits mouvements circulaires.

Fréquence : 1 fois par semaine • Conservation : 2 jours au réfrigérateur

Vous pouvez aussi exfolier vos lèvres avec une brosse à dents souple.

BAIN DE VAPEUR

Le sauna facial nettoie profondément les pores et stimule la circulation sanguine. C'est aussi un moment de détente, apaisant et relaxant.

Recette de base

Versez 1 l d'eau chaude dans un saladier et ajoutez 10 gouttes de l'huile essentielle de votre choix (p. 13). Placez votre visage parfaitement nettoyé à 20 cm au-dessus du saladier et couvrez-vous la tête avec une serviette. Fermez les yeux et laissez agir 15 min. Pour essuyer votre visage, tamponnez-le délicatement avec la serviette.

Fréquence : 1 fois par semaine • Conservation : usage unique

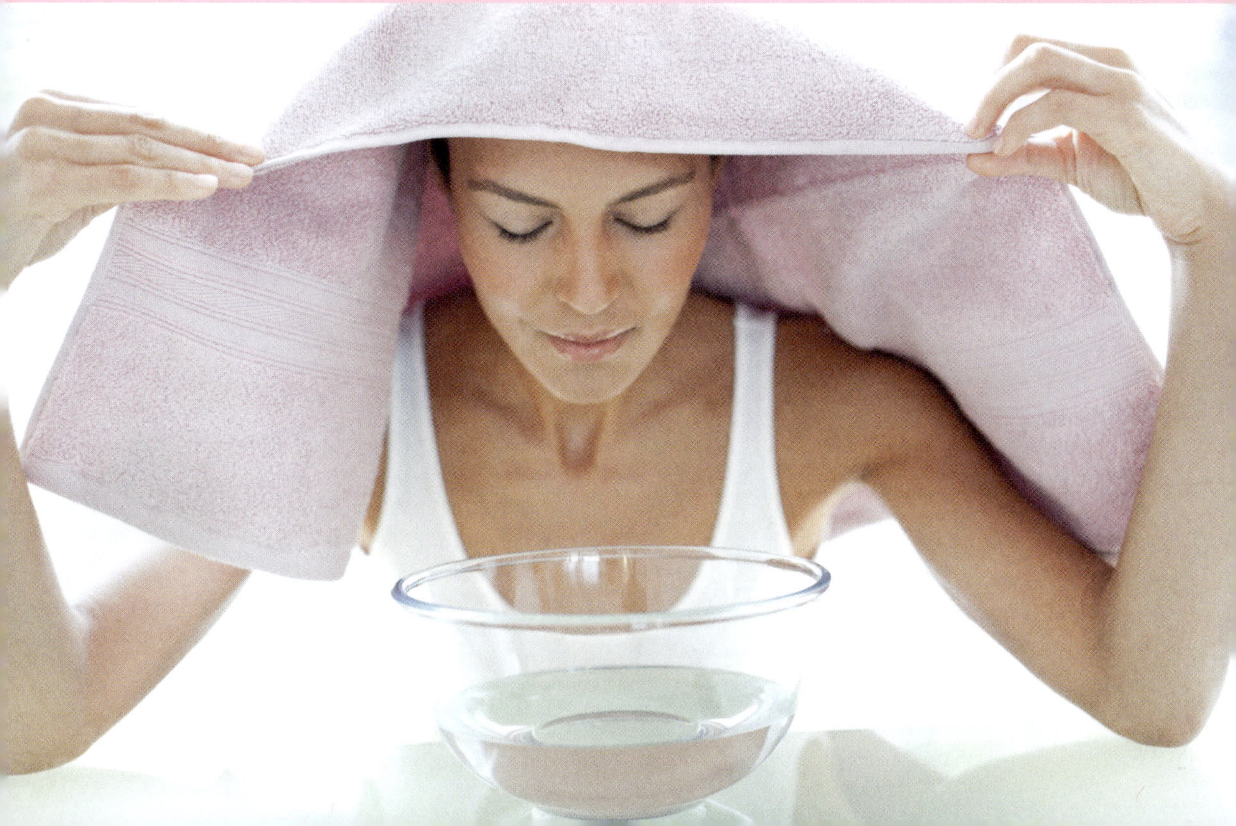

GOMMAGE

Le gommage permet d'éliminer les peaux mortes et d'atténuer certaines imperfections. Le grain s'affine, le teint est plus éclatant et la peau redevient perméable aux soins.

Recette

- *1/2 yaourt nature*
- *1 c. à soupe de poudre d'amandes (ou sucre complet en poudre, ou noix de coco râpée, ou marc de café)*
- *1/2 c. à café de miel liquide (ou sirop d'agave)*
- *1 bol*
- *1 serviette*

1. Dans le bol, mélangez le yaourt nature avec la poudre d'amandes et le miel.
2. Appliquez sur une peau nettoyée et humidifiée. Du bout du majeur et de l'index, effectuez de petits cercles sur la zone T (front, nez, menton) et sur les joues (tout en maintenant la peau du visage de l'autre main pour ne pas la fragiliser) en évitant le contour des yeux. Insistez, mais sans appuyer, en massant doucement avec la pulpe des doigts.
3. Rincez à l'eau tiède et séchez en tamponnant avec la serviette.

Fréquence : 1 fois par semaine • Conservation : 2 jours au réfrigérateur

Recette

- *1 c. à soupe de poudre d'amandes (ou sucre en poudre, ou noix de coco râpée, ou marc de café)*
- *1 c. à soupe de miel liquide (ou sirop d'agave)*
- *1 c. à soupe d'huile végétale selon votre type de peau (p. 12)*
- *1 goutte d'huile essentielle selon votre type de peau (p. 13)*
- *1 bol*
- *1 serviette*

1. Dans le bol, versez la poudre d'amandes, le miel, l'huile végétale et l'huile essentielle.
2. Mélangez jusqu'à obtenir une pâte.
3. Appliquez sur une peau nettoyée et humidifiée. Du bout du majeur et de l'index, effectuez de petits cercles sur la zone T (front, nez, menton) et sur les joues (tout en maintenant la peau du visage de l'autre main pour ne pas la fragiliser) en évitant le contour des yeux. Insistez, mais sans appuyer, en massant doucement avec la pulpe des doigts.
4. Rincez à l'eau tiède et séchez en tamponnant avec la serviette.

Fréquence : 1 fois par semaine • Conservation : usage unique

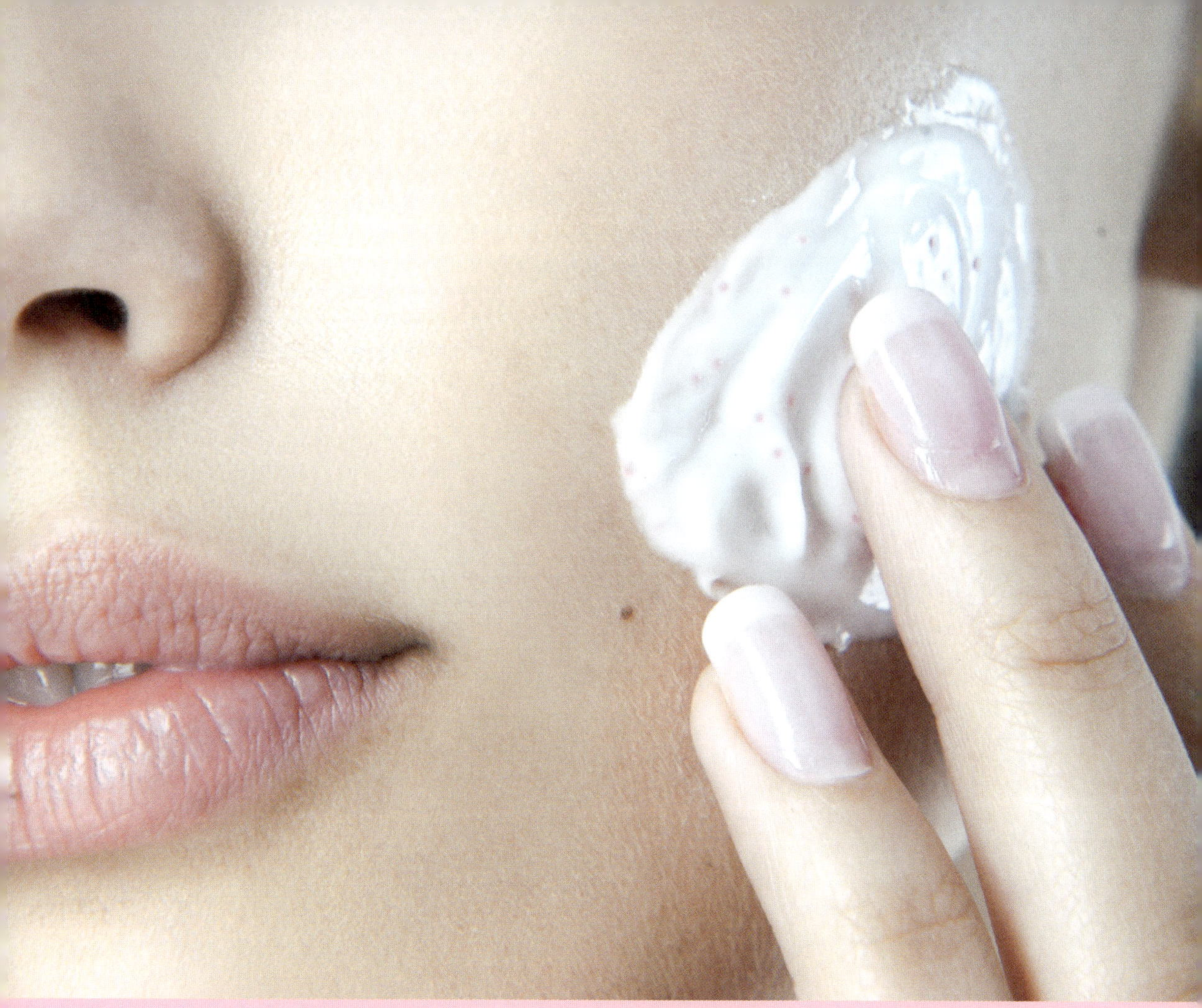

Recette

- *2 c. à soupe d'huile d'olive vierge*
- *1 c. à café de sel fin*
- *Du savon*
- *1 bol*
- *1 serviette*

1. Dans le bol, mélangez l'huile d'olive et le sel.
2. Appliquez sur une peau nettoyée et humidifiée. Du bout du majeur et de l'index, effectuez de petits cercles sur la zone T (front, nez, menton) et sur les joues (tout en maintenant la peau du visage de l'autre main pour ne pas la fragiliser) en évitant le contour des yeux. Insistez, mais sans appuyer, en massant doucement avec la pulpe des doigts.
3. Rincez à l'eau tiède et au savon pour ôter le surplus d'huile et séchez en tamponnant avec la serviette.

Fréquence : 1 fois par semaine • Conservation : usage unique

MASQUE HYDRATANT

Le masque immerge la peau dans un bain d'actifs et agit en profondeur. Après ce soin, elle est plus jeune, plus lisse et plus éclatante.

Recette

PEAU SÈCHE ET SENSIBLE

- *1/2 avocat*
- *1 c. à café d'huile d'olive vierge (première pression à froid)*
- *1 fourchette*
- *1 bol*
- *1 serviette*

1. Dans le bol, écrasez la pulpe de l'avocat à la fourchette et ajoutez l'huile d'olive.
2. Appliquez en couche épaisse sur le décolleté, le cou et le visage, en évitant le contour des yeux.
3. Laissez poser 10 min.
4. Rincez à l'eau tiède et séchez en tamponnant avec la serviette.

Fréquence : 1 fois par semaine • Conservation : usage unique

Recette

PEAU NORMALE ET MIXTE

- *2 c. à soupe d'argile blanche*
- *1 c. à soupe de vinaigre de cidre*
- *1 bol*
- *1 serviette*

1. Dans le bol, mélangez l'argile blanche avec le vinaigre de cidre de façon à obtenir une pâte. Appliquez en couche épaisse sur le décolleté, le cou et le visage, en évitant le contour des yeux.
2. Laissez poser 10 min.
3. Rincez à l'eau tiède et séchez en tamponnant avec la serviette.

Fréquence : 1 fois par semaine • Conservation : usage unique

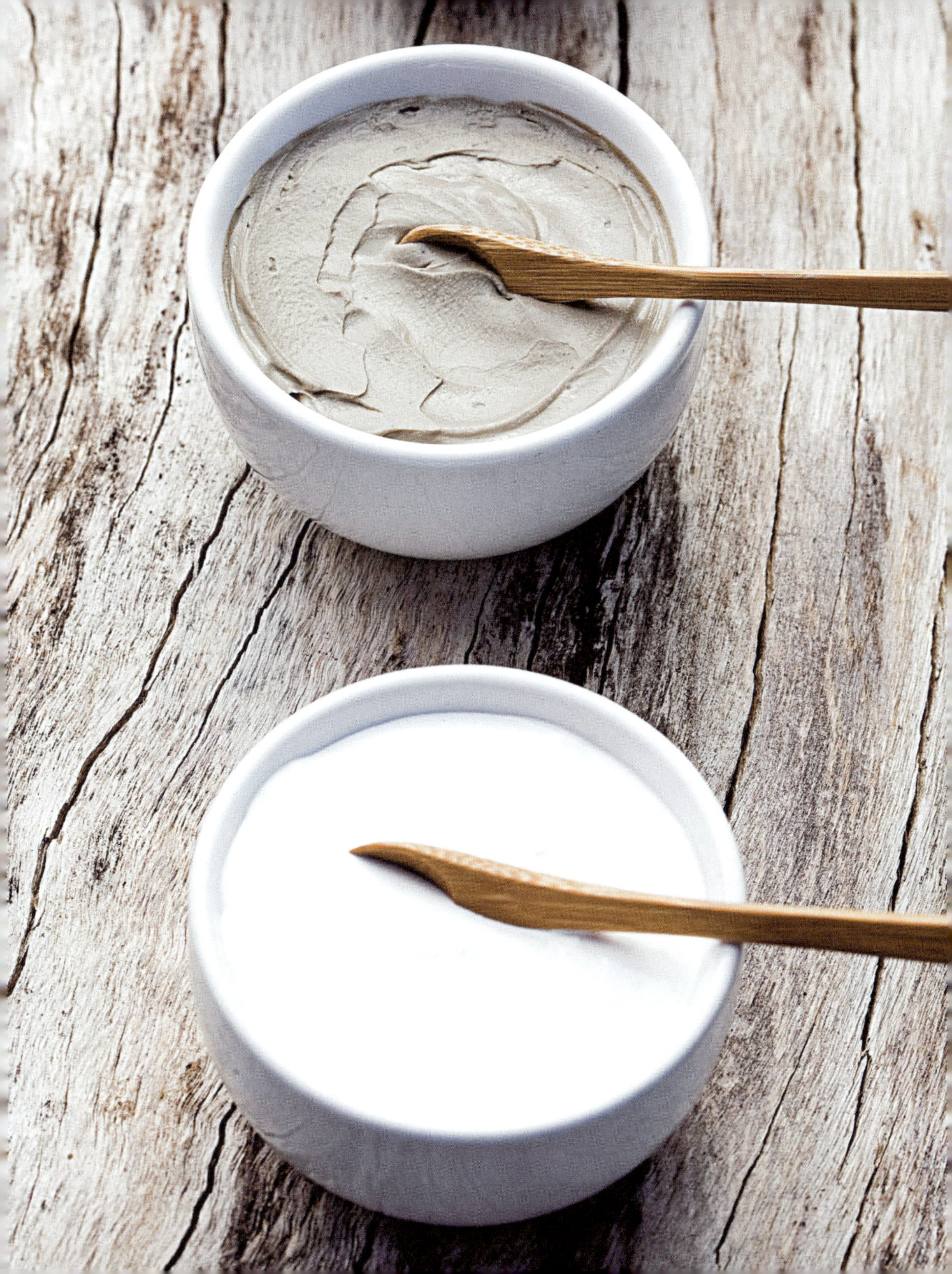

Recette

PEAU GRASSE ET ACNÉIQUE

- *De l'argile verte*
- *Du miel liquide*
- *De l'hydrolat de romarin*
- *1 bol*
- *1 cuillère à soupe*
- *1 serviette*

1. Mélangez tous les ingrédients dans le bol jusqu'à obtenir une texture homogène.
2. Appliquez en couche épaisse sur le décolleté, le cou et le visage, en évitant le contour des yeux.
3. Laissez poser 10 min.
4. Rincez à l'eau tiède et séchez en tamponnant avec la serviette.

Fréquence : 1 fois par semaine • Conservation : usage unique

Recette

EFFET LIFTING

- *1 c. à café d'huile d'olive vierge (première pression à froid)*
- *1 œuf*
- *1 citron*
- *1 bol*
- *1 fourchette*
- *1 presse-agrumes*
- *1 serviette*

1. Dans le bol, versez l'huile d'olive dans le blanc de l'œuf.
2. Mélangez à la fourchette jusqu'à ce que la préparation devienne mousseuse.
3. Ajoutez le jus du citron et mélangez de nouveau.
4. Appliquez en couche épaisse sur le décolleté, le cou et le visage, en évitant le contour des yeux.
5. Laissez poser 30 min.
6. Rincez à l'eau tiède, puis froide, et séchez en tamponnant avec la serviette.

Fréquence : 1 fois par semaine • Conservation : usage unique

Recette

TEINT LUMINEUX

- *1/2 concombre bio*
- *1 yaourt nature*
- *1 blender*
- *1 économe*
- *1 serviette*

1. Mixez le concombre avec le yaourt nature.
2. Appliquez en couche épaisse sur le décolleté, le cou et le visage, en évitant le contour des yeux.
3. Laissez agir 15 min.
4. Rincez à l'eau tiède, puis froide, et séchez en tamponnant avec la serviette.

Fréquence : 1 fois par semaine • Conservation : usage unique

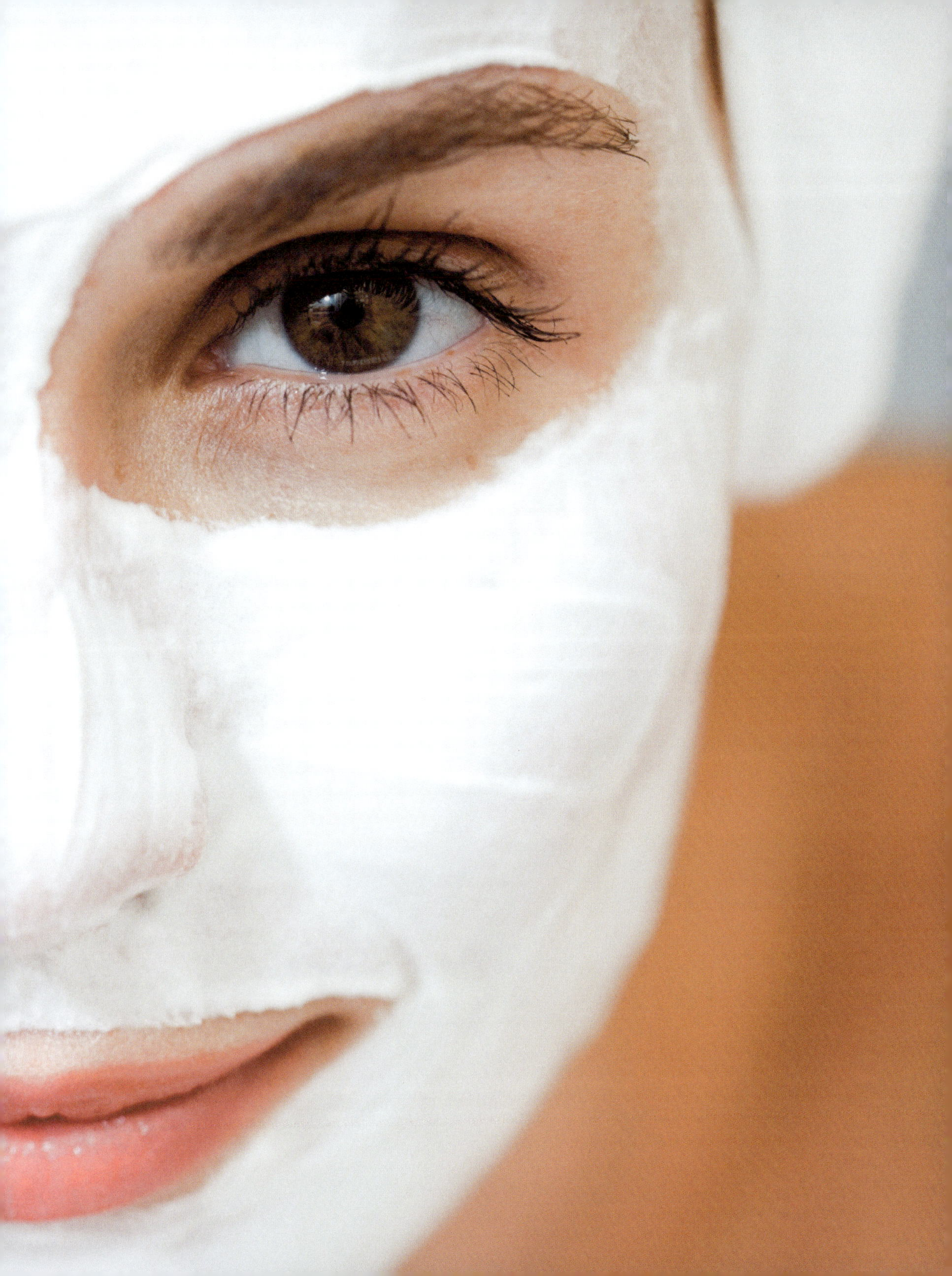

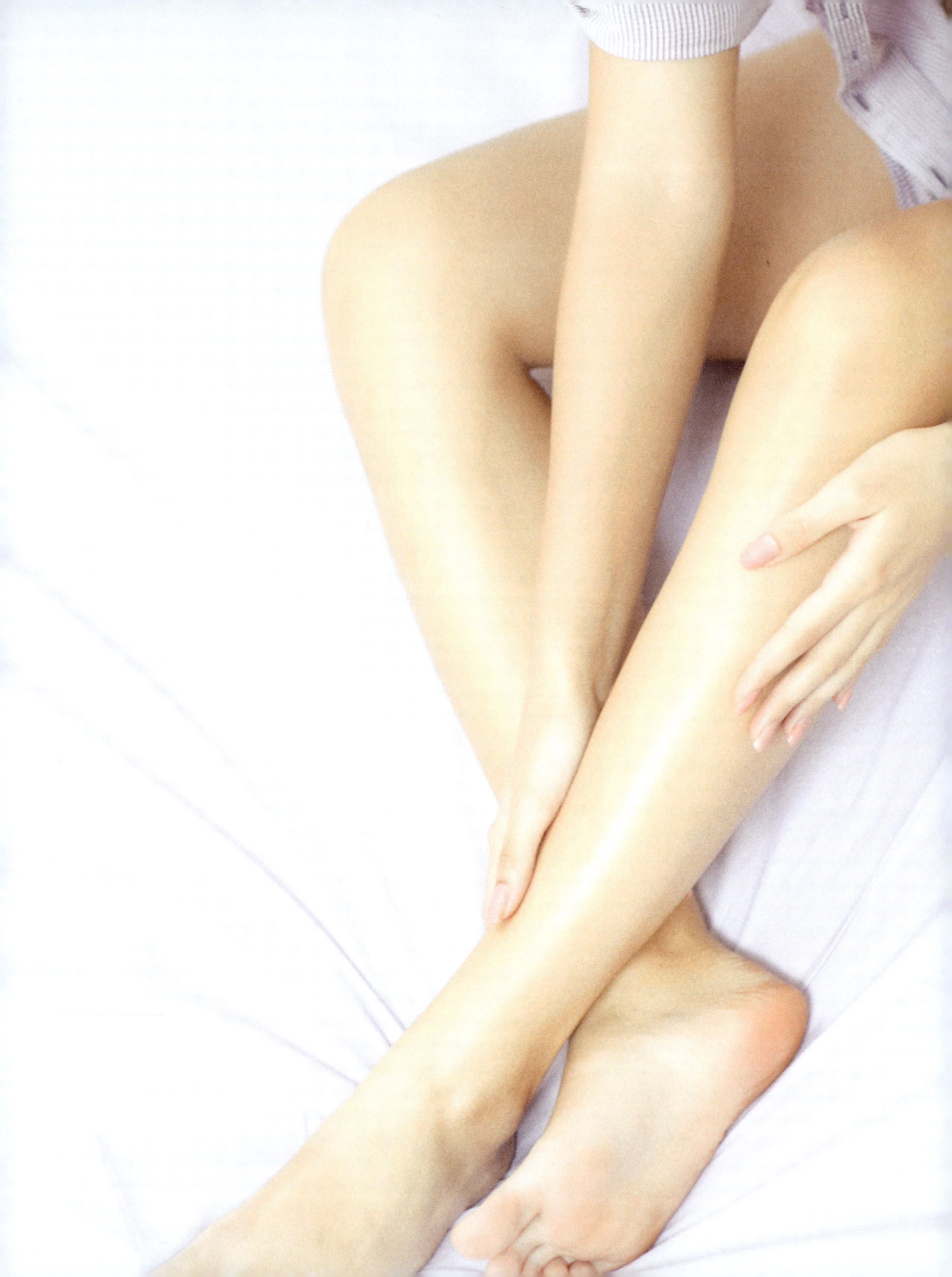

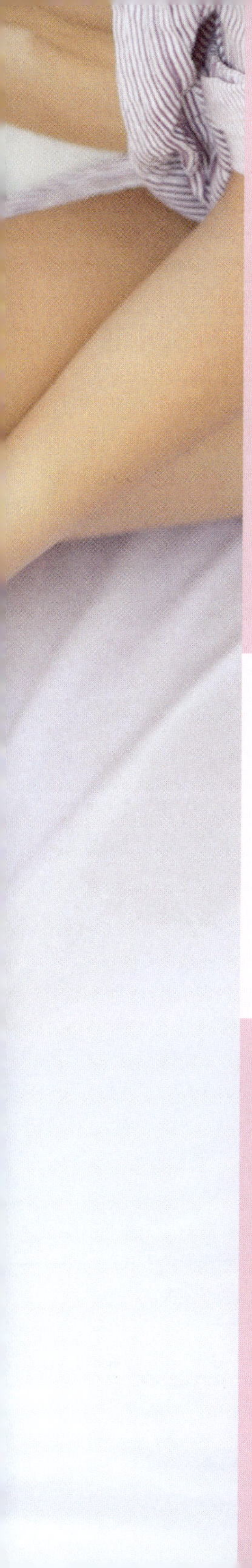

LE CORPS

Pour retarder au maximum les signes du temps et garder une peau lumineuse, douce et souple, il est indispensable d'hydrater le corps. Les douches à l'eau calcaire, l'épilation ou encore le frottement des vêtements sont en effet des agressions qui attaquent lentement, mais sûrement, une partie du film qui protège l'épiderme.

SAVON

Doux et hypoallergénique, le savon de Marseille n'est pas la réponse à tout, mais il est sain et naturel. C'est la raison pour laquelle il apparaît comme base de cette recette ; il peut être remplacé cependant par du savon d'Alep ou du savon au lait d'ânesse. Tous trois s'utilisent seuls ou additionnés d'ingrédients naturels pour booster leurs propriétés.

Le savon d'Alep et le savon au lait d'ânesse sont tout aussi fabuleux, et certaines peaux les tolèrent mieux. N'hésitez pas à les essayer si le savon de Marseille ne vous convient pas ou, tout simplement, si vous avez envie d'alterner.

Recette

- *100 g de savon de Marseille*
- *30 ml + 1 c. à soupe d'hydrolat au choix (p. 13)*
- *1 c. à soupe d'huile végétale au choix (p. 12)*
- *1 c. à café de miel liquide (ou sirop d'agave)*
- *1 moule à muffin*
- *1 râpe*
- *1 casserole*
- *1 bol*

Conservation : entre 6 mois et 1 an

1. Râpez le savon de Marseille.
2. Faites fondre dans le bol les copeaux au bain-marie et ajoutez 30 ml d'hydrolat.
3. Sans cesser de remuer, ajoutez l'huile végétale, le miel et 1 cuillère à soupe d'hydrolat. Remuez jusqu'à obtenir un mélange homogène.
4. Versez dans le moule.
5. Laissez sécher au minimum 24 h, jusqu'à ce que le savon ait totalement durci.

Ne jetez pas votre reste de savon !
Humidifiez-le, puis agglomérez-le au nouveau savon.

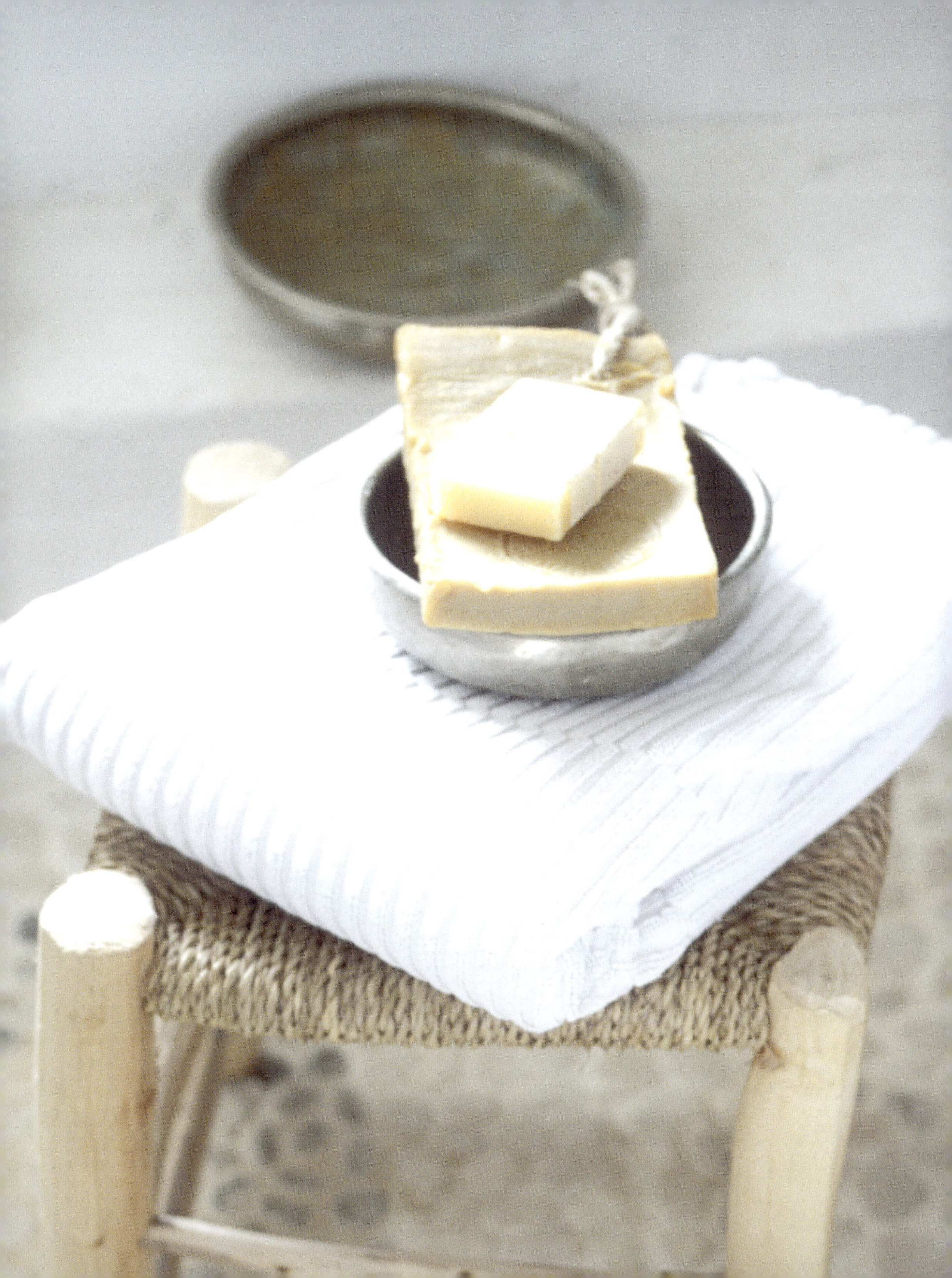

DÉODORANT

Un bon déodorant doit réguler la transpiration et non pas la supprimer car le corps a besoin d'éliminer ses toxines. Il doit aussi neutraliser les bactéries, responsables des mauvaises odeurs.

Recette de base

Versez un peu de bicarbonate de soude au creux de la main, humidifiez légèrement et appliquez sous les aisselles par des mouvements circulaires.

Recette

DÉODORANT SOLIDE

- *35 g d'huile de coco*
- *20 g de fécule de maïs (ou fécule de pomme de terre ou arrow-root)*
- *20 g de bicarbonate de soude*
- *5 gouttes d'huile essentielle de palmarosa (optionnel)*
- *1 moule à muffin en silicone*
- *1 casserole*
- *1 cuillère à soupe*
- *1 bol*

Conservation : 6 mois

1. Dans le bol, faites fondre l'huile de coco au bain-marie. Hors du feu, ajoutez la fécule de maïs, le bicarbonate de soude et l'huile essentielle si vous le souhaitez.
2. Remuez jusqu'à obtenir un mélange homogène et versez dans le moule.
3. Laissez durcir.
4. Pour appliquer votre déodorant, mouillez-le à l'eau du robinet, puis passez-le sur vos aisselles humidifiées.

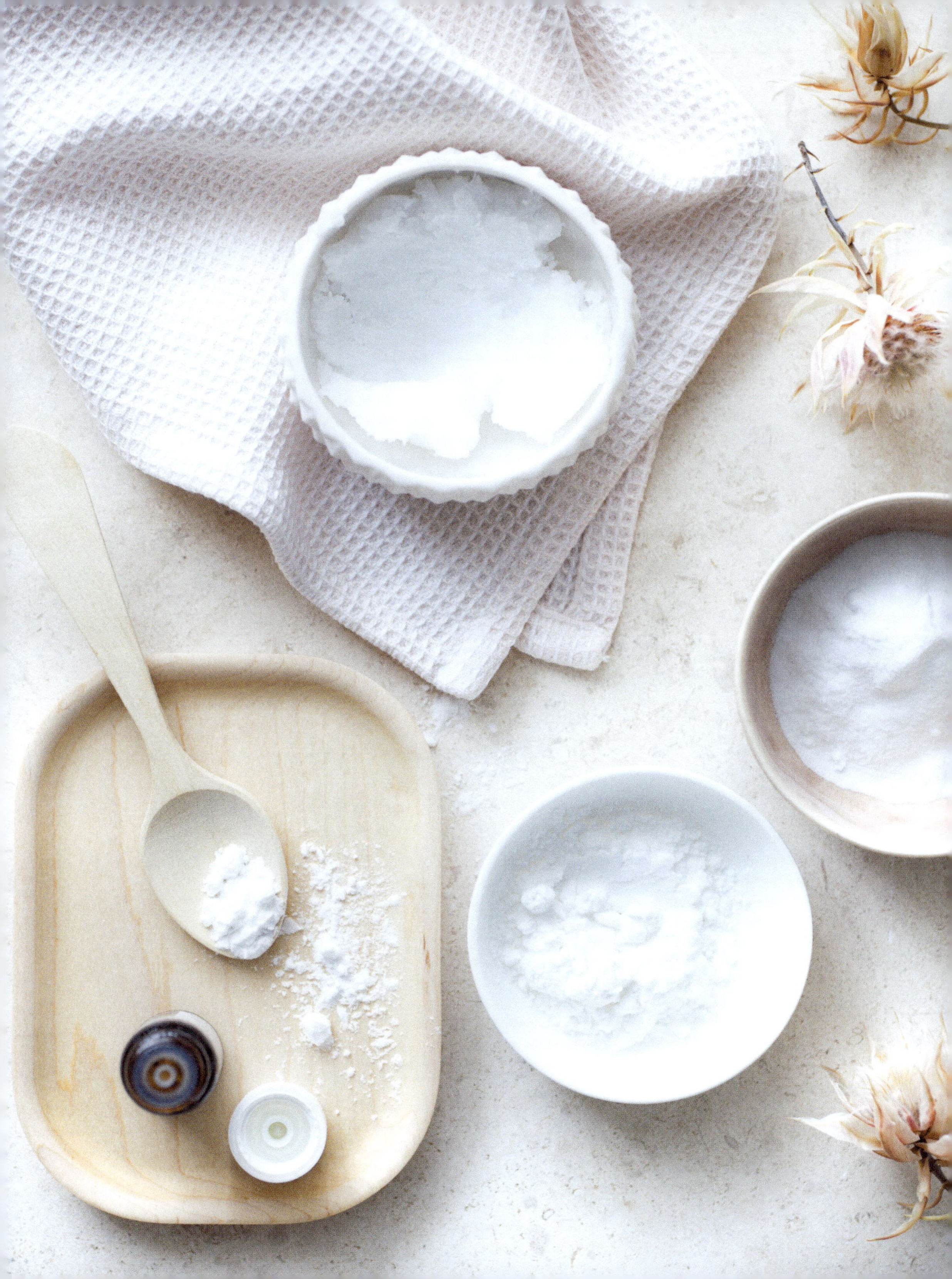

DENTIFRICE

Un dentifrice naturel ne contient ni agent moussant, ni épaississant, ni arôme artificiel, mais il est tout aussi efficace qu'un dentifrice classique. Quant au fluor, peut-être l'ignorez-vous, la salive en contient déjà, ce qui suffit à renforcer naturellement l'émail des dents.

Recette

EN POUDRE

- *1 c. à soupe de bicarbonate de soude*
- *3 c. à soupe d'argile blanche*
- *5 gouttes d'huile essentielle au choix (p. 13)*
- *1 petit pot avec couvercle*
- *1 bol*

Conservation : 1 semaine

1. Dans le bol, mélangez le bicarbonate de soude avec l'argile blanche.
2. Ajoutez l'huile essentielle et mélangez jusqu'à obtenir une poudre homogène.
3. Pour l'appliquer, mouillez la brosse à dents avant de déposer le dentifrice, mais ne la trempez pas directement dans le pot pour ne pas le contaminer de bactéries.

Recette

EN PÂTE

- *3 c. à soupe d'huile de coco*
- *1 c. à café de bicarbonate de soude*
- *1 c. à soupe d'argile blanche*
- *5 gouttes d'huile essentielle au choix (voir ci-dessous)*
- *10 gouttes d'extrait de pépins de pamplemousse*
- *1 petit pot avec couvercle*
- *1 bol*

Conservation : 1 semaine

1. Dans le bol, mélangez l'huile de coco, le bicarbonate de soude et l'argile blanche.
2. Versez l'huile essentielle et l'extrait de pépins de pamplemousse et transvasez dans le pot.
3. Pour l'appliquer, mouillez la brosse à dents avant de déposer le dentifrice, mais ne la trempez pas directement dans le pot pour ne pas le contaminer de bactéries.

Propriétés des huiles essentielles pour l'hygiène bucco-dentaire
Menthe : fraîcheur • Citron : antiseptique • Clous de girofle : santé des gencives

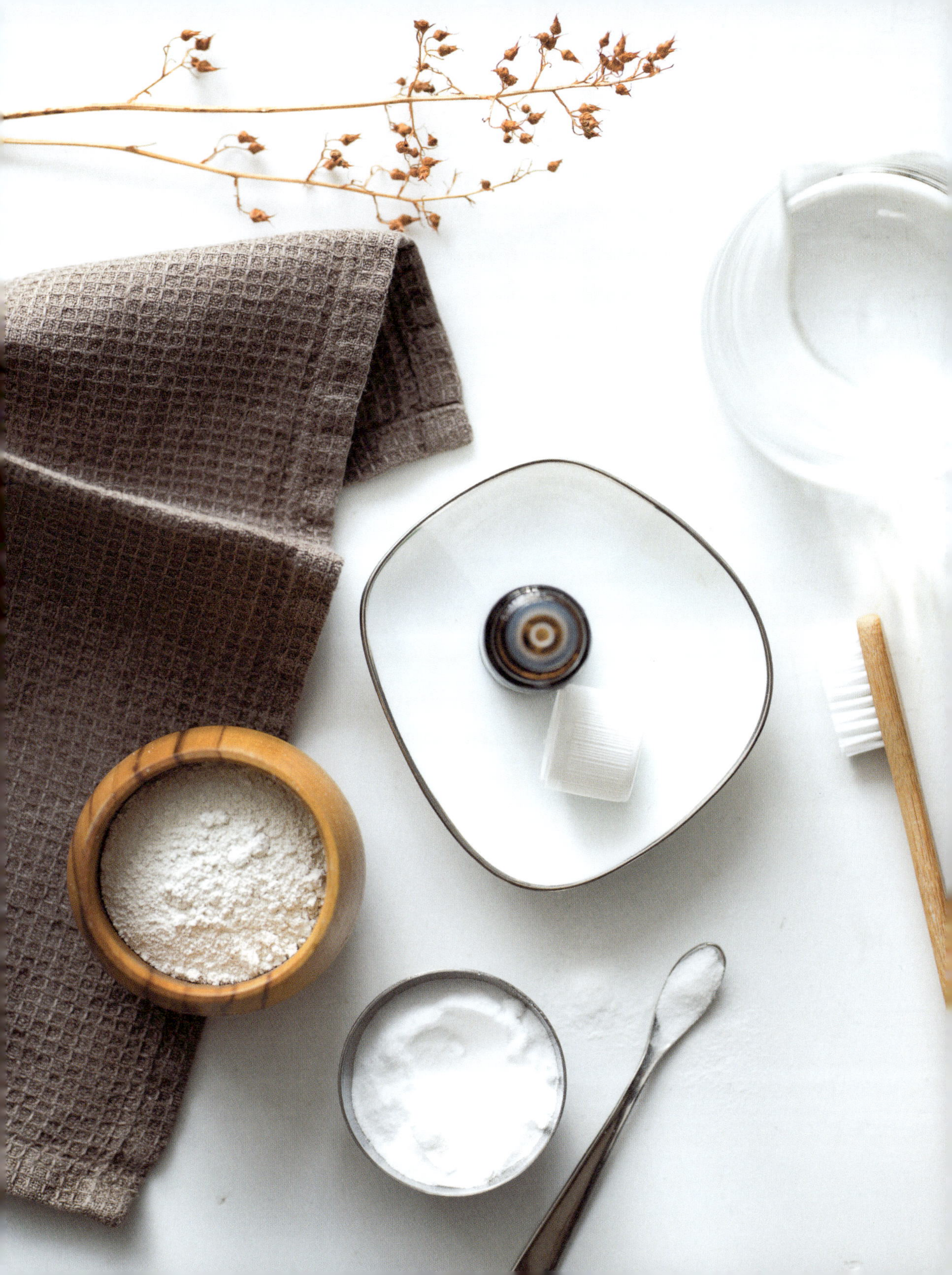

GOMMAGE

La peau a besoin d'un petit coup de pouce pour lui enlever les impuretés et les toxines qui bouchent ses pores, mais aussi les peaux mortes qui l'étouffent. Exfolier aide la peau à se régénérer et donc à absorber plus efficacement les soins hydratants que vous lui appliquerez ensuite.

Recette

Pour fabriquer votre gommage corporel, utilisez les mêmes recettes que celles proposées pour le visage (p. 32) et multipliez les quantités par deux.

Appliquez le gommage, au moment de la douche, sur peau humide. Commencez par les pieds et remontez jusqu'aux épaules. Pour une action optimale, adoptez une pression plus soutenue (mais douce, pour ne pas arracher la peau) sur les zones de frottements, comme les coudes, les fesses, les genoux, les chevilles et les pieds. Allez-y plus doucement sur les autres parties, qui sont plus délicates, et ne passez pas sur l'aréole des seins. Rincez pour éliminer les cellules mortes.

Fréquence : 1 ou 2 fois par semaine pour les peaux normales et 1 fois par semaine pour les peaux sèches

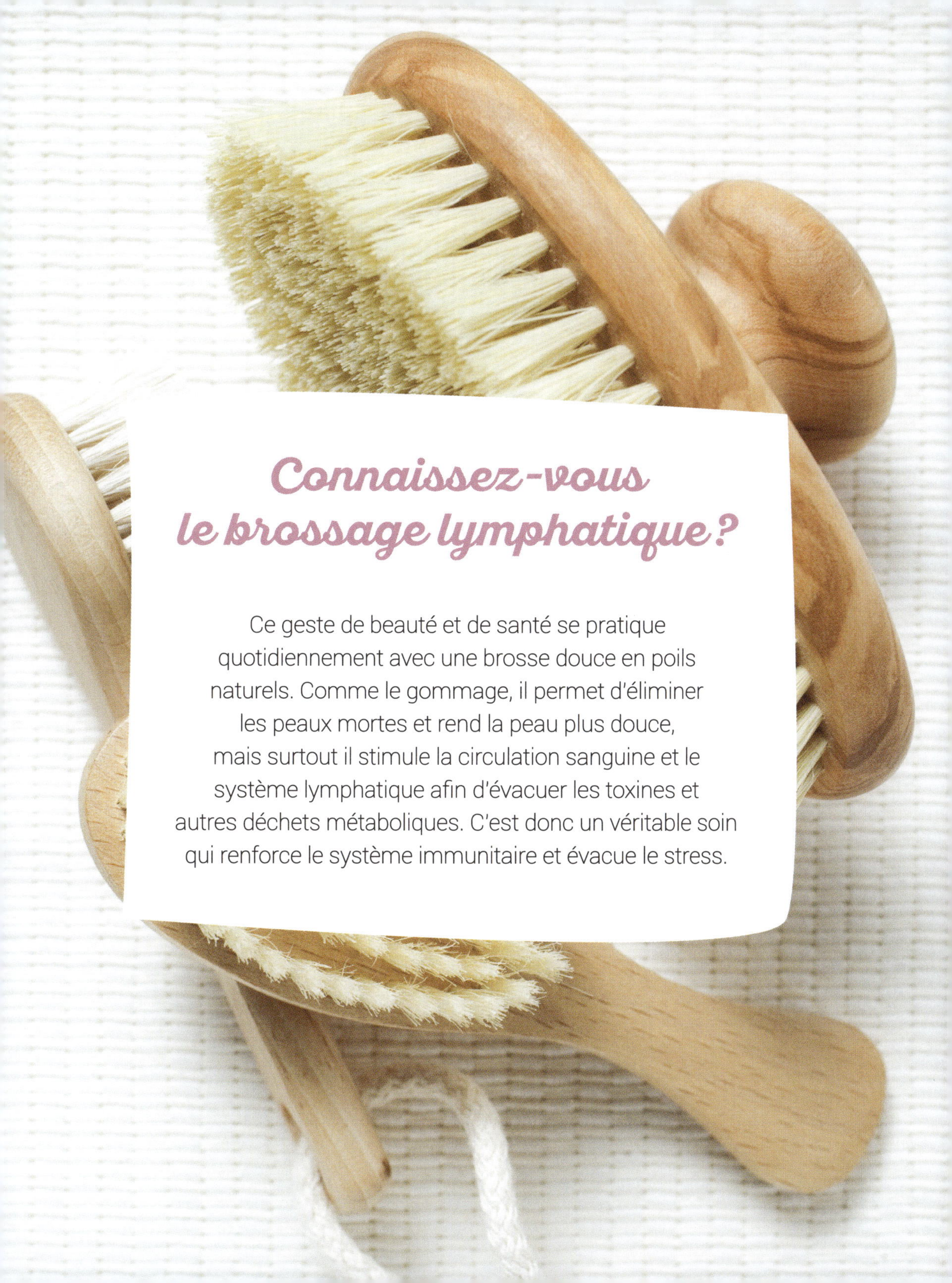

Connaissez-vous le brossage lymphatique ?

Ce geste de beauté et de santé se pratique quotidiennement avec une brosse douce en poils naturels. Comme le gommage, il permet d'éliminer les peaux mortes et rend la peau plus douce, mais surtout il stimule la circulation sanguine et le système lymphatique afin d'évacuer les toxines et autres déchets métaboliques. C'est donc un véritable soin qui renforce le système immunitaire et évacue le stress.

HYDRATATION

On a tendance à hydrater son corps uniquement en hiver, pour éviter les tiraillements provoqués par le froid et par les différences de températures entre l'intérieur et l'extérieur. C'est une erreur, car l'été il faut aussi réparer les agressions du soleil, de la climatisation… Que votre peau soit sèche ou non, hydratez-la pour prévenir la perte d'élasticité et les marques de vieillissement.

Recette de base

Nourrissante et réparatrice, l'huile de coco est une merveille, d'autant plus qu'elle est facilement absorbée par la peau. Vous pouvez également utiliser l'huile végétale que vous avez choisie pour vous démaquiller et vous hydrater le visage (p. 22). Appliquez votre huile à la main sur peau humide, après la douche.

Fréquence : tous les jours après la douche

Recette

- *50 ml de 2 huiles végétales selon votre type de peau (p. 12)*
- *2 c. à soupe de cire d'abeille*
- *2 c. à soupe d'hydrolat ou eau florale selon votre type de peau (p. 13)*
- *20 gouttes d'huile essentielle selon votre type de peau (p. 13)*
- *20 gouttes d'extrait de pépins de pamplemousse*
- *1 pot avec couvercle de 150 ml*
- *1 casserole*
- *1 fouet*
- *1 bol*

1. Dans le bol, faites chauffer les huiles végétales et la cire d'abeille au bain-marie jusqu'à légère ébullition.
2. Remuez de façon à obtenir un mélange homogène, puis retirez du feu.
3. Ajoutez l'hydrolat et l'huile essentielle tout en remuant.
4. Ajoutez l'extrait de pépins de pamplemousse.
5. Fouettez pour homogénéiser et mettez immédiatement en pot avant que le mélange ne refroidisse.
6. Appliquez sur peau humide, après la douche. Les pores sont alors entrouverts, ce qui facilite la pénétration pour une meilleure absorption du soin.

Fréquence : tous les jours après la douche • Conservation : plusieurs semaines au réfrigérateur. Jetez la préparation dès que la texture ou le parfum change.

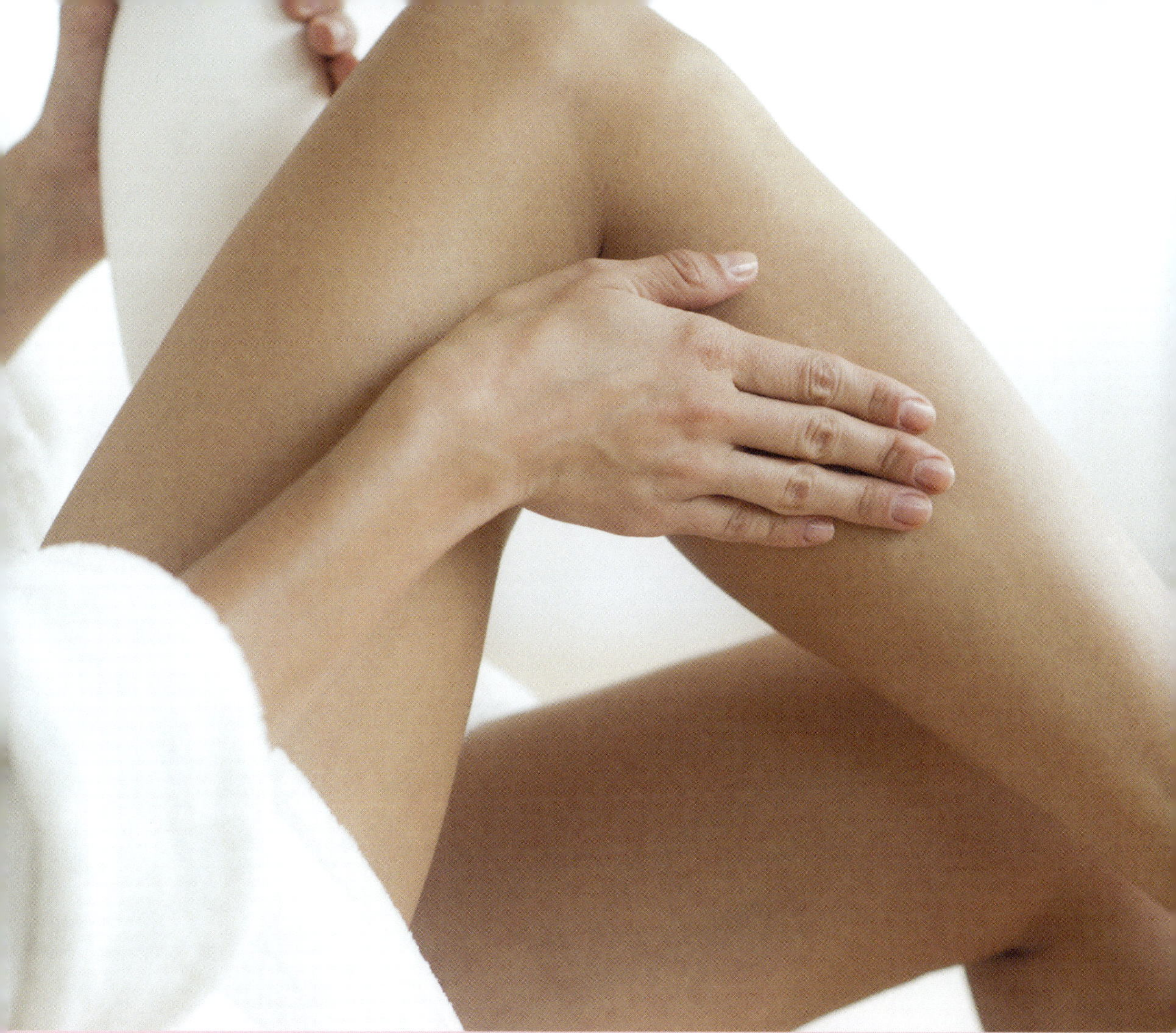

Fine et fragile, la peau de la poitrine a tendance à marquer et à froisser. Elle est aussi très sensible aux massages et aux actifs des produits que vous lui appliquez. Pour la tonifier tout en l'hydratant, optez pour l'huile végétale de pâquerette dont les effets sont véritablement bluffants. Faites-la chauffer dans vos mains et déposez-la sur tout le décolleté et sur les seins, puis massez de l'extérieur des seins vers l'intérieur en formant des huit.
Fréquence : 1 fois par jour après la douche et à la place du soin hydratant corporel

Pour soigner et soulager un coup de soleil, diluez 1 cuillère à soupe de bicarbonate de soude dans 1 verre d'eau fraîche. Imprégnez une compresse ou un tissu propre et étendez bien à plat sur la zone brûlée. Recommencez autant de fois que nécessaire, jusqu'à ce que la sensation de chaleur disparaisse.

MAINS, PIEDS & ONGLES

Les mains subissent des lavages fréquents qui fragilisent leur barrière naturelle. Il est donc indispensable de les hydrater, mais aussi de les exfolier pour les débarrasser de leurs cellules mortes. Quant aux pieds, plus on les ignore, plus ils s'enlaidissent. Alors pour éviter les callosités, la peau épaisse et les talons fendillés, prenez le temps de vous en occuper.

MAINS

Recette

GOMMAGE

Dans un bol, mélangez 2 cuillères à soupe d'huile végétale (p. 12) et 1 cuillère à café de sucre. Massez-vous longuement les mains avec ce mélange, en insistant sur les cuticules et les ongles, puis rincez à l'eau savonneuse.

Fréquence : 1 fois par semaine • Conservation : usage unique

Recette

HYDRATATION

- *1 c. à soupe de cire d'abeille*
- *3 c. à soupe d'huile végétale (p. 12)*
- *1 c. à soupe d'eau*
- *1 citron*
- *1 pot avec couvercle de 50 ml*
- *1 casserole*
- *1 fouet*
- *1 bol*

1. Dans le bol, faites chauffer la cire d'abeille et l'huile végétale au bain-marie pendant 10 min.
2. En dehors du feu, ajoutez l'eau et fouettez la préparation 10 min.
3. Ajoutez quelques gouttes de citron pour la conservation.
4. Transvasez la préparation dans le pot.

Fréquence : plusieurs fois par jour, après chaque lavage • Conservation : de 6 à 10 semaines

PIEDS

Recette GOMMAGE

Utilisez la même recette que pour les mains. Appliquez sur l'ensemble du pied en procédant par massages circulaires et insistez sur les talons. Rincez à l'eau tiède.

Fréquence : 1 fois par semaine • Conservation : usage unique

Recette HYDRATATION

Utilisez une huile végétale pour peau sèche (p. 12) ou bien de l'huile végétale alimentaire (huile d'olive, huile de coco) ou encore du beurre de karité. Massez jusqu'à pénétration totale.

Fréquence : tous les jours

Recette HYDRATATION S.O.S.

Si vos pieds sont particulièrement secs, badigeonnez-les de beurre de karité avant de vous coucher, enfilez des chaussettes et gardez-les toute une nuit : vous vous réveillerez avec des pieds de bébé !

ONGLES

Recette DÉJAUNIR

Trempez-les 5 min dans un bain de jus de citron frais et pur, puis laissez sécher à l'air libre.

Fréquence : tous les jours pendant 15 jours

HUILE DE MASSAGE

Si vous êtes une grande adepte des massages, privilégiez les huiles faites maison et mariez la puissance des huiles essentielles avec la douceur des huiles végétales pour des mélanges personnalisés.

MASSAGE

Recette

RELAXANT

- *30 ml d'huile végétale au choix (p. 12)*
- *15 gouttes d'huile essentielle de lavande vraie*
- *5 gouttes d'huile essentielle d'orange douce*
- *1 flacon en verre foncé de 50 ml*
- *1 petit entonnoir*
- *1 bol*
- *1 cuillère à soupe*

1. Dans le bol, mélangez l'huile végétale, l'huile essentielle de lavande vraie et l'huile essentielle d'orange douce.
2. Transvasez dans le flacon.
3. Versez une petite quantité dans le creux de vos mains et frottez-les l'une contre l'autre pour faire chauffer l'huile.
4. Répartissez l'huile sur la surface à masser en faisant de larges mouvements. Si la peau redevient sèche, ajoutez de l'huile sur le dos de votre main sans cesser de masser, pour garder le contact.

Conservation : 6 mois

Pour un usage immédiat, mélangez 1 cuillère à soupe d'huile végétale (p. 12) avec 4 gouttes d'huile essentielle de lavande vraie et 1 goutte d'huile essentielle d'orange amère.

Recette

SOULAGER LES COURBATURES MUSCULAIRES

- *30 ml d'huile végétale de macadamia*
- *3 gouttes d'huile essentielle de lavande officinale*
- *3 gouttes d'huile essentielle de romarin*
- *1 flacon en verre foncé de 50 ml*
- *1 petit entonnoir*
- *1 bol*
- *1 cuillère à soupe*

1. Dans le bol, mélangez l'huile végétale et les huiles essentielles.
2. Transvasez dans le flacon.
3. Versez une petite quantité dans le creux de vos mains et frottez-les l'une contre l'autre pour faire chauffer l'huile.
4. Répartissez l'huile sur la surface à masser en faisant de larges mouvements. Si la peau redevient sèche et perd de sa brillance, ajoutez de l'huile en répétant l'étape 3.

Conservation : 6 mois

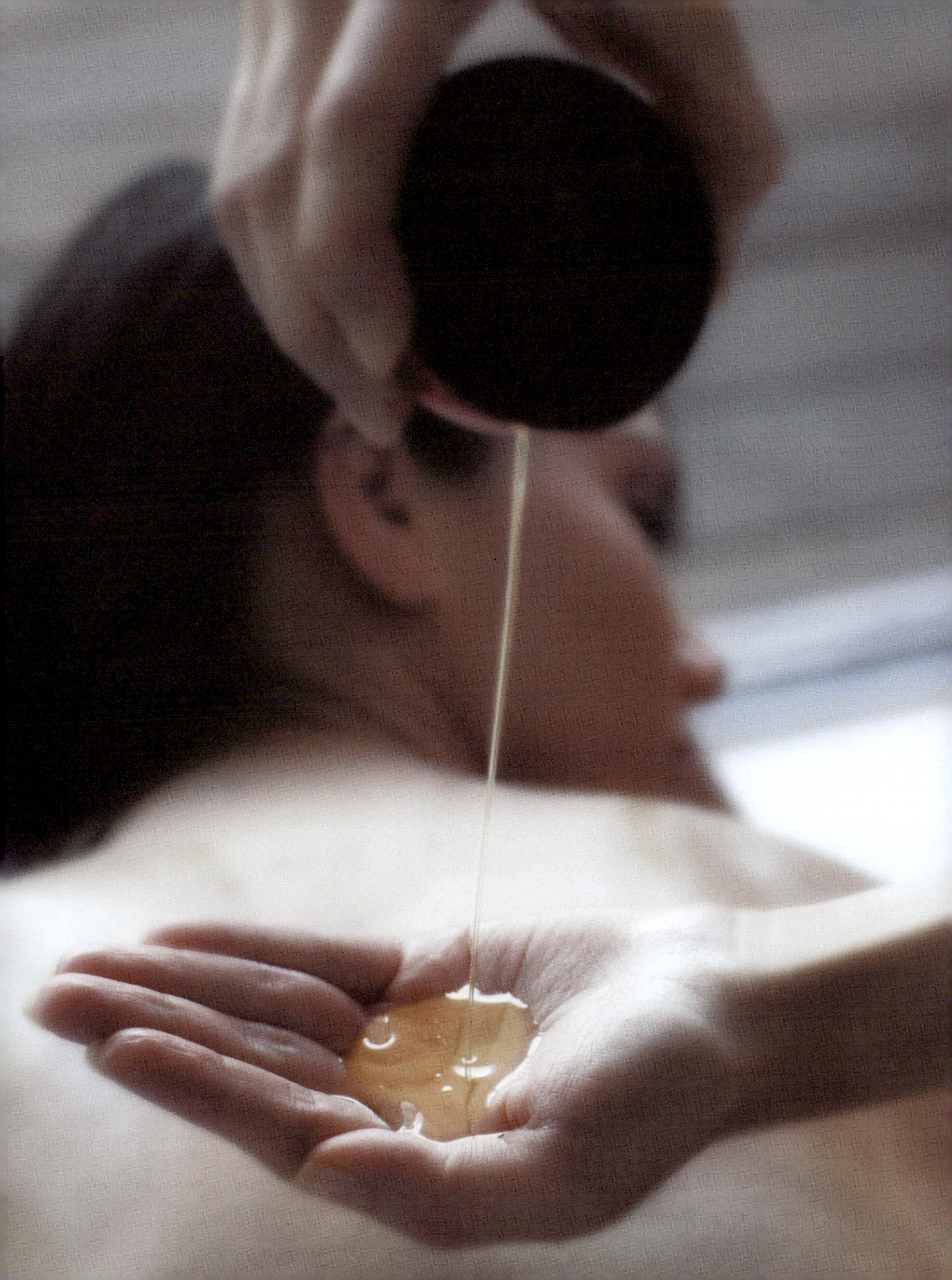

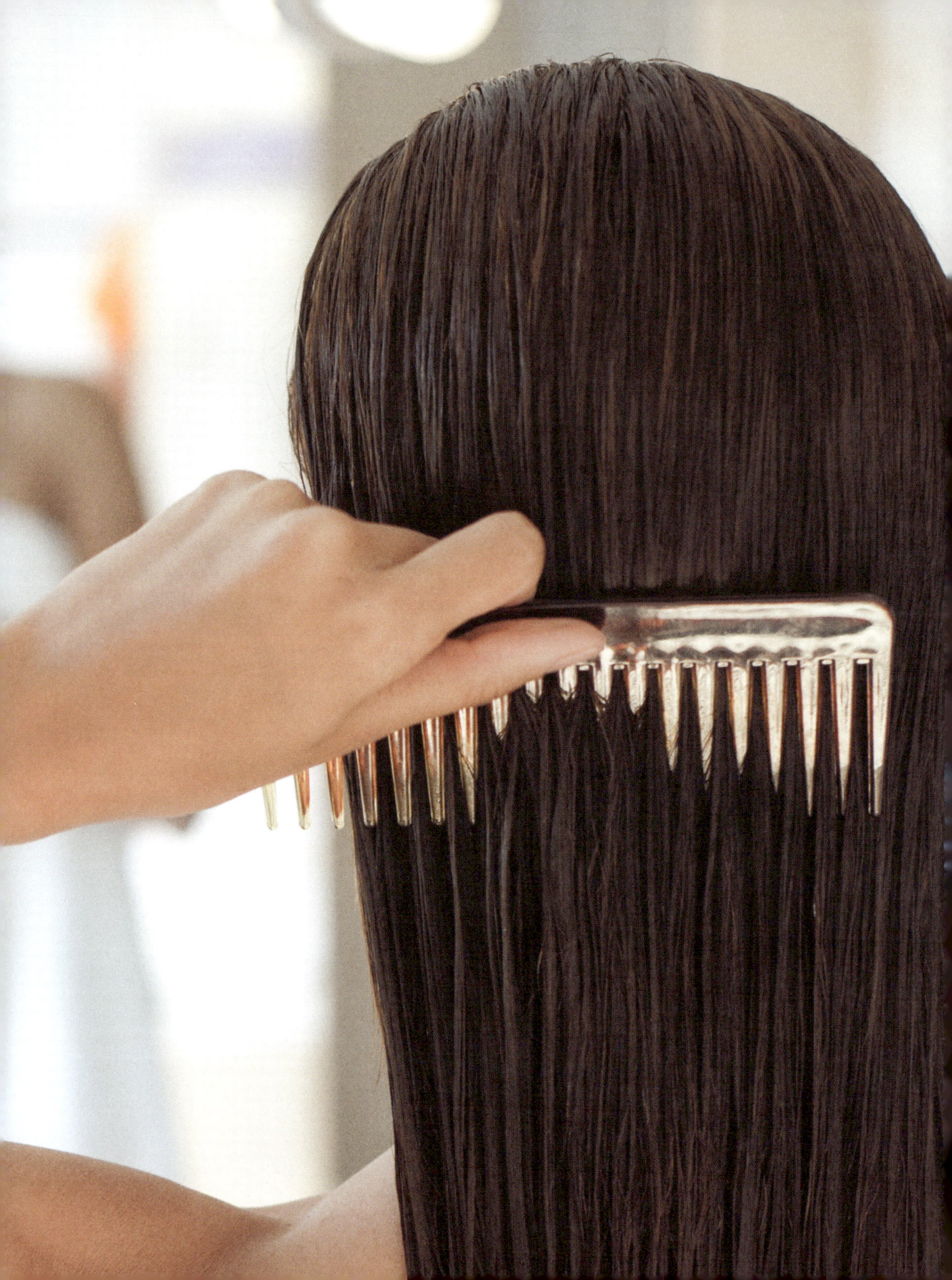

LES CHEVEUX

Les cheveux sont le miroir de la personnalité et un signe extérieur avec lequel il est parfois difficile de composer. Or lissages, shampoings agressifs, couleurs et brushings les fragilisent terriblement. Et s'il suffisait de leur apporter des substances naturelles pour qu'ils soient simplement en bonne santé ?

SHAMPOING & APRÈS-SHAMPOING

Avez-vous remarqué que plus vous vous lavez les cheveux, plus ils regraissent vite ? Ce sont certains produits contenus dans les shampoings industriels qui en sont la cause car ils empêchent la production naturelle de sébum. Alors, pour compenser, le corps en produit davantage.

LE NO-POO

Pour sortir de ce cercle vicieux, le mieux est d'arrêter ces shampoings et après-shampoings et de passer au « no-poo » en utilisant des ingrédients naturels.

Recette

LAVAGE

- *3 c. à soupe de rhassoul (ou farine de seigle ou farine de pois chiche)*
- *De l'eau*
- *1 c. à café d'huile végétale d'argan ou d'huile d'olive ou d'huile de coco (optionnel)*
- *2 gouttes d'huile essentielle d'ylang-ylang (optionnel)*
- *1 bol*

1. Dans le bol, diluez le rhassoul dans l'eau (plus ou moins selon que vous voulez une texture pâteuse ou liquide).
2. Ajoutez l'huile végétale et l'huile essentielle. Mélangez.
3. Mouillez vos cheveux et appliquez uniquement sur les racines. Massez le cuir chevelu, laissez poser environ 15 min et rincez minutieusement à l'eau.

Fréquence : 2 fois par semaine, pour commencer, puis espacez de plus en plus • Conservation : cette recette vaut pour un lavage, mais n'hésitez pas à multiplier les doses pour préparer une bouteille d'avance. Vous pourrez la conserver 6 mois.

Recette

RINÇAGE

- *2 c. à soupe de vinaigre blanc (ou vinaigre de cidre ou vinaigre de pomme)*
- *2 verres d'eau*
- *2 gouttes d'huile essentielle d'ylang-ylang (optionnel)*
- *1 bol*
- *1 serviette*

1. Dans le bol, mélangez le vinaigre blanc dans l'eau et ajoutez l'huile essentielle d'ylang-ylang si vos cheveux ont besoin d'être nourris.
2. Versez le mélange sur l'ensemble de la chevelure, essorez et séchez avec la serviette.

Conservation : cette recette vaut pour un lavage, mais n'hésitez pas à multiplier les doses pour préparer une bouteille d'avance. Vous pourrez la conserver 6 mois.

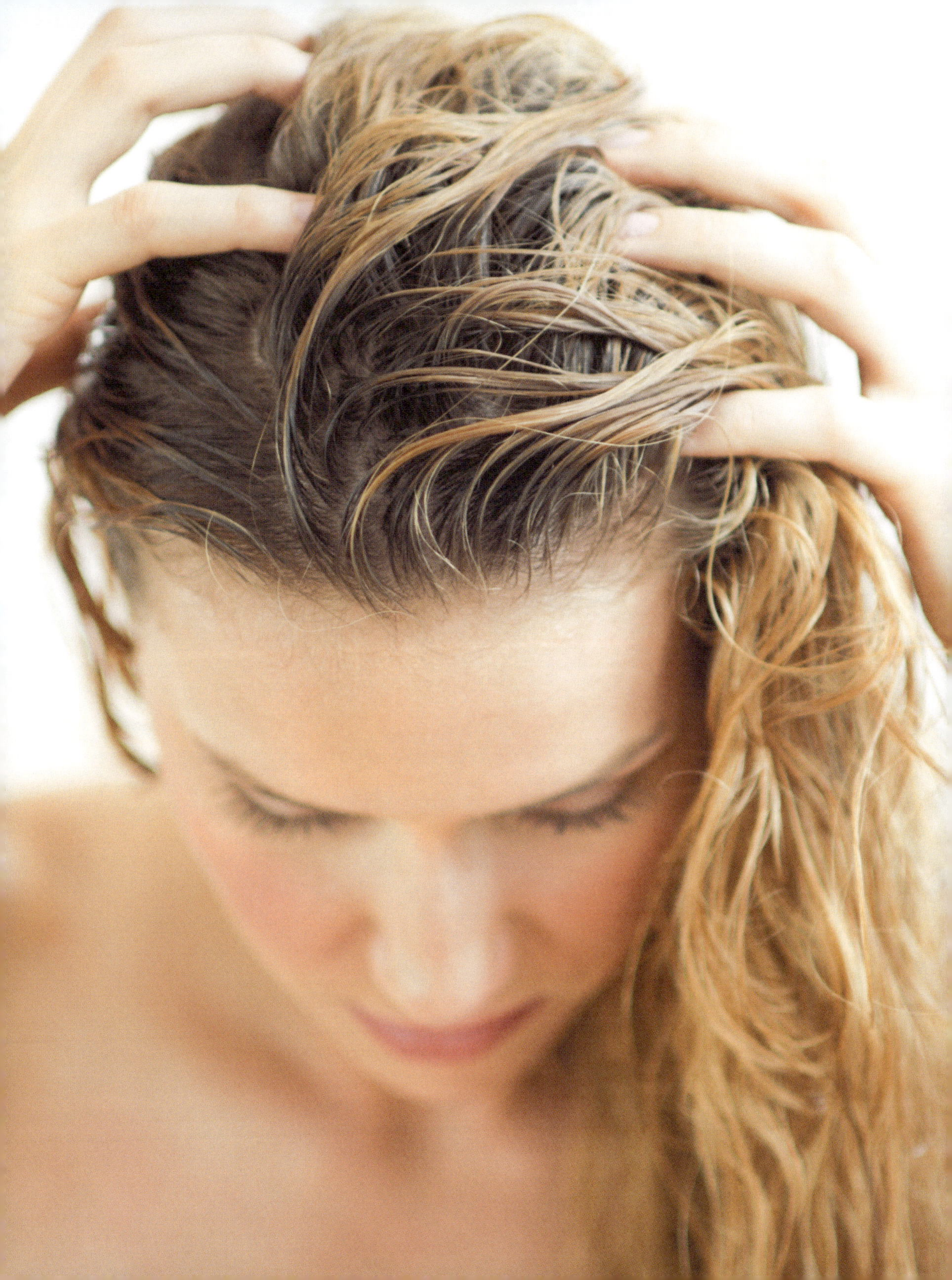

SHAMPOING SEC

Recette

- *2 c. à soupe de fécule de maïs (ou pomme de terre ou arrow-root)*
- *2 c. à soupe d'argile blanche ou verte*
- *1 c. à café de cacao en poudre cru (si vous êtes brune)*
- *5 gouttes d'huile essentielle de lavande vraie ou de palmarosa*
- *1 pot en verre avec couvercle de 250 ml*
- *1 pinceau (optionnel)*
- *1 brosse à cheveux*

1. Versez la fécule de maïs et l'argile (et le cacao) dans le pot.
2. Ajoutez l'huile essentielle.
3. Fermez le couvercle et agitez la préparation pour bien mélanger les ingrédients.
4. Appliquez sur la racine, éventuellement avec un pinceau pour mieux doser. Massez le cuir chevelu, laissez poser de 5 à 10 min, puis brossez les cheveux la tête en bas afin d'éliminer les résidus.

Fréquence : en alternance avec le no-poo pour espacer les lavages • Conservation : cette recette vaut pour un lavage, mais n'hésitez pas à multiplier les doses pour avoir un pot d'avance. Vous pourrez la conserver 6 mois.

SOIN DÉMÊLANT

Recette

- *1 œuf*
- *2 c. à café de miel liquide*
- *1 citron*
- *1 bol*
- *1 passoire*
- *1 cuillère à soupe*

1. Dans le bol, mélangez le jaune d'œuf avec le miel et le jus filtré du citron.
2. Appliquez sur les longueurs uniquement. Laissez agir de 5 à 10 min et rincez à l'eau tiède (pour ne pas « cuire » le jaune d'œuf).

Fréquence : après le shampoing • Conservation : usage unique

Passer du shampoing industriel à un shampoing naturel participe d'un changement radical. Et tout changement est inconfortable. Alors profitez d'un week-end prolongé ou de vacances pour vous lancer. Et faites preuve de patience : laissez à vos cheveux le temps de s'habituer à ce nouveau traitement et, surtout, brossez-les matin et soir afin de répartir le sébum sur les longueurs.

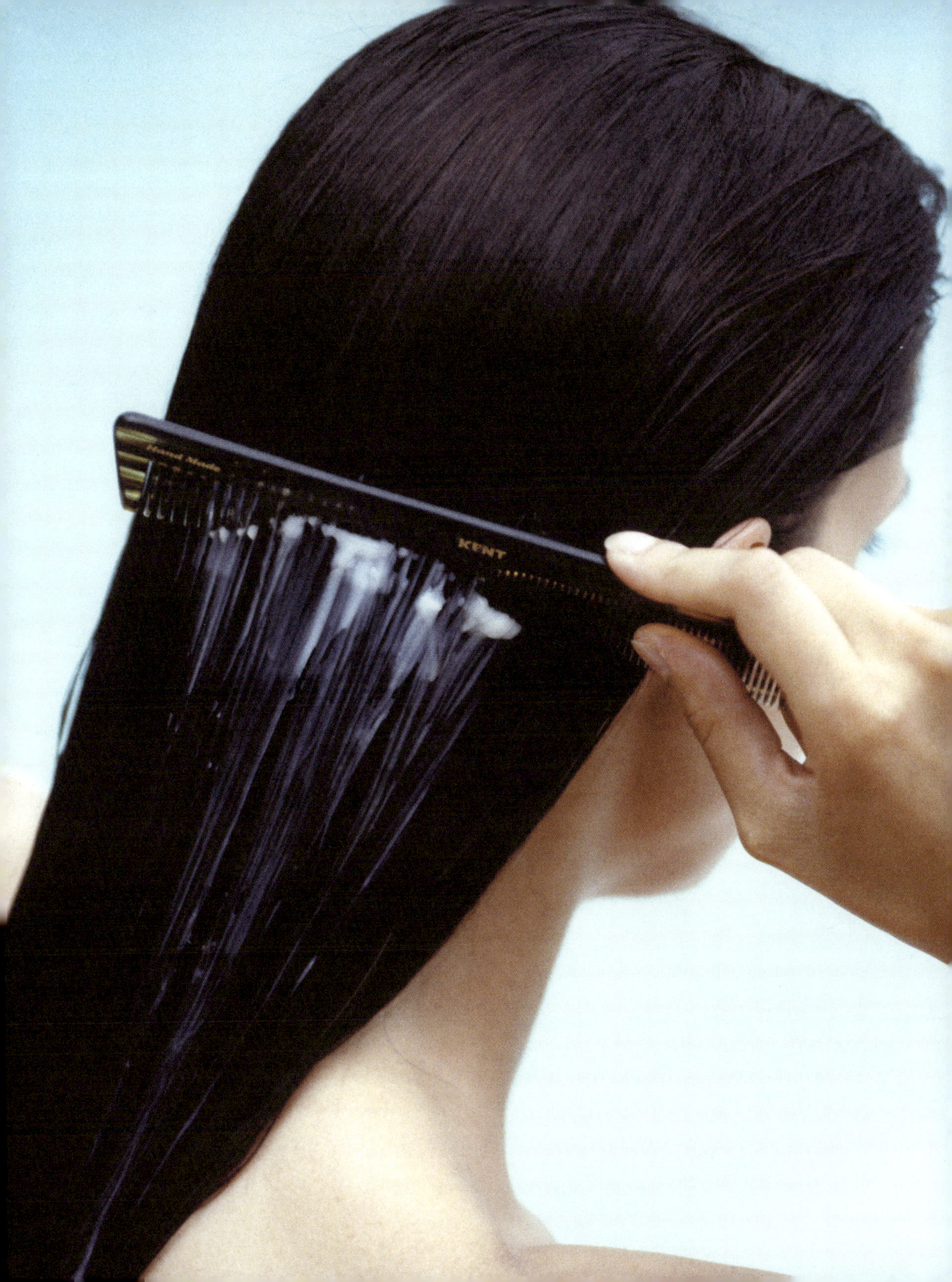
KENT

SOINS

Si vous avez adopté le no-poo, vous avez pu constater qu'il faut à vos cheveux un certain temps avant qu'ils ne retrouvent leur texture et leur éclat. Durant cette période de transition, donnez-leur un petit coup de pouce.

SÉRUM HYDRATANT

L'huile essentielle d'ylang-ylang est facultative et à éviter si vous avez les cheveux gras.

Recette

- *30 ml de gel d'aloe vera*
- *5 ml d'huile végétale d'argan*
- *5 gouttes d'huile essentielle d'ylang-ylang (optionnel)*
- *1 flacon pompe (dans l'idéal) ou 1 pot en verre de 60 ml*
- *1 bol, 1 entonnoir*
- *1 cuillère à soupe*

1. Dans le bol, mélangez l'aloe vera et l'huile végétale, puis ajoutez l'huile essentielle d'ylang-ylang si besoin.
2. Versez dans le contenant.
3. Faites chauffer une noisette dans vos mains et appliquez sur cheveux secs ou humides, uniquement sur les pointes.

Fréquence : après le shampoing ou ponctuellement, dès que vos cheveux ont besoin d'être disciplinés, nourris ou protégés • Conservation : 1 mois

BAIN D'HUILE

Recette

Choisissez l'huile végétale qui convient le mieux au type de soin que vous recherchez (p. 12). Versez l'équivalent de 1 à 3 cuillères à soupe (selon la longueur de vos cheveux) dans vos mains. Procédez en plusieurs fois pour répartir l'huile correctement. Appliquez sur l'ensemble de la chevelure. Une petite quantité suffit car si vos cheveux sont surchargés, vous aurez beaucoup de mal à les rincer. Massez les longueurs et le cuir chevelu, puis enfermez vos cheveux dans une serviette chaude. Laissez poser au moins 1 h.

Fréquence : avant le shampoing, pas plus de 1 fois par semaine ; en alternance avec le masque hydratant

Pour faire chauffer une serviette sans recourir au micro-ondes, plongez-la dans l'eau bouillante et essorez-la avec des gants de ménage ou à l'aide d'une autre serviette : sa chaleur permettra d'ouvrir les écailles des cheveux et à l'huile de pénétrer en profondeur.

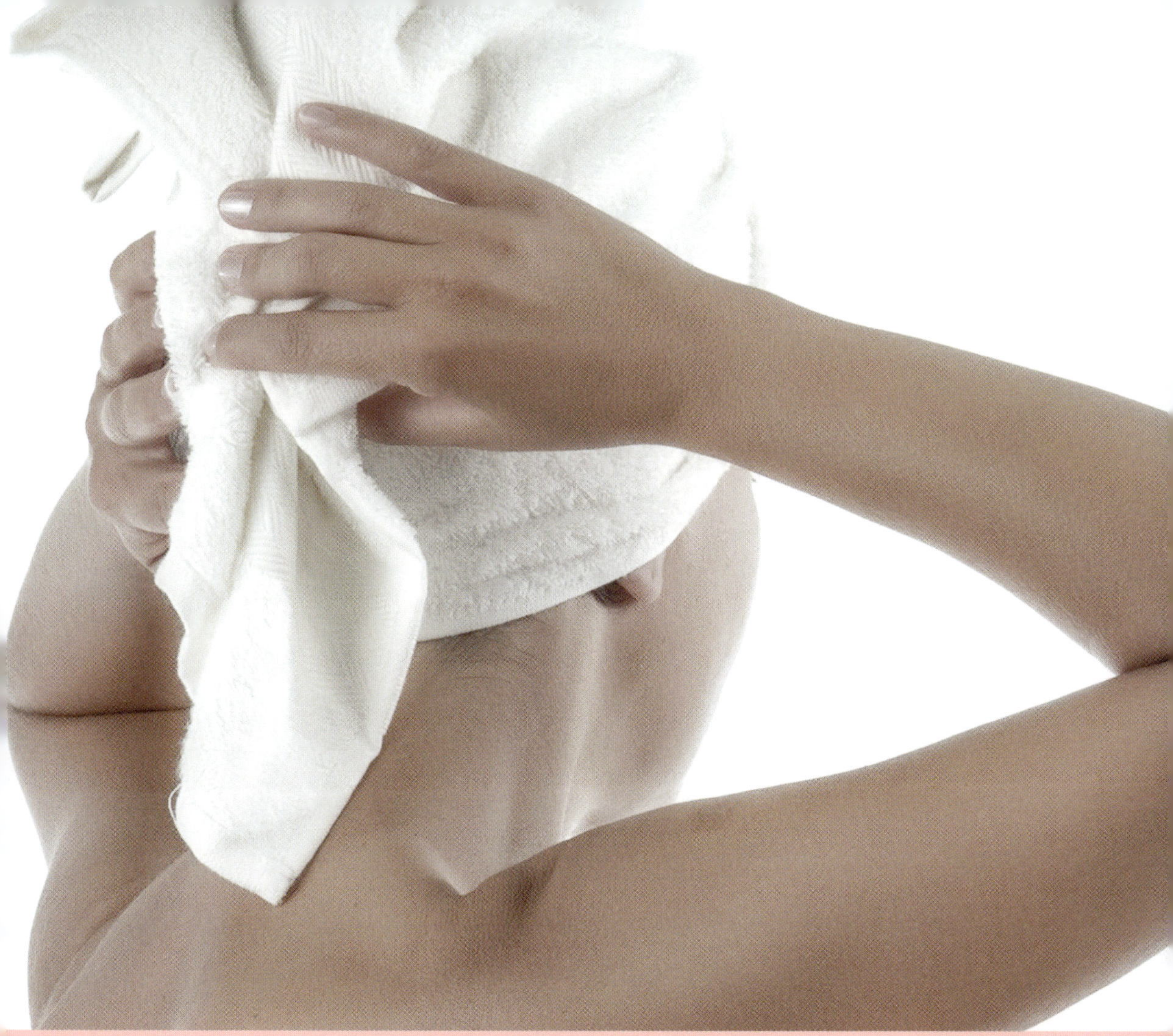

MASQUE HYDRATANT

Recette

- *1 c. à café de miel liquide*
- *2 c. à soupe de gel d'aloe vera*
- *1 bol*

1. Dans le bol, mélangez le miel avec l'aloe vera jusqu'à obtenir une pâte lisse.
2. Répartissez sur les longueurs, mèche par mèche, et laissez poser le plus longtemps possible.

Fréquence : avant le shampoing, en alternance avec le bain d'huile ; pas plus de 1 fois par semaine • Conservation : usage unique

Bien

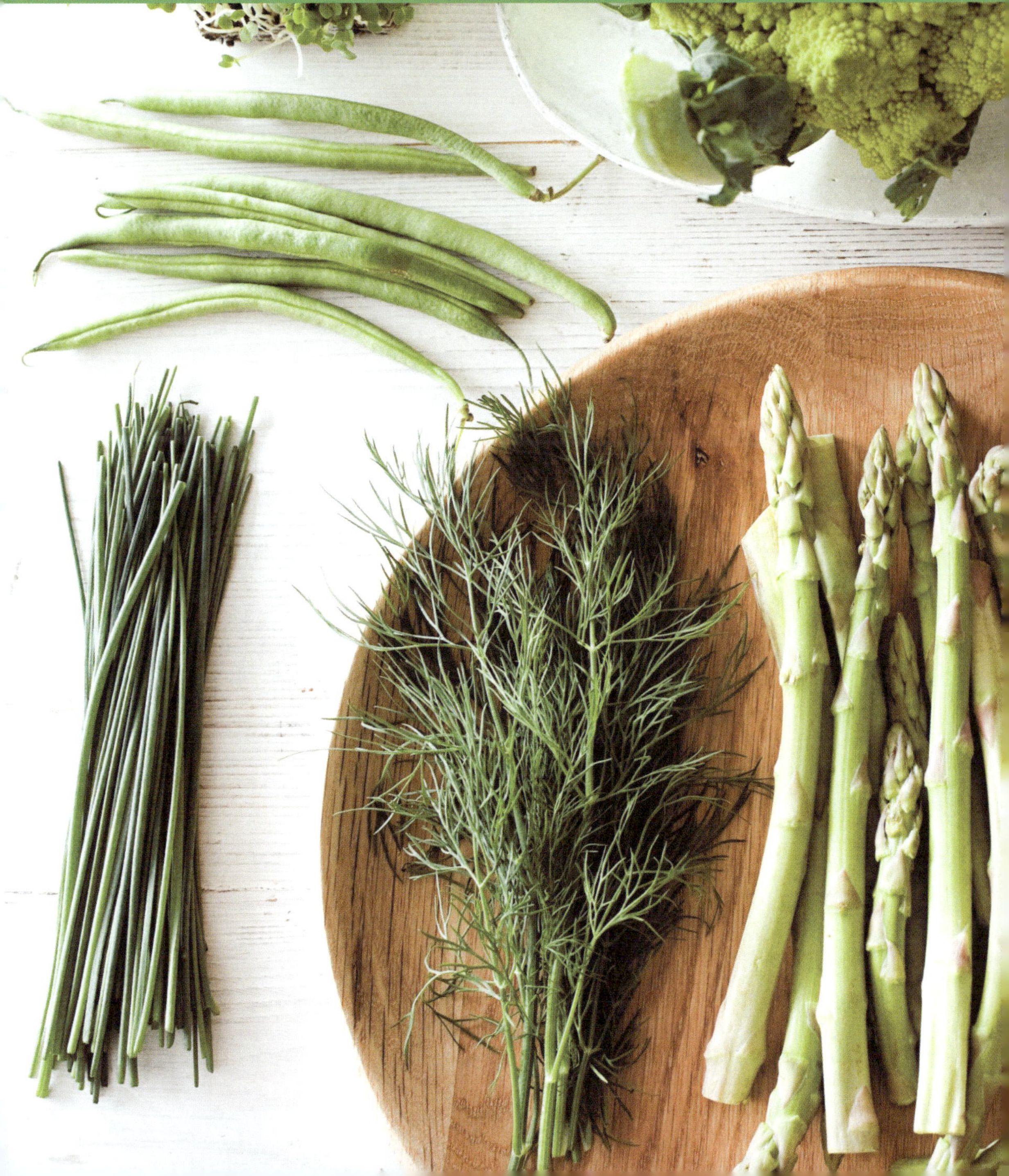

dans mon assiette

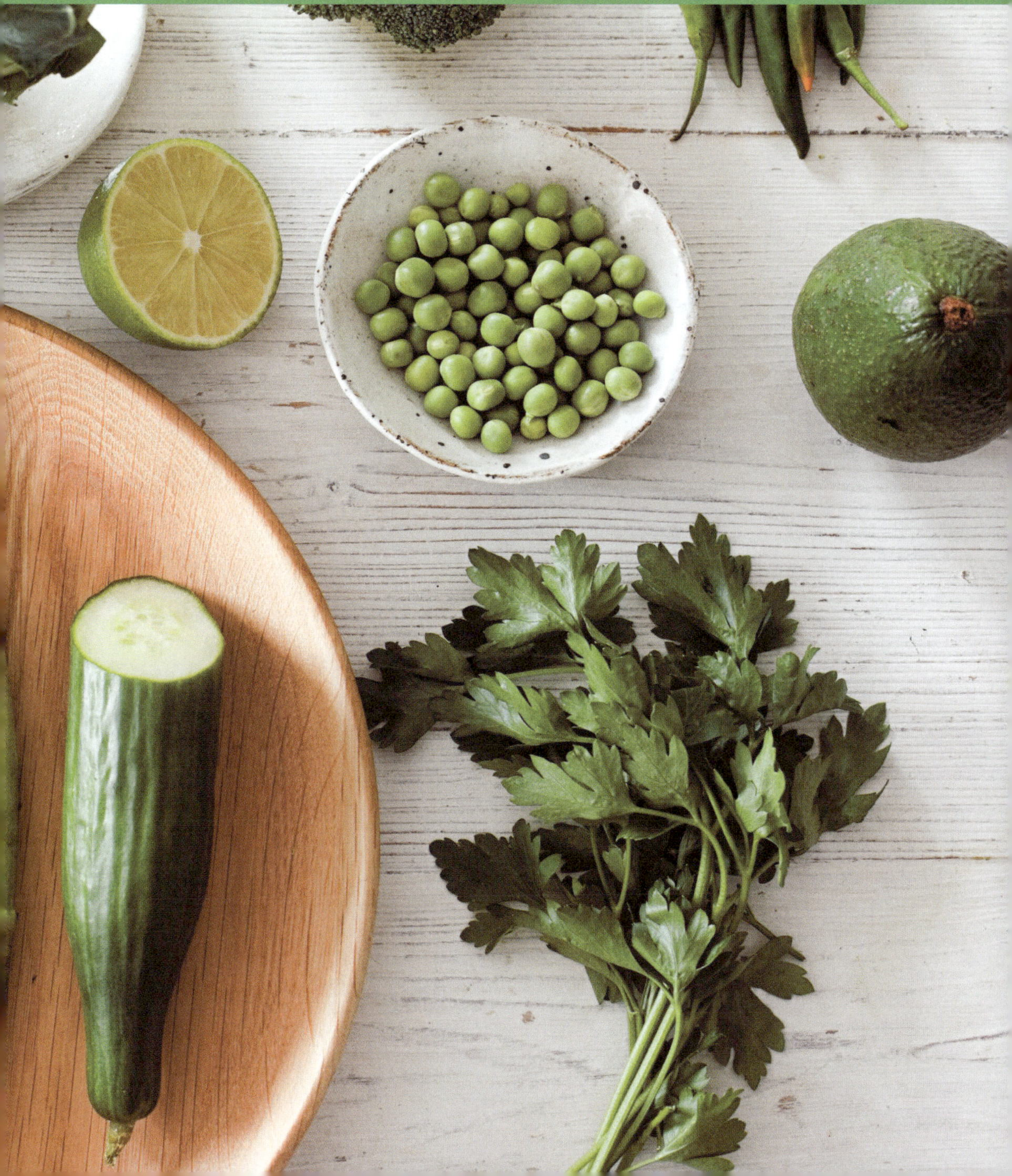

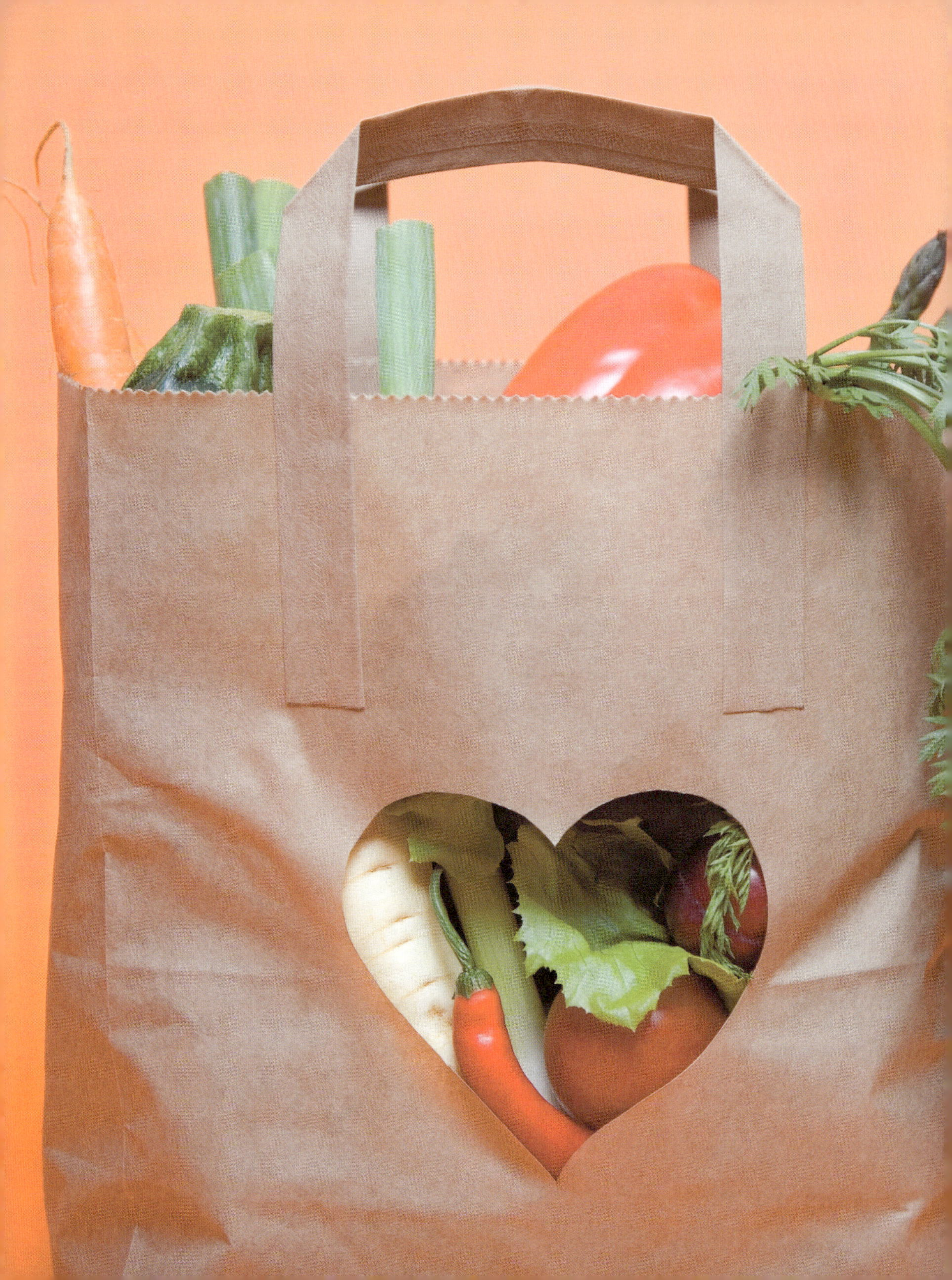

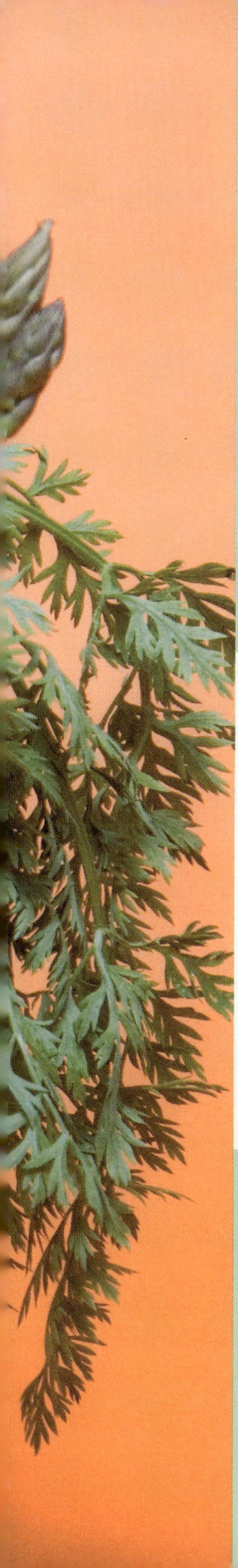

BIEN ACHETER

Du champ agricole à la poubelle domestique, le système alimentaire actuel a d'énormes répercussions environnementales, économiques, sociales et sanitaires. Pourtant, ce système peut changer grâce à nos actions de consommateurs. C'est pourquoi nos choix alimentaires doivent être différents et réfléchis. Ce sont en effet nos achats qui orientent les modes de production des entreprises et des industriels car notre porte-monnaie a bien plus de pouvoir que n'importe quel bulletin de vote !

ACHETER BIO

Qu'est-ce que le bio ?

Les produits issus de l'agriculture biologique sont naturels et cultivés sans adjonction de produits nocifs pour la santé et pour l'environnement. On les distingue par la présence des labels français AB ou européen, qui certifient que le produit répond aux normes du cahier des charges biologiques : culture et production sans utilisation de pesticides, d'engrais, d'OGM, et pas d'usage excessif d'antibiotiques pour le bétail.

Manger bio, une philosophie ?

Manger bio ne se résume pas à consommer des produits sains. C'est adhérer à une philosophie globale qui répond à un principe d'ordre éthique destiné à protéger la vie et la planète : respect des saisons, des sols, de l'eau et de la biodiversité, proximité géographique du producteur afin de limiter l'empreinte carbone, conditions de travail des acteurs du bio et bien-être animal...

Quelle différence entre le bio des grandes surfaces et celui des magasins spécialisés ?

C'est le principe éthique qui fait toute la différence entre un magasin spécialisé et une grande surface qui vend du bio. Les industriels profitent de la tendance pour améliorer leur image et augmenter leurs marges mais ils continuent de se procurer de grosses quantités auprès de producteurs installés dans le monde entier et recourent systématiquement aux additifs tolérés par l'agriculture biologique.
Pour autant, certains magasins spécialisés proposant des aliments bio sont en réalité la propriété de grands groupes de l'agroalimentaire.

Comment choisir son magasin bio ?

Pour commencer, ne cessez jamais d'être curieux et renseignez-vous pour savoir qui vous soutenez quand vous sortez votre porte-monnaie. Ensuite, aidez-vous des labels qui sont de bons repères de consommation. À l'heure actuelle, vous pouvez faire confiance aux valeurs de Bio Cohérence, dont le cahier des charges est plus strict que celui du label AB.

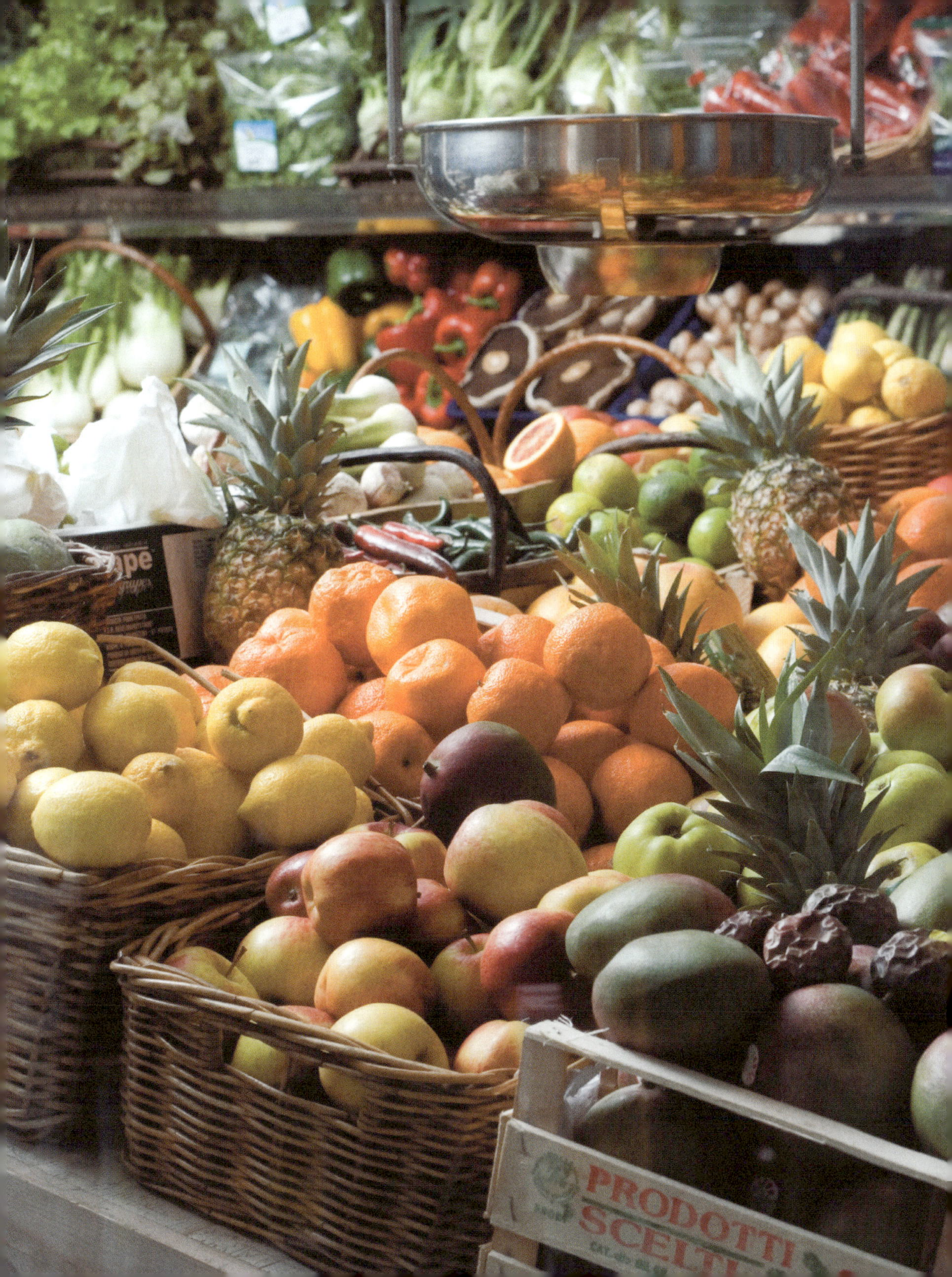
PRODOTTI
SCELTI

Labels bio	Leurs caractéristiques
	Label devenu obligatoire sur tous les produits, car le logo AB français est devenu facultatif. Il interdit les pesticides et les engrais chimiques de synthèse, favorise la mixité des productions bio et non bio acceptées sous certaines conditions ainsi que les produits transformés contenant au moins 95 % d'ingrédients bio, tolère une contamination par les OGM à hauteur de 0,9 % des produits transformés.
	Label Agriculture Biologique français certifiant un produit issu de l'agriculture biologique et respectant le cahier des charges européen.
	Certification privée créée par la Fédération nationale d'agriculture biologique (FNAB) et ses partenaires, et dont les critères sont plus stricts que ceux fixés par la réglementation européenne : absence totale d'OGM, nourriture 100 % bio pour les animaux d'élevage, non-mixité des cultures... Il ne labellise que des produits déjà estampillés AB, mais avec des critères supplémentaires.
	Label garantissant les produits issus de l'exploitation certifiée AB mais qui va plus loin en interdisant la mixité des cultures et les traces d'OGM, par exemple.
	Label qui interdit la mixité des cultures, les traces d'OGM et l'huile de palme. Il assure que l'alimentation des herbivores et des porcs est produite pour moitié sur la ferme.
	Garantie privée créée par Biocoop, qui assure des partenariats entre groupements de producteurs, transformateurs et distributeurs. Produits 100 % bio.

Pourquoi le bio est-il plus cher ?

Parce que la production est moins intensive. Par conséquent, elle demande plus de main-d'œuvre. En outre, les agriculteurs perçoivent moins, voire pas du tout de subventions européennes puisque celles-ci sont indexées sur les rendements.

Qu'est-ce que l'agriculture responsable ?

C'est une voie qui se situe à mi-chemin entre l'agriculture bio et l'agriculture conventionnelle. La démarche n'est donc pas strictement bio en termes de pesticides et d'engrais chimiques mais les agriculteurs s'engagent à n'appliquer que les traitements indispensables, à préserver le sol et les ressources en eau et à réduire leur empreinte écologique.

Choisir ses œufs bio

Chaque œuf porte une mention qui se présente sous la forme « 0-FR-XYZ1 ».
Le premier chiffre (de 0 à 3) indique le mode de production :

- 0, pour un élevage en plein air et 90 % d'alimentation biologique au minimum ;
- 1, les poules sont élevées en plein air et bénéficient au moins de 4 m² d'espace vert chacune ;
- 2, les poules ne sortent pas et ne bénéficient pas de lumière naturelle ;
- 3, les poules sont élevées en cage, ne sortent pas et ne bénéficient pas de lumière naturelle.

Si vous voulez manger des œufs bio, optez pour le premier mode de production (0) et ne vous fiez pas aux mentions « œufs frais », « œufs de ferme », « œufs datés », « œufs de basse-cour » qui ne signifient rien.

Les deux lettres qui suivent indiquent le pays de production : « FR », France ; « ES », Espagne ; « BE », Belgique ; « CH », Suisse. Évidemment, mieux vaut privilégier la mention « FR » qui implique une production locale.

Enfin, le dernier groupe de lettres permet d'identifier le producteur et le bâtiment de ponte.

Pour savoir si un œuf est frais, plongez-le dans l'eau. S'il flotte, ne le mangez surtout pas ; si la pointe va vers le haut, mangez-le tout de suite ; s'il reste au fond, c'est qu'il est encore frais.

ACHETER DE SAISON

Qu'est-ce qu'un produit de saison ?

Un produit de saison est un aliment qui se consomme une fois arrivé à maturité, après une croissance naturelle qui n'a été affectée ni dans son cycle ni dans son mode de production. Savez-vous que les végétaux produisent des antioxydants lorsqu'ils doivent se défendre naturellement ? Ces antioxydants, bénéfiques pour eux, le sont également pour nous puisqu'ils protègent nos cellules des agressions. La nature est bien faite... Si bien faite, d'ailleurs, que les végétaux qu'elle produit à chaque saison procurent à notre organisme exactement ce dont il a besoin : en hiver, des légumes-racines (carottes, poireaux, pommes de terre...) gorgés de nutriments accumulés pendant la saison estivale et destinés à nous réchauffer ; en été, des légumes verts riches en eau (haricots verts, courgettes, salades...) et des fruits juteux (melon, pastèque, fraises...) pour nous rafraîchir et nous hydrater.

Pourquoi trouve-t-on des produits hors saison ?

Pour répondre à la demande... Le problème, c'est que ces fruits et légumes ne voient pas la lumière du jour et sont cultivés sous serres dotées de lumière et de chaleur artificielles. Ils sont récoltés avant d'arriver totalement à maturité, puis ils sont conservés dans des réfrigérateurs géants, terriblement gourmands en énergie. Il faut ensuite de nombreux camions de transport pour alimenter les étals des grandes surfaces situées à l'autre bout de la planète. Un système qui n'est pas sans conséquences sur l'environnement : consommation de pétrole, pollution, émissions de gaz à effet de serre, suremballage... Et surtout, qui ne présente aucun intérêt nutritionnel pour notre organisme.

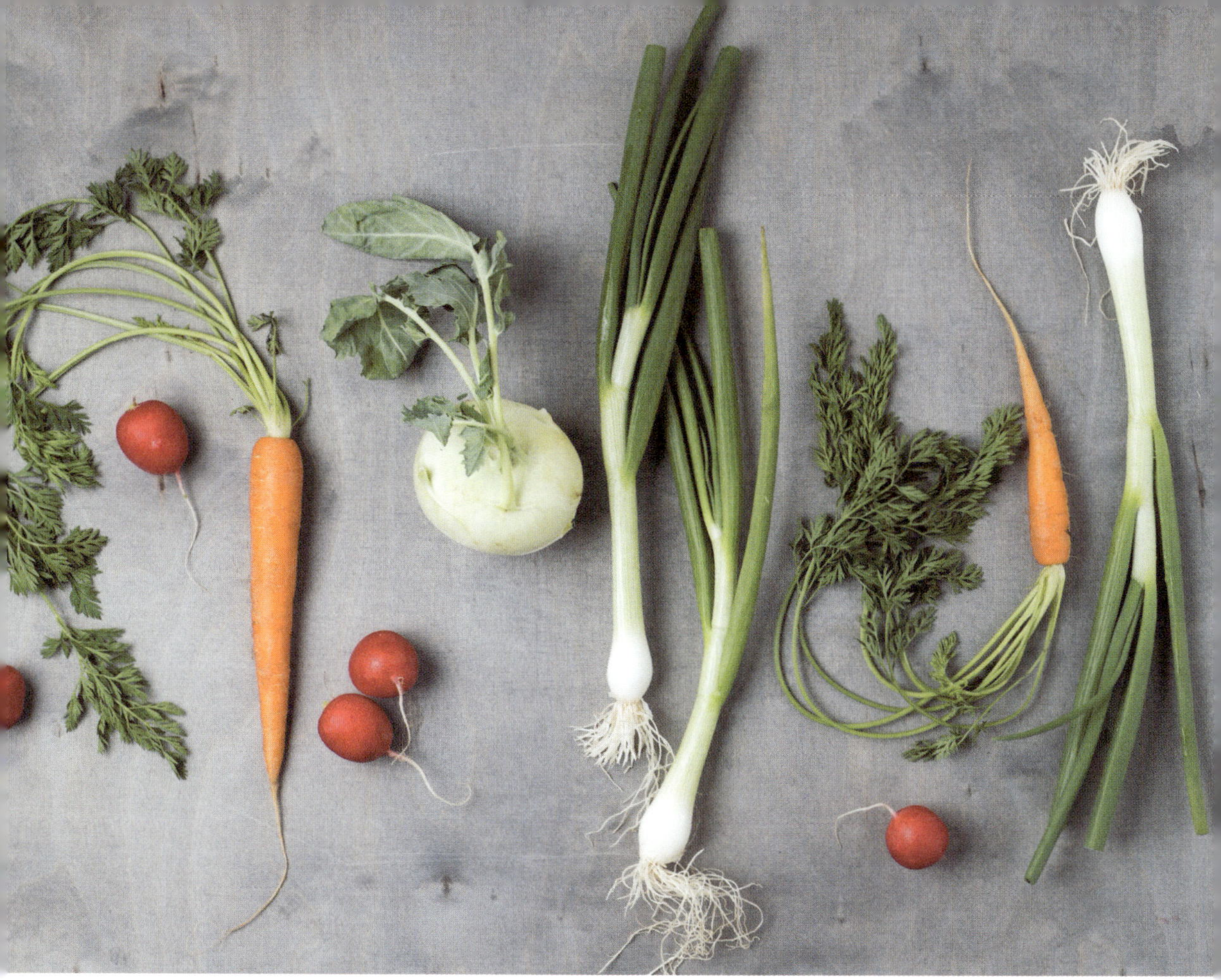

Calendrier des produits de saison

Mois	Légumes	Fruits
Janvier	Carotte, céleri, chou, chou de Bruxelles, courge, endive, épinard, navet, panais, poireau, pomme de terre, salsifis, topinambour	Citron, clémentine, kiwi, mandarine, orange, poire, pomme
Février	Carotte, céleri, chou, chou de Bruxelles, endive, épinard, navet, panais, poireau, pomme de terre, salsifis, topinambour	Citron, clémentine, kiwi, mandarine, orange, poire, pomme
Mars	Asperge, betterave, blette, carotte, céleri, chou, chou de Bruxelles, chou-fleur, endive, épinard, navet, panais, poireau, pomme de terre, radis, salsifis, topinambour	Citron, kiwi, mandarine, orange, poire, pomme

Mois	Légumes	Fruits
Avril	Artichaut, asperge, aubergine, betterave, blette, carotte, céleri, chou-fleur, endive, épinard, laitue, navet, panais, poireau, pomme de terre, radis, salsifis, topinambour	Citron, kiwi, pomme
Mai	Artichaut, asperge, aubergine, betterave, blette, carotte, céleri, chou-fleur, concombre, courgette, épinard, navet, petit pois, pomme de terre, radis, tomate	Citron, fraise, rhubarbe
Juin	Artichaut, asperge, aubergine, betterave, blette, brocoli, carotte, céleri, concombre, courgette, épinard, fenouil, haricot vert, navet, petit pois, pomme de terre, radis, tomate	Abricot, cassis, cerise, citron, fraise, framboise, groseille, melon, pastèque, pêche, prune, rhubarbe
Juillet	Artichaut, asperge, aubergine, betterave, blette, brocoli, carotte, céleri, concombre, courgette, épinard, fenouil, haricot vert, maïs, navet, petit pois, poivron, pomme de terre, radis, tomate	Abricot, cassis, cerise, citron, figue, fraise, framboise, groseille, melon, myrtille, nectarine, pastèque, pêche, prune, rhubarbe
Août	Artichaut, aubergine, betterave, blette, brocoli, carotte, céleri, concombre, courge, courgette, épinard, fenouil, haricot vert, maïs, navet, petit pois, poivron, pomme de terre, radis, tomate	Abricot, cassis, citron, figue, fraise, framboise, groseille, melon, mirabelle, myrtille, nectarine, pastèque, pêche, poire, pomme, prune, raisin, rhubarbe
Septembre	Artichaut, aubergine, betterave, blette, brocoli, carotte, céleri, chou, chou de Bruxelles, chou-fleur, concombre, courge, courgette, épinard, fenouil, haricot vert, maïs, navet, panais, poivron, pomme de terre, potiron, radis, tomate	Citron, figue, fraise, framboise, melon, mirabelle, mûre, myrtille, noisette, noix, pastèque, pêche, poire, pomme, prune, raisin
Octobre	Aubergine, betterave, blette, brocoli, carotte, céleri, chou, chou de Bruxelles, chou-fleur, concombre, courge, courgette, endive, épinard, fenouil, haricot vert, maïs, navet, panais, poireau, poivron, pomme de terre, potiron, radis, salsifis, topinambour	Châtaigne, citron, coing, figue, framboise, myrtille, noisette, noix, poire, pomme, raisin
Novembre	Betterave, brocoli, carotte, céleri, chou, chou de Bruxelles, chou-fleur, citrouille, courge, endive, épinard, fenouil, navet, panais, poireau, pomme de terre, potiron, radis, salsifis, topinambour	Châtaigne, citron, clémentine, coing, mandarine, orange, poire, pomme, raisin
Décembre	Betterave, carotte, céleri, chou, chou de Bruxelles, courge, endive, épinard, navet, panais, poireau, pomme de terre, potiron, radis, salsifis, topinambour	Châtaigne, citron, clémentine, kiwi, mandarine, orange, poire, pomme

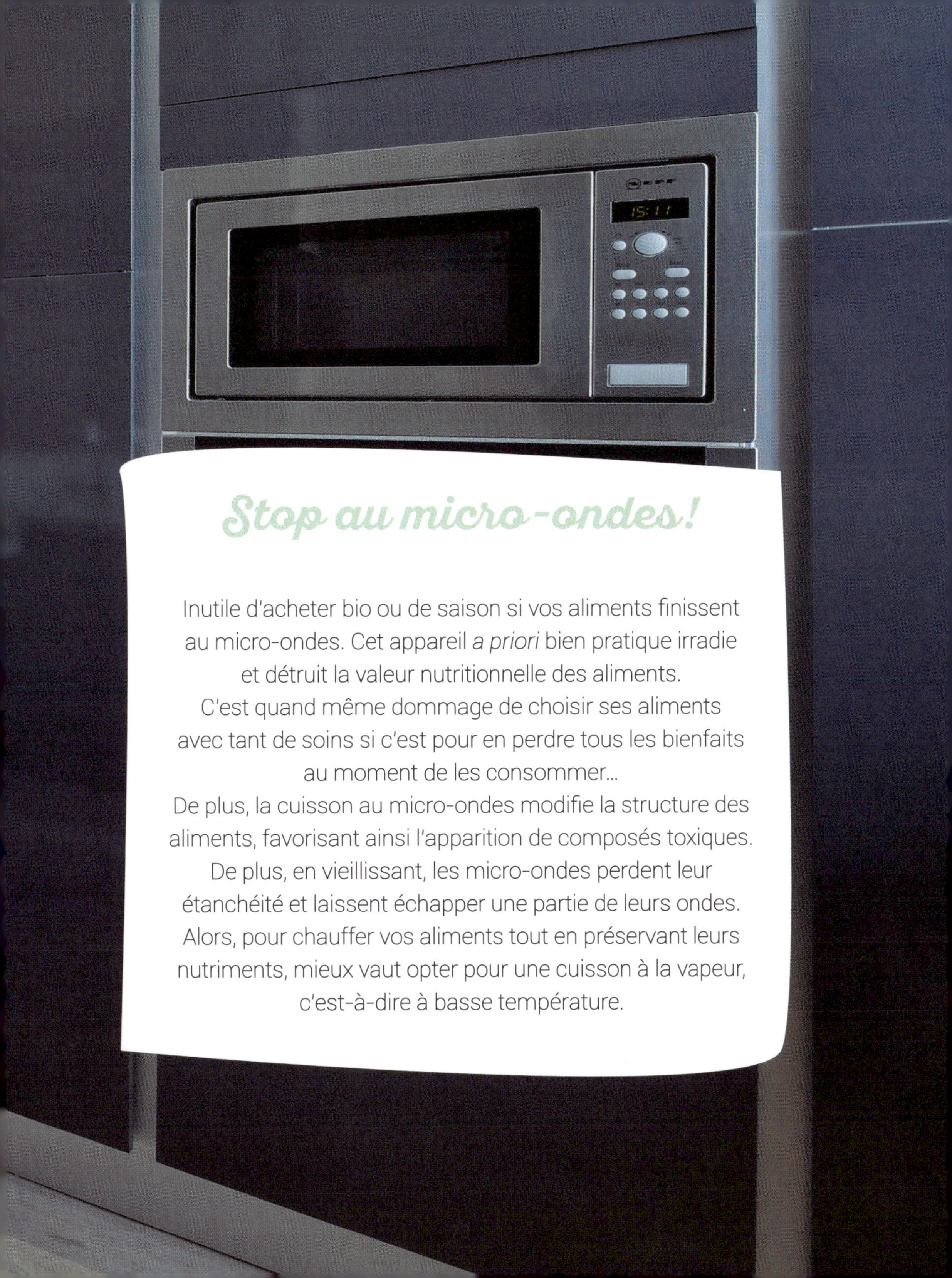

Stop au micro-ondes !

Inutile d'acheter bio ou de saison si vos aliments finissent au micro-ondes. Cet appareil *a priori* bien pratique irradie et détruit la valeur nutritionnelle des aliments. C'est quand même dommage de choisir ses aliments avec tant de soins si c'est pour en perdre tous les bienfaits au moment de les consommer...
De plus, la cuisson au micro-ondes modifie la structure des aliments, favorisant ainsi l'apparition de composés toxiques. De plus, en vieillissant, les micro-ondes perdent leur étanchéité et laissent échapper une partie de leurs ondes. Alors, pour chauffer vos aliments tout en préservant leurs nutriments, mieux vaut opter pour une cuisson à la vapeur, c'est-à-dire à basse température.

ACHETER LOCAL

Pourquoi acheter local ?

Acheter local implique de réduire les intermédiaires entre le producteur et le consommateur, à la fois pour limiter le transport des marchandises et pour soutenir les petits producteurs. Ces derniers peuvent ainsi accroître leurs bénéfices, car ils ne sont plus tributaires de la grande distribution dont les marges sont telles qu'ils ne parviennent plus à se rémunérer et finissent par disparaître les uns après les autres. Acheter local signifie donc boycotter les multinationales qui monopolisent les rayons des supermarchés et dont l'objectif est de faire du profit, quelles que soient les conséquences environnementales, sociales et sanitaires. C'est donc un acte environnemental tout autant que solidaire. Et un geste politique fort qui participe à l'évolution des rapports de pouvoir au sein du système alimentaire actuel.

Où trouver du local ?

Association pour le maintien de l'agriculture paysanne (AMAP), panier bio hebdomadaire, vente directe, plate-forme communautaire d'achats groupés… Les initiatives et les formules qui favorisent le circuit court sont suffisamment nombreuses pour répondre à vos attentes tout en s'adaptant à vos contraintes.

Certaines formules sont plus impliquantes que d'autres, comme les AMAP qui demandent un petit engagement de la part du consommateur, par exemple en assurant ponctuellement la distribution de paniers.

D'autres permettent de commander en ligne et de se faire livrer, chez soi ou dans un point relais.

Quel que soit votre choix, toutes ces alternatives à la grande distribution soutiennent une exploitation locale de proximité et garantissent des produits frais, bio et de saison. C'est l'occasion idéale de découvrir des fruits et des légumes que vous ne connaissez pas, d'autant que de petites recettes sont souvent glissées dans le panier pour vous aider à les cuisiner.

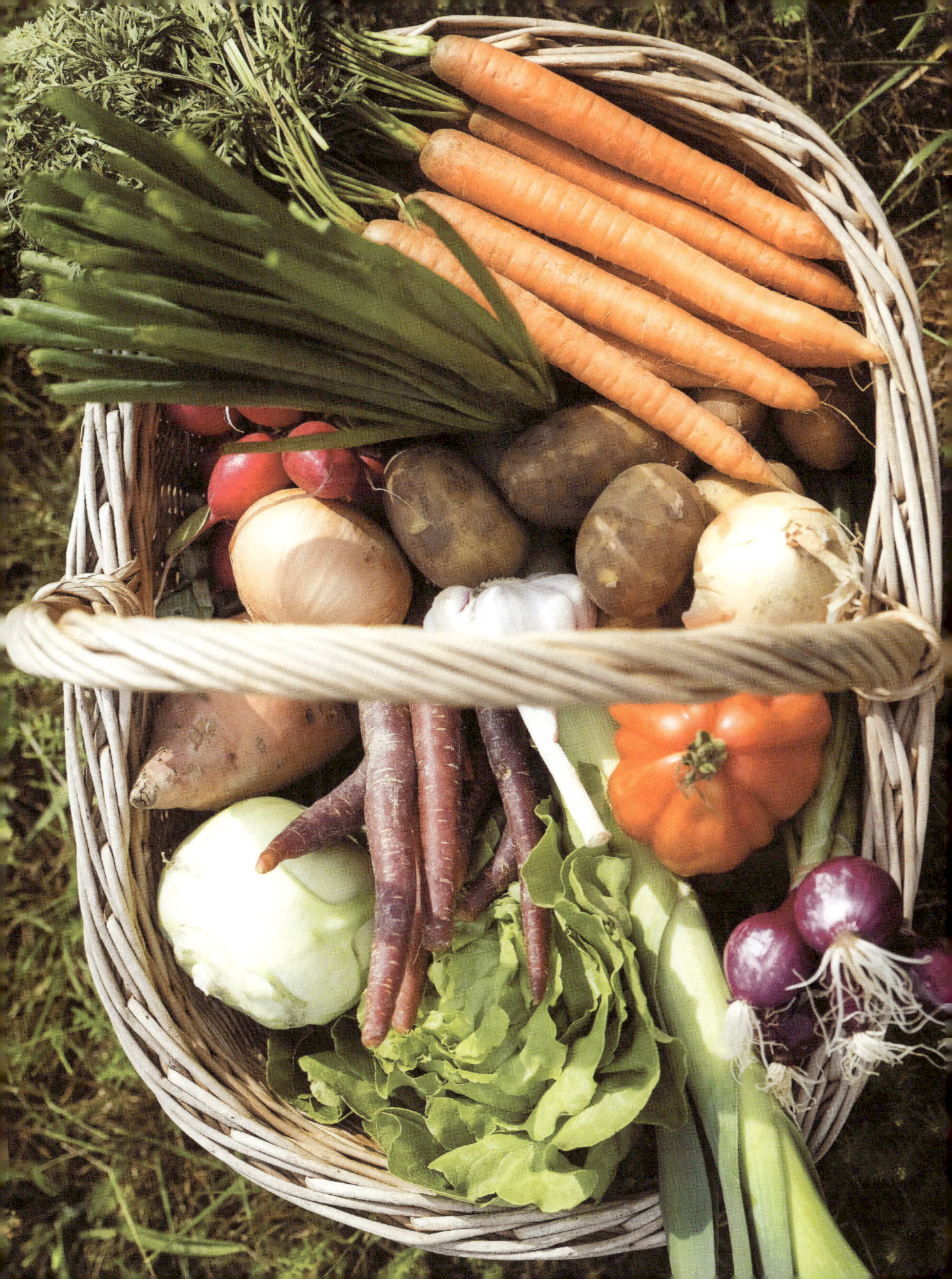

ACHETER ÉQUITABLE

Qu'est-ce que le commerce équitable ?

Historiquement, le commerce équitable a été créé pour soutenir les pays en voie de développement afin de faire face à la concurrence mondiale. Aujourd'hui, il concerne aussi les pays du Nord. Le commerce équitable garantit aux producteurs un revenu décent en organisant la distribution de leur marchandise à l'international. La charte qui l'accompagne comporte également un article sur le respect de l'environnement.

Quid du commerce équitable en France ?

Les labels français veillent au rééquilibrage des relations commerciales par la fixation d'un prix juste d'achat. Celui-ci couvre *a minima* les coûts de production ainsi que la mise en place de partenariats commerciaux dans la durée, et garantit des mesures sociales pour les salariés (sécurité sociale, congé maternité, plan de retraite).
Lorsque vous achetez des denrées importées, comme le chocolat ou le café, ayez le réflexe d'opter pour le commerce équitable.

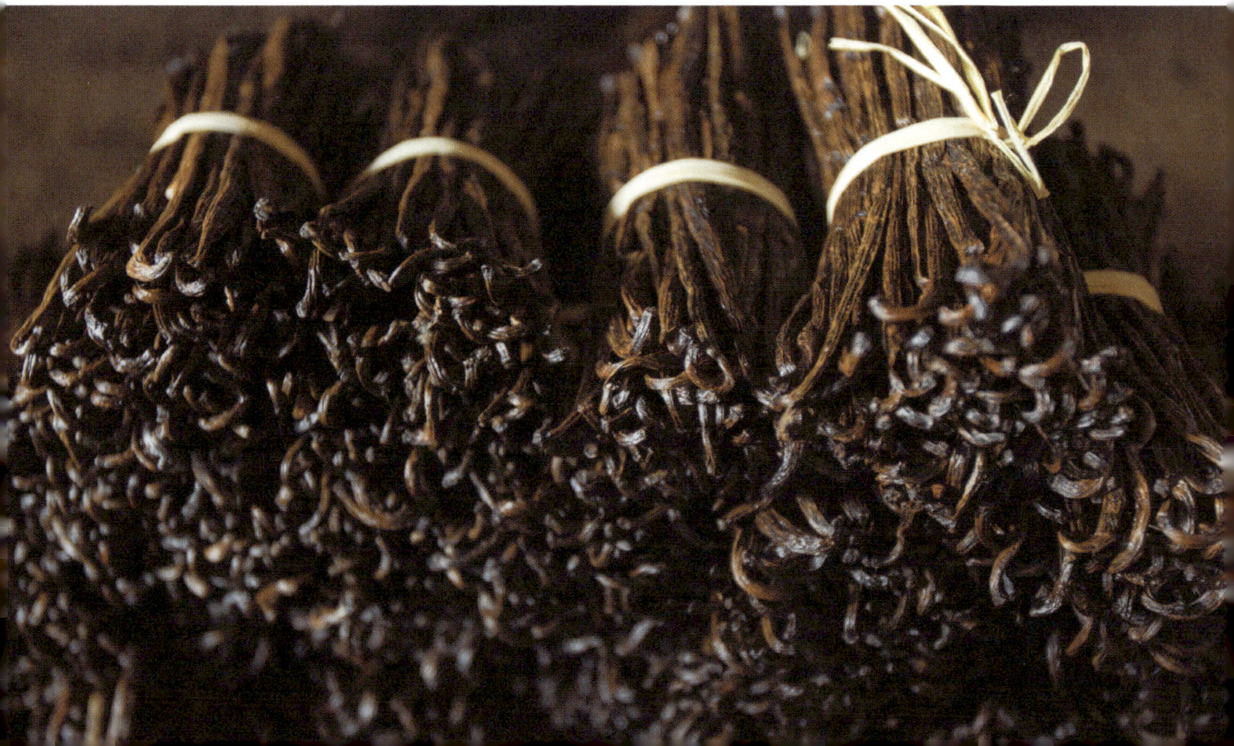

Les labels du commerce équitable

Les labels	Leurs caractéristiques
ARTISANS DU MONDE – POUR UN COMMERCE ÉQUITABLE	Créé en 1974, il est le premier réseau de commerce équitable en France (150 boutiques).
ORGANIC FAIR TRADE – BIO PARTENAIRE	Fait de la certification « Agriculture biologique » un prérequis à l'obtention de la certification.
Contrôlé SOLIDAIRE PAR ECOCERT	Applicable à tous les produits, quel que soit le canal de distribution (GMS ou réseau spécialisé bio).
Contrôlé ÉQUITABLE PAR ECOCERT	Fait de la certification « Agriculture biologique » un prérequis à l'obtention de la certification. Approche fondée sur la responsabilité sociétale de l'ensemble des acteurs. Prix minimum garanti aux producteurs, existence d'un fonds social pour le financement de projets de développement et accompagnement technique et commercial des producteurs défavorisés. Le transport par voie aérienne est découragé.
Ensemble – Solidaires du producteur au consommateur	Marque propre à Biocoop, en partenariat avec des groupements de producteurs français 100 % bio.
FAIRTRADE MAX HAVELAAR	C'est le label historique (1988) et le plus connu. Il s'adresse uniquement aux producteurs des pays du Sud et accompagne les organisations de producteurs vers la conversion.
Producteurs Paysans – www.SPP.coop	S'adresse uniquement aux producteurs d'Amérique latine et accompagne les organisations de producteurs vers la conversion.
Small Producers – Petits Producteurs	Certifie uniquement des organisations de petits producteurs d'Amérique du Sud.
WORLD FAIR TRADE ORGANIZATION	S'adresse uniquement aux producteurs des pays du Sud et accompagne les organisations de producteurs vers la conversion. Couvre les filières non agricoles, en certifiant des organisations d'artisans.

ACHETER MOINS EMBALLÉ

D'où proviennent les emballages ?

Issus de différents types de matériaux, les emballages sont fabriqués à partir de ressources naturelles : le pétrole, le maïs, la canne à sucre et la pomme de terre pour le plastique ; le sable pour le verre ; le bois pour le papier et le carton ; la roche pour l'acier et l'aluminium. Or ces ressources n'existent pas en quantités illimitées.

Tous ces emballages sont-ils utiles ?

Vous l'avez certainement remarqué : les produits alimentaires sont pour la plupart vendus dans des emballages doubles, parfois triples. Un conditionnement excessif qui, en plus de consommer des ressources naturelles, émet du carbone et produit de nombreux déchets. Ce que l'on ignore souvent, c'est que les dérivés pétroliers, présents dans les encres d'emballage et le carton, migrent dans les aliments et sont dangereux pour la santé. Quant au plastique alimentaire, il contient des molécules non identifiées par l'organisme qui, à la longue, deviennent profondément toxiques.

Quel recyclage pour ces emballages ?

Depuis quelques années, il y a un véritable effort pour tenter de recycler tous ces emballages. Malheureusement, il reste du chemin à parcourir, notamment pour ce qui est des plastiques.
Par conséquent, ne perdez pas de vue que chaque emballage est un futur déchet qui va aller grossir le tas des ordures à incinérer ou à enfouir. Quand il ne finit pas dans les océans… C'est ainsi qu'on se retrouve aujourd'hui avec une immense plaque de déchets évoluant dans le nord de l'océan Pacifique. Sa taille, équivalente à six fois la France, est si imposante qu'on l'a baptisée « septième continent ». Poissons, oiseaux et autres organismes marins s'étouffent ou meurent emprisonnés dans les filets de cet amas d'ordures.

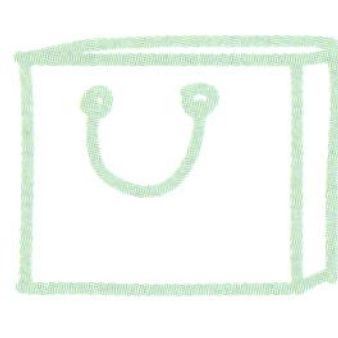

Non, le plastique n'est pas fantastique...

Seuls deux types de plastiques sur les sept qui existent sont recyclés : le PET (bouteilles transparentes ou colorées) et le PEHD (bouteilles opaques). Les autres ne le sont pas, car le procédé de recyclage coûte trop cher. Or il faut entre cent et mille ans pour que ces plastiques se dégradent dans la nature. À vous de faire votre propre conclusion...

Attention au petit logo vert

Vous avez certainement remarqué le petit logo vert qu'on trouve sur les boîtes, les cartons et les blisters. Il laisse à penser que l'emballage est recyclable, mais, en réalité, il signifie que l'industriel a bien payé la taxe Éco-Emballage... Il n'est donc pas un critère d'achat.

Vous l'aurez compris : il est indispensable d'éviter au maximum les emballages. Certes, les rayons des magasins traditionnels rendent la tâche difficile, mais il existe des solutions.

Alors, que faire ?

Voici quelques gestes essentiels et simples qui réduiront l'utilisation d'emballages.

- Lorsque vous partez en courses, n'oubliez pas vos propres sacs. D'ailleurs, ayez le réflexe de toujours garder deux petits sacs de courses pliables dans votre sac à main : même si vous faites quelques courses non prévues, vous serez équipée !
- Acheter en vrac apparaît comme un acte écologique et politique fort : non seulement vous achetez strictement selon vos besoins, mais vous achetez uniquement le produit brut. N'oubliez pas d'apporter vos contenants (bocaux, boîtes, sacs en tissu...) pour les céréales, les légumineuses, les oléagineux, les fruits, les légumes... Même si vous n'êtes pas une pro de la couture, il est très facile de fabriquer de petits sacs en tissu en recyclant de vieux tee-shirts ou des taies d'oreiller, par exemple.
- Priorisez le frais et les produits à la coupe ou au détail.
- Une fois à la maison, rangez vos aliments en vrac dans des contenants recyclables et réutilisables comme des bocaux en verre.

Comparer les prix au kilo !

Comme il n'est pas toujours possible de trouver des produits en vrac, faites attention lorsque vous achetez des produits conditionnés : ne vous fiez ni à la taille des emballages ni aux prix affichés. Ce qui compte, c'est l'indication du prix au kilo, car, sur un produit équivalent, l'écart de prix peut être de 30 % d'un fabricant à un autre. Le prix au kilo est donc une information utile pour comparer et faire des économies. Enfin, gardez à l'esprit que les produits les plus chers se trouvent généralement à hauteur des yeux, entre 1,2 et 1,7 m du sol.

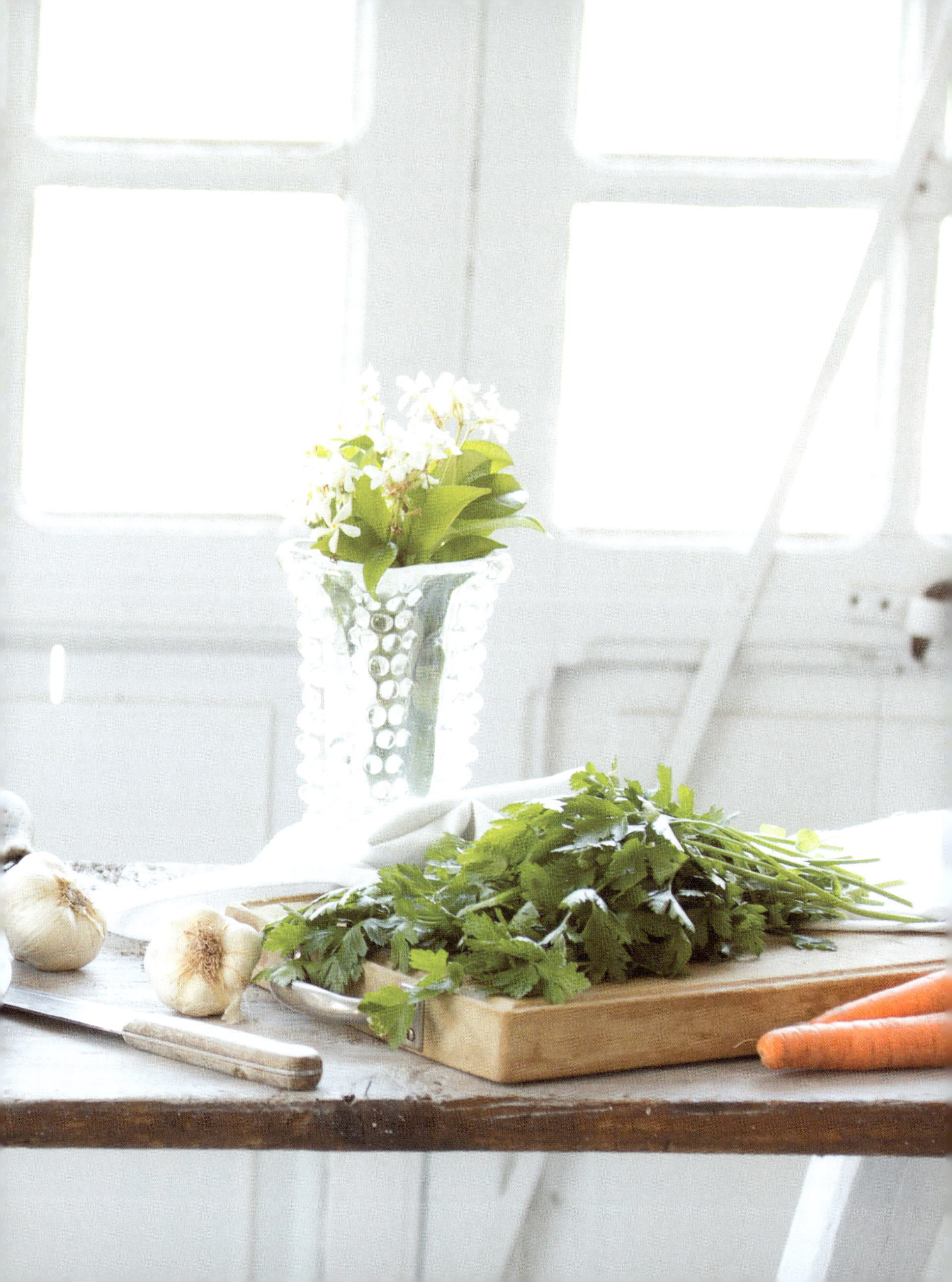

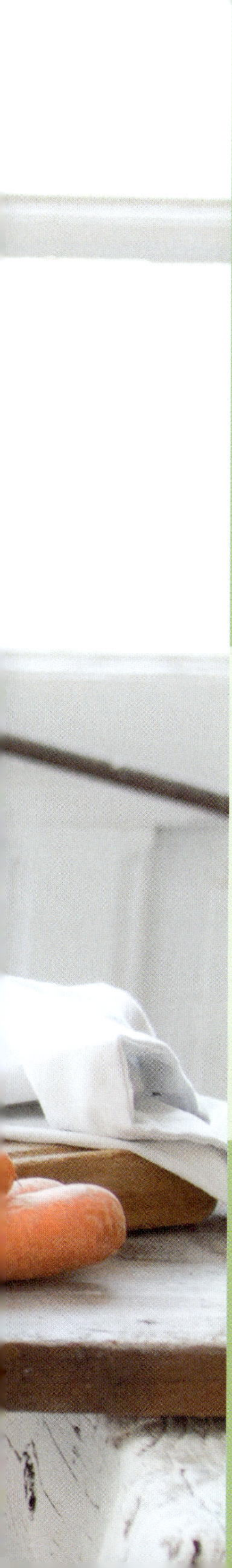

BIEN S'ALIMENTER

Manger sainement, cela consiste, bien sûr, à faire des choix alimentaires équilibrés, mais aussi à se préoccuper de la provenance et de la composition de ce que nous ingérons. « Que ta nourriture soit ton médicament, et que ton médicament soit dans ta nourriture », énonçait Hippocrate. L'alimentation est en effet la première des médecines. Pour être en bonne santé, il est indispensable de se pencher sur la question et de favoriser au maximum une nourriture qui n'a pas été transformée.

FAIRE LA CHASSE AUX GRAS TRANS

Qu'est-ce que les gras trans ?

Au commencement était le gras saturé. Produit par la nature, il se trouve en petites quantités dans les produits laitiers, mais il n'est pas nocif pour la santé. Puis est arrivée la mondialisation des marchés. Les produits se sont mis à voyager et s'est alors posée la question de leur conservation. Aussi l'industrie agroalimentaire a inventé l'hydrogénation, qui, en plus de prolonger la durée de vie des aliments, préserve leur texture. C'est ainsi que sont nés ces corps gras un peu particuliers (les gras trans) qui ont été fabriqués industriellement par ajout d'hydrogène : on les trouve dans les pâtisseries, les viennoiseries et autres biscuits, mais aussi dans les laitages de vache, de chèvre et de brebis.

Le problème, c'est que l'organisme ne reconnaît pas ces corps gras et qu'il a un mal fou à les éliminer. Résultat : ils se retrouvent dans le sang, s'amassent dans les artères et finissent par générer des problèmes cardiovasculaires. Et on les trouve malheureusement partout ! Plats préparés, confiseries, biscuits, viennoiseries, pâtes à tarte, plaquettes de chocolat, pâtisseries industrielles…

Comment reconnaître les gras trans ?

Regardez la liste des ingrédients. Si vous y voyez inscrit les termes « hydrogéné » ou « partiellement hydrogéné », c'est que le produit renferme des gras trans. Allez-y, faites le test avec le contenu de votre garde-manger, vous allez vite comprendre… Petite information subsidiaire, et pas des moindres : leur position dans la liste d'ingrédients est un indicateur de quantité. Plus la mention se rapproche du début de la liste, plus le produit contient de gras trans.

Comment éviter les gras trans ?

Du fait maison, avec des ingrédients de base issus de l'agriculture biologique : c'est le seul moyen de reprendre la main sur son alimentation, et donc sur sa santé.

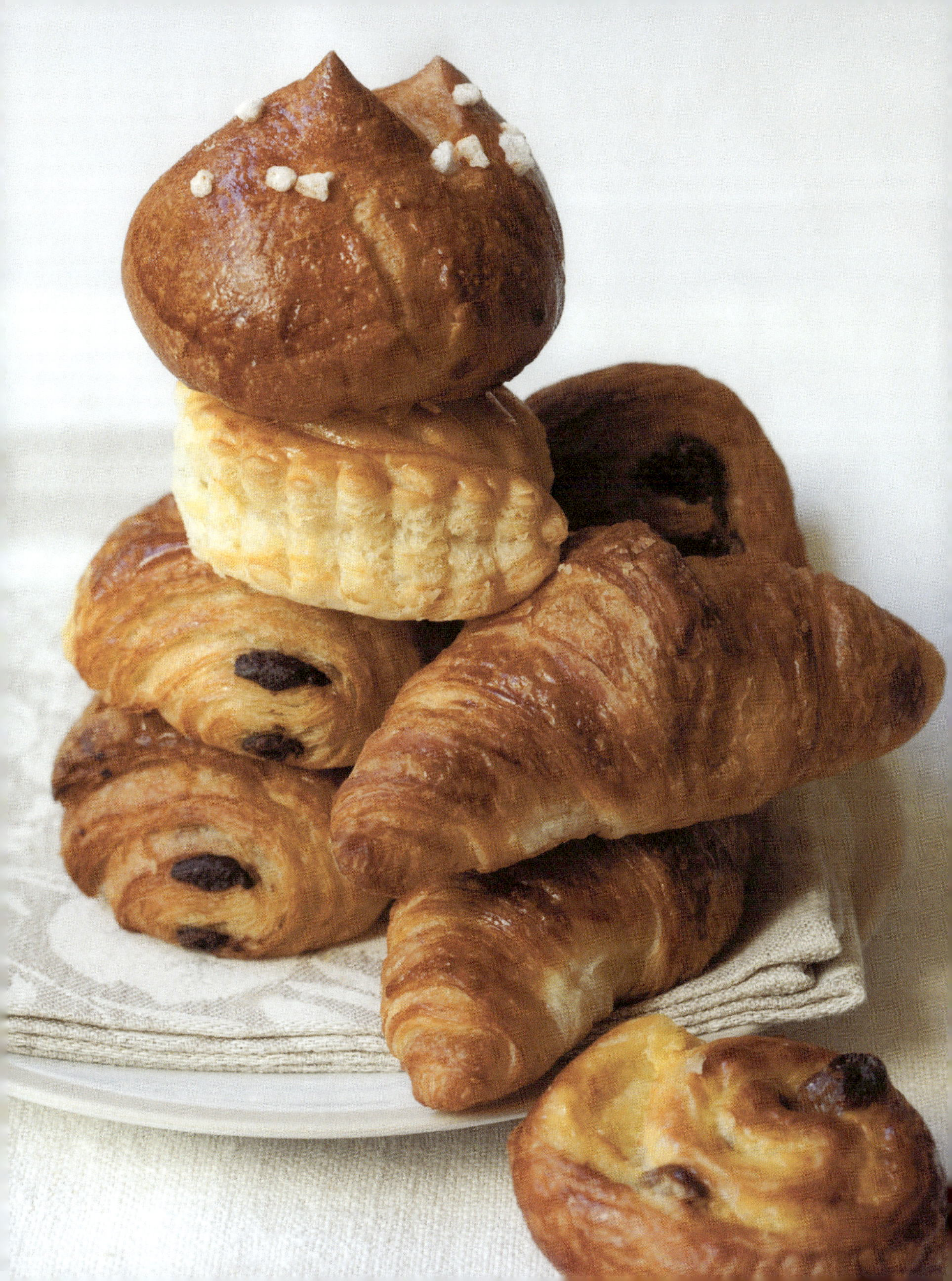

ÉVITER LES PRODUITS RAFFINÉS

Qu'est-ce qu'un produit raffiné ?

Sucre, sel, céréales, huiles... Les aliments raffinés sont omniprésents dans les produits du commerce, car le raffinage est destiné à prolonger la durée de conservation. Pour cela, on supprime certaines substances réactives des aliments qui sont alors dépossédés de leurs minéraux, de leurs vitamines et de leurs fibres et n'apportent plus que des calories vides, c'est-à-dire dépourvues de richesse nutritionnelle. Les chercheurs sont arrivés à la conclusion que c'était l'une des causes principales de nombreuses pathologies comme le diabète et l'obésité. Moins nourrissants, ces produits favorisent la surconsommation de calories par rapport aux besoins de base : comme l'organisme n'est pas nourri, on éprouve encore plus le besoin de manger, ce qui explique notamment les problèmes d'obésité. Par ailleurs, comme ces aliments raffinés n'ont plus de saveur, on leur ajoute des exhausteurs de goût et des arômes artificiels. Malin ! Oui, sauf que ces ingrédients sont source d'allergies. Et que la consommation d'aliments raffinés prive l'organisme, et plus particulièrement le système immunitaire, des éléments dont il a réellement besoin.

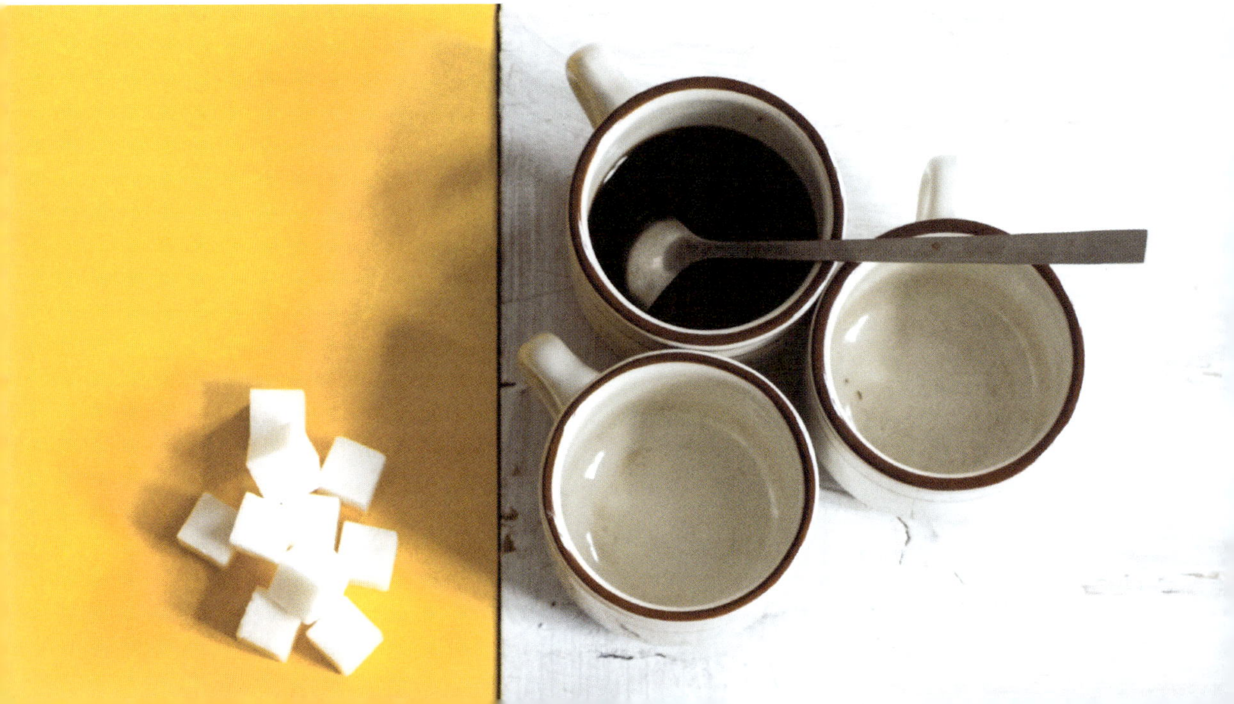

Quelle solution pour éviter les produits raffinés ?

Consommer le plus naturel possible : complet ou semi-complet, sans transformation. Voici un tableau des équivalences que vous pouvez adopter pour éliminer progressivement le raffiné de votre alimentation et migrer vers le naturel sans vous arracher les cheveux.

Produits raffinés	Équivalent	Propriétés
Sucre blanc	Rapadura	Sucre blanc avant qu'il ne soit raffiné. Il est riche en vitamines et en oligoéléments.
	Sirop d'agave	Sucrant naturel extrait de la sève du cactus.
	Sirop d'érable	Sucrant naturel élaboré à partir de l'eau d'érable qui provient des racines de l'arbre.
	Carotte, avocat, betterave, compote de fruits faite maison et sans sucre ajouté	Certains légumes et tous les fruits en général ont un pouvoir naturellement sucrant assimilable par l'organisme (recette p. 126).
Sel	Sel marin non raffiné	Source de minéraux et d'oligoéléments. Moins riche en sodium que le sel raffiné.
	Gomasio	Mélange de sel marin et de graines de sésame. S'emploie après la cuisson. Renforce le système nerveux, neutralise l'acidité, favorise la sécrétion des sucs digestifs et stimule le métabolisme.
	Tamari	Sauce à base de soja (sans blé), d'eau et de sel. Effet reminéralisant. Favorise une bonne digestion et l'absorption des nutriments.
	Épices, herbes, ail	
Céréales (blé, maïs, riz, avoine, orge...)	Complètes ou semi-complètes	Les céréales semi-complètes sont plus digestes que les céréales complètes et leur apport nutritionnel est équivalent : minéraux (calcium, fer, zinc), vitamines B, vitamine E et fibres.
Huile	Huiles vierges et biologiques, de première pression à froid	Riches en antioxydants naturels et en vitamines. Pensez à les varier pour bénéficier de leurs propriétés complémentaires.

Attention : quand vous achetez des aliments de couleur brune, cela ne garantit pas qu'ils sont complets. En effet, les produits raffinés sont parfois colorés de façon à ressembler à des produits complets... Alors prenez le temps de lire les étiquettes.

RÉDUIRE LE GLUTEN

Où trouve-t-on du gluten ?

Le blé que nous consommons aujourd'hui n'existe pas à l'état sauvage. Son ancêtre était l'engrain. Génétiquement modifié dans les années 1960, il est devenu l'épeautre et le froment, des variétés plus résistantes aux intempéries. Après-guerre, le froment et l'épeautre ont été modifiés à leur tour, pour plus de rendement et ainsi nourrir les populations affamées. Cela a donné un blé résistant aux maladies et à haut rendement. L'inconvénient, c'est qu'il contient aussi deux types de protéines, la prolactine et la gluténine, qui forment le gluten.

Quels sont les méfaits du gluten ?

Les propriétés du gluten séduisent l'industrie agroalimentaire, car elles permettent d'optimiser la texture des aliments en leur donnant plus de moelleux, d'élasticité et de volume. C'est la raison pour laquelle le gluten provoque une dépendance : qui n'a jamais été pris dans le piège de continuer à grignoter du pain alors même qu'il n'a plus faim ?
On trouve du gluten dans la plupart des plats préparés du commerce, des charcuteries aux bonbons, en passant par le pain, les pâtisseries, les pâtes... Or les protéines qui composent le gluten ne sont pas reconnues par l'organisme. Elles ne sont donc pas transformées au cours de la digestion et atterrissent directement dans l'intestin, augmentant ainsi sa perméabilité. À force d'en consommer régulièrement, même les personnes en bonne santé peuvent souffrir de maux plus ou moins gênants : troubles digestifs (diarrhée, constipation, ballonnements...), problèmes de peau (eczéma), douleurs articulaires, asthme, surpoids, migraines... Chez d'autres individus, les conséquences sont plus lourdes puisque la consommation de gluten génère des inflammations très douloureuses.

Que faire pour diminuer sa consommation ?

Opter pour le fait maison et remplacer les farines de blé par de la farine de céréales (riz, maïs, sarrasin, millet, quinoa...), à base de fruits (châtaigne, noisette) ou à base de légumineuses (pois chiches, lentilles, pois cassés...). La cuisine sans gluten marie deux ou trois farines qui se complètent et recourt à des ingrédients qui permettent d'obtenir du volume et de la structure (fécule de maïs, arrow-root, purée d'oléagineux, bicarbonate de soude...).

Farines de remplacement	Leurs propriétés
Farines fines	
Farine de riz complet ou mi-complet	Sa texture fine et légère et son goût se rapprochent de la farine de blé et la remplacent dans toutes les recettes. Son goût est neutre ce qui permet d'atténuer le goût prononcé des farines épaisses. Texture friable après cuisson : associez-la avec des farines épaisses. Mélangez-la à une même quantité de fécule pour contrebalancer sa texture friable.
Farine de quinoa	Parfaite pour les pâtes à tarte salées et sucrées. Très riche en nutriments (protéines, fer, zinc et vitamines).
Farine de lentilles	Parfaite pour les cakes et les pâtes à tarte salées, mais aussi pour la confection de galettes et de boulettes. Riche en fer et en fibres, pauvre en lipides.
Farines épaisses	
Farine de sarrasin	Saveur typée noisette. S'utilise aussi bien en sucré qu'en salé. Source de fibres et de protéines.
Farine de millet	Léger goût de noisette. Idéale pour faire du pain, des gaufres, des gâteaux, des crêpes... Mine de nutriments (glucides, vitamines, minéraux).
Farine de souchet	Idéale pour les pâtisseries en raison de sa saveur douce et sucrée.
Farine de châtaigne	Saveur prononcée. S'utilise pour la confection du pain (à condition de lui associer des farines légères) et des pâtisseries, des pâtes feuilletées ou brisées. Sert aussi à épaissir les soupes et les sauces. Riche en fibres.
Fécules et amidons	
La fécule et l'amidon sont la même substance. La première est issue de racines ou de tubercules (origine végétale), la seconde est extraite des céréales. Fécule et amidon s'utilisent pour lier les crèmes et les sauces, et pour aérer les pâtisseries, cakes, gâteaux, biscuits... Privilégiez les fécules de pommes de terre, d'arrow-root et de tapioca ainsi que l'amidon de riz et de maïs.	

RÉDUIRE SA CONSOMMATION DE PRODUITS LAITIERS

Contrairement à ce qui nous est inculqué depuis tant d'années, l'être humain n'est pas fait pour boire du lait de croissance après ses 3 ans, car à partir de cet âge il perd l'enzyme (la lactase) qui lui permet de bien digérer le lait maternel, qui plus est d'une autre espèce. Car il faut bien avoir en tête que le lait de vache est destiné à la croissance du veau. Or celui-ci pèse 40 kg à sa naissance et il est censé en prendre 100 en un an… L'être humain n'a clairement pas la même constitution ni les mêmes besoins.

Par ailleurs, une vache ne produit pas de lait spontanément, mais uniquement après la naissance de son veau. Pour qu'elle en donne en continu, on l'insémine toute sa vie, ce qui la fragilise. Alors, on la soigne aux antibiotiques. De ce fait, le lait que nous consommons en contient également de grosses quantités. Sans parler de la souffrance infligée à la vache, qui est constamment traite et gestante et dont le veau lui est retiré 24 heures après sa naissance.

Hormis les problèmes digestifs précédemment évoqués et qui peuvent provoquer des ballonnements et des maux de ventre, l'Organisation mondiale de la santé (OMS) a établi dès 2002 que les pays qui consomment le plus de produits laitiers sont ceux qui comptabilisent le plus de fractures du col du fémur. *A contrario*, les populations d'Afrique et certaines d'Asie (qui en consomment le moins) affichent une bonne santé osseuse et peu de cas d'ostéoporose, avec les taux de fracture les plus bas qui soient. Par conséquent, l'argument qui consiste à dire que nous avons besoin de lait pour le bien-être de notre système osseux ne tient pas. D'autant que l'organisme n'absorbe qu'un tiers du calcium contenu dans celui de la vache. Si vous êtes grand consommateur de lait de vache, soyez rassuré : il existe des moyens beaucoup plus naturels de se procurer du calcium tout en préservant son capital santé.

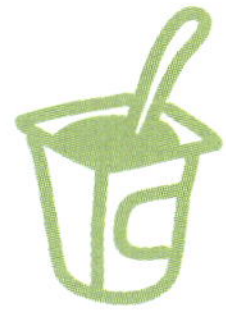

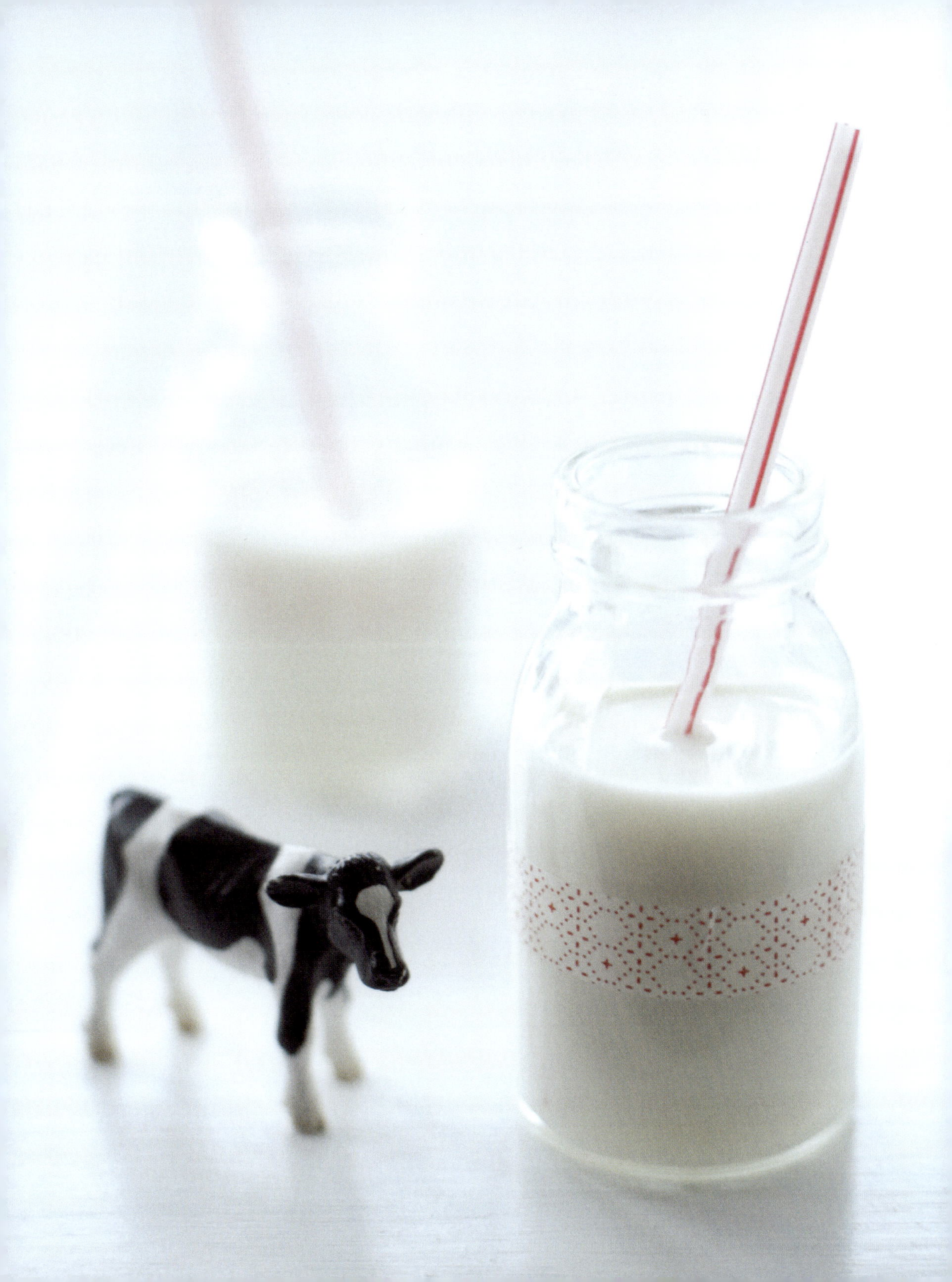

Où trouver la dose de calcium dont le corps a besoin ?

Voici un tableau qui vous laisse entrevoir l'étendue des nouvelles possibilités qui s'offrent à vous, à condition de les introduire de manière complémentaire et régulière dans votre alimentation. Et si vraiment vous ne pouvez pas vous passer de produits laitiers, optez pour les laits de chèvre et de brebis, qui sont beaucoup plus digestes, tout simplement parce qu'ils proviennent d'animaux plus petits et que leur composition est plus proche de celle du lait maternel.

Apports en calcium végétal	
Lait végétal (avoine, amande, riz, coco, noisette...)	Ce n'est pas du lait mais un mélange de céréales ou de fruits secs broyés et d'eau. Source de bonne graisse, de vitamines, de minéraux, sans cholestérol.
Herbes aromatiques	Aneth, basilic, ciboulette, estragon, laurier, origan, persil, romarin, sarriette, sauge, thym...
Épices	Cannelle, carvi, clou de girofle, cumin...
Fruits et légumes	Augmentez votre consommation quotidienne et variez le cru et le cuit.
Graines germées	Ce sont les pousses obtenues quelques jours après avoir fait germer des graines, souvent hors sol. Les graines germées sont très concentrées en nutriments et se consomment crues, parsemées dans les salades, les soupes... Il est très facile d'en faire pousser chez soi pour avoir constamment à disposition ces petites bombes d'énergie (p. 130).
Fruits secs	Abricot, datte, figue, raisin...
Oléagineux	Amande, noisette, noix...
Légumineuses	Lentille, petit pois, pois chiche...
Graines de sésame blond, noir et complet	À saupoudrer sur les plats, dans les desserts, sur les purées...
Algues	Sous forme de paillettes à saupoudrer dans les soupes, les salades...

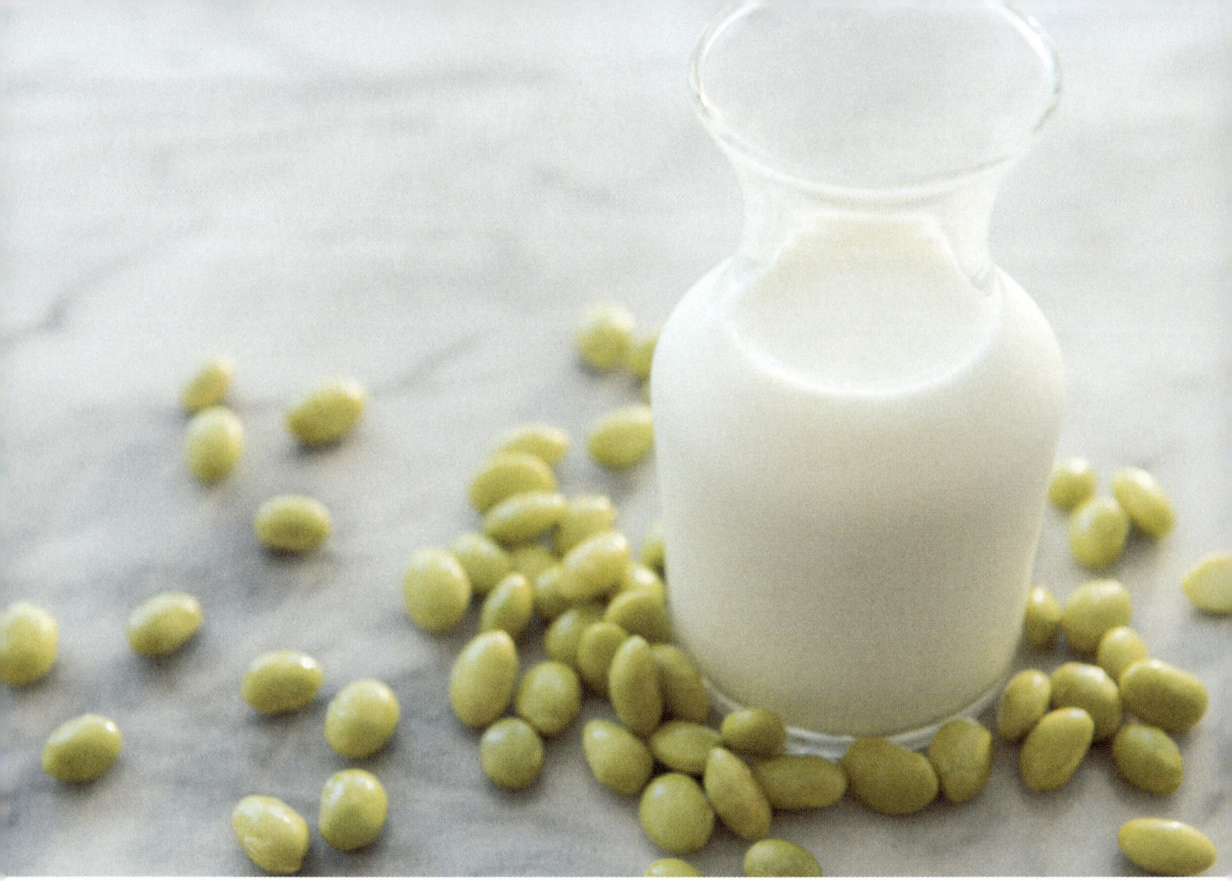

Qu'en est-il du lait de soja ?

Le lait de soja a longtemps été considéré comme le substitut idéal du lait de vache. Cependant, il est désormais reconnu comme l'un des huit plus grands allergènes de l'alimentation et sa toxicité peut entraîner de graves lésions intestinales, surtout chez les enfants. Mais le réel problème du lait de soja, c'est qu'il contient des phyto-œstrogènes. Bu régulièrement, il agit comme un contraceptif oral qui, à terme, peut entraîner une puberté précoce chez les petites filles et retarder la maturation sexuelle des petits garçons. Seuls les produits à base de soja fermenté (comme le miso, le tempeh, le tamari et le natto, qui sont des produits de base de la cuisine asiatique) semblent sans danger puisque la toxicité du soja est neutralisée par la lacto-fermentation.

Attention : nombreux sont les produits du commerce à contenir du soja. Lisez bien les étiquettes et repérez les appellations PVT (protéines végétales texturées), concentrat de protéines végétales, MSG (glutamate de sodium), lécithine, bouillon végétal, arôme naturel et mono-diglycéride qui sont des indications de contenance de soja dans les produits.

RÉDUIRE SA CONSOMMATION DE VIANDE

Pourquoi réduire sa consommation de viande

Pour plusieurs raisons, qui sont à la fois d'ordre sanitaire, écologique et éthique. Mais pour commencer, rappelons-nous simplement ceci : il y a 50 ans, la viande était un plat hebdomadaire et festif. Entre-temps, on a réussi à nous faire croire qu'il fallait en manger chaque jour. Résultat : la production a été multipliée par cinq depuis les années 1950. Après guerre, on a persuadé les populations qu'il leur fallait consommer davantage de viande pour réparer les carences. Or il fallait aussi relancer l'économie du pays…

Penchons-nous maintenant sur notre santé. Savez-vous que la moitié des antibiotiques consommés dans le monde sont administrés au bétail ? Ils sont prescrits pour traiter un animal ou un élevage en cas de maladie, mais ils sont aussi glissés à faibles doses dans l'alimentation des animaux sains pour favoriser leur croissance et accroître le rendement. Et, en effet, le résultat est spectaculaire : les animaux ont moins besoin de manger, grandissent plus vite et, dans le cas des vaches, produisent plus de lait. Le hic, c'est que nous ingérons ces antibiotiques et que nous développons des résistances à notre insu. Et quand nous contractons une maladie due à ces bactéries, la médecine n'est plus efficace.

Penchons-nous maintenant sur les conséquences écologiques. Pour nourrir tout ce bétail, il faut du soja et des céréales. Et il en faut beaucoup. Il en faut tellement que cette culture représente 70 % des surfaces agricoles de la planète. Des surfaces qui grossissent de plus en plus, au détriment des forêts, notamment d'Amérique latine. Et puis il faut produire en grosses quantités, à grand renfort d'engrais, de pesticides et d'insecticides qui polluent l'air, l'eau, les sols… L'Organisation des Nations Unies pour l'alimentation et l'agriculture (FAO) estime que l'élevage industriel est l'une des principales filières responsables de la pollution atmosphérique.
En outre, Il faut énormément d'eau potable pour produire 1 kg de viande : 13 500 l, quand 1 200 seulement sont nécessaires pour produire 1 kg de blé. Rien qu'en remplaçant la consommation de viande des Européens par des équivalents végétaux, cette consommation en eau potable pourrait être réduite de 38 %. Imaginez ce que ça représenterait à l'échelle de tous les pays développés ! Parce que, oui, la viande est un produit uniquement destiné aux pays riches, soit 0,1 % de la planète.

Envie de réagir ? Pourquoi ne pas commencer par réduire la quantité de viande dans vos menus hebdomadaires ? La consommation recommandée pour la santé est de 75 à 100 g/jour par personne, soit environ 25 % de moins que ce que l'on consomme actuellement.

Où trouver les protéines dont l'organisme a besoin ?

Sachez que pour combler nos besoins en protéines, il suffit d'associer (dans un même repas) deux tiers de céréales et un tiers de légumineuses. Le problème, c'est que les intestins fragiles tolèrent mal leur consommation. Et qu'une prise quotidienne n'est de toute façon par recommandée, même quand on se porte bien. C'est pourquoi vous trouverez dans ce tableau plusieurs aliments susceptibles de vous apporter des protéines. L'idéal, comme toujours, étant de varier les sources. Ainsi, vous bénéficierez également de fibres, de minéraux et de nombreuses vitamines qui manquent souvent à notre alimentation et qui ne se trouvent de toute façon pas dans la viande.

Les bonnes associations	
Céréales (2/3)	Riz, blé, maïs, millet, sarrasin, orge, boulgour…
Légumineuses (1/3)	Lentille, pois chiche, haricot rouge et blanc, fève, petit pois…
Mais aussi…	
Oléagineux	Amande, noix de cajou, pistache, cacahuète, graine de tournesol, graine de courge… À déguster nature en en-cas ou à parsemer dans les salades, les desserts, le petit déjeuner…
Quinoa	Très digeste, sans gluten, pauvre en lipides, mais riche en fer alimentaire, en oméga 3 et en protéines, il contient tous les acides aminés essentiels.
Œuf	Pas plus de 1 par jour ou 6 par semaine, en évitant de cuire le jaune pour une meilleure digestion.
Algues	En la matière, la spiruline, une micro-algue à la teneur exceptionnelle en protéines et qui contient les principaux acides aminés indispensables à l'organisme, détient la palme : 100 g de spiruline procurent 60 g de protéines à l'organisme.

RÉDUIRE SA CONSOMMATION DE POISSON

Le poisson, victime des milieux marins pollués

Et le poisson dans tout ça ? Il est meilleur pour la santé. Le problème, c'est que la pollution généralisée des milieux aquatiques nuance de plus en plus les bienfaits d'une consommation régulière.

Les océans sont en effet pollués par le mercure qui s'est disséminé dans les écosystèmes marins (et terrestres) jusque dans les eaux profondes et jusqu'en Antarctique. Le mercure est donc assimilé par les poissons, et sa teneur s'élève à mesure qu'on remonte le long de la chaîne alimentaire, à chaque fois qu'une espèce en mange une autre. Le niveau de contamination est tel qu'il dépasse souvent les niveaux de sécurité alimentaire définis par l'OMS.

Le poisson bio, une alternative ?

Hélas, ni le poisson bio ni le poisson sauvage ne sont épargnés : des échantillons prélevés ont démontré qu'ils étaient tout autant contaminés.

Sur le plan environnemental et écologique, la consommation mondiale de poisson par habitant a pratiquement doublé en quarante ans, et la surexploitation du milieu marin (90 %) est telle que les stocks n'ont pas le temps de se régénérer. Pourtant, l'océan est une ressource renouvelable qui serait capable de répondre aux besoins des générations futures si nous devenions raisonnables.

Alors, que faire ?

L'écolabel MSC, que vous pouvez voir sur certains emballages, est censé garantir que le poisson est issu d'une pêche durable. Cela signifie qu'il est interdit d'utiliser du poison ou de la dynamite pour pêcher, mais pas de pêcher avec des chaluts de fond. Or cette méthode consiste à traîner un filet sur les fonds marins avec des chaînes ou des rouleaux pour faire sortir les poissons et les crevettes enfouis, tuant au passage les jeunes poissons et empêchant ainsi le renouvellement des espèces. Il faut également savoir que le MSC est un système contrôlé uniquement par l'industrie et par les pays développés.

D'après l'Agence nationale de sécurité sanitaire de l'alimentation, de l'environnement et du travail (ANSES), il faudrait varier les espèces et les provenances, et limiter notre consommation de poisson à deux portions par mois en se référant à la liste des espèces conseillées par le World Wide Fund for Nature (WWF) que vous trouverez ci-dessous.

Liste des espèces conseillées par le WWF

À privilégier Pas de risque de surpêche, dommages causés à l'environnement minimaux ou restreints.	**Avec modération** Problèmes dans les élevages ou dans les pêcheries.	**À éviter** Espèces surpêchées, dont certaines sont en voie d'extinction.
Araignée	Bar	Anguille
Bar de ligne	Calamar	Bar de chalut
Cabillaud du Pacifique	Chinchard	Cabillaud de l'Atlantique
Colin d'Alaska	Coquille Saint-Jacques	Dorade rose
Crevette grise	Crevette tropicale	Dorade sébaste
Dorade grise de ligne	Dorade royale	Empereur
Hareng	Églefin	Espadon
Huître	Homard	Flétan atlantique
Lieu jaune de ligne	Julienne	Flétan du Groenland
Lieu noir	Langoustine	Grenadier
Maquereau	Lotte	Loup de mer
Merlu blanc du Cap	Merlan	Merlu
Moule	Panga	Plie/carrelet
Pétoncle	Perche du Nil	Raie
Sardine	Poulpe	Requin
Saumon du Pacifique	Rouget barbet	Sabre
Sole d'Hastings	Saint-pierre	Saumon en provenance d'Atlantique Nord
Tacaud	Saumon atlantique hors Atlantique Nord	Sole
Thon germon de ligne	Seiche	Thon rouge
Tilapia d'Europe	Thon albacore	Turbot
Tourteau	Tilapia hors Europe	Vivaneau
Truite		

MISER SUR LES SUPERALIMENTS

Qu'est-ce qu'un superaliment ?

Un superaliment est un aliment dont la densité nutritionnelle (vitamines, minéraux, oligoéléments…) et les qualités protectrices (antioxydant) sont de loin supérieures à celles de tous les autres aliments. Ces superaliments sont répertoriés en plusieurs catégories : les baies (goji, açaï, canneberge…), les graines (chia, courge), les algues (spiruline, klamath, chlorella), les épices (curcuma), les fruits (grenade), les plantes (ail)…

Une alternative à la viande et au poisson

Naturels et réputés pour leurs vertus alimentaires et médicinales, les superaliments apportent à l'organisme un taux de protéines record et idéal si vous envisagez de réduire ou d'arrêter la viande et le poisson.
Voici deux manières très économiques, et surtout très naturelles, de se nourrir sainement et de reprendre le contrôle de votre alimentation : les graines germées, qui possèdent une grande qualité nutritionnelle, et les boissons fermentées, qui préviennent et guérissent de nombreux troubles.

Les graines germées

Il s'agit de nourriture vivante qui livre des nutriments directement assimilables par l'organisme et facilite ainsi le travail de digestion. Vous pouvez les utiliser comme condiments et les ajouter à tous vos plats. Cependant, ne les faites pas chauffer, elles perdraient leur vitalité. Pour débuter, le mieux est d'acheter un mélange de graines bio en sachet.

Légumineuses	Alfalfa, fenugrec, haricot mungo, lentille, pois chiche…
Céréales	Avoine, blé, maïs, millet, orge (non mondée), sarrasin, seigle, quinoa, riz…
Légumes	Brocoli, carotte, céleri, choux, épinard, fenouil, navet, oignon, poireau, persil, radis…
Oléagineux	Sésame, tournesol, amande, noisette…
Mucilagineux	Basilic, cresson, lin, roquette, moutarde…

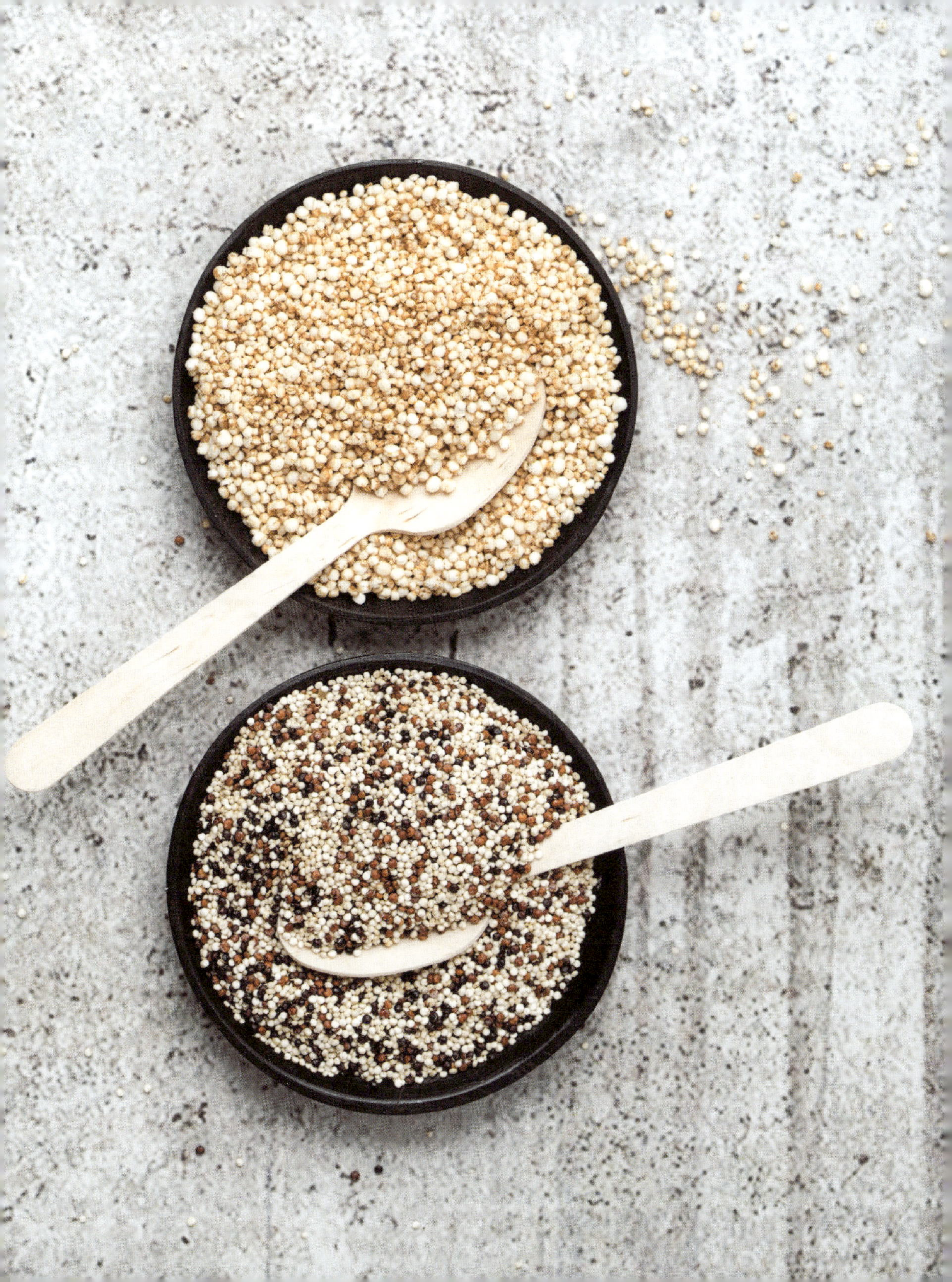

Comment ça marche ?
Pour faire germer des graines, il faut un germoir (p. 130), des graines, de l'eau et une petite implication de votre part car elles ont besoin d'être rincées deux fois par jour jusqu'à leur germination (entre 1 et 10 jours selon les graines). Vous pourrez les conserver 3 jours au réfrigérateur. Pour un apport significatif, consommez-en 2 cuillères à soupe par jour.

Les boissons fermentées

Le kéfir et le kombucha ont des propriétés probiotiques, c'est-à-dire qu'ils apportent de bonnes bactéries à l'intestin pour stimuler l'immunité et la digestion. Leur consommation est particulièrement indiquée après un traitement antibiotique, mais elle est recommandée pour tous au quotidien, car le kéfir et le kombucha regorgent de vitamines et de protéines. Ces boissons fermentées aident à réguler les transits paresseux, empêchent la putréfaction des aliments qui passent dans l'intestin, agissent pour réensemencer la flore intestinale, renforcent le système immunitaire et règlent aussi des problèmes de peau comme l'eczéma, l'acné, l'herpès...

Qu'est-ce que le kéfir ?
Le kéfir se présente sous forme de petits grains (bactéries et enzymes) qui se mélangent avec de l'eau (kéfir de fruits) ou du lait (kéfir de lait). Le kéfir de fruits est désaltérant et légèrement pétillant ; le kéfir de lait ressemble plus à un yaourt à boire.

Comment faire du kéfir ?
Pour fabriquer du kéfir, il faut des grains de kéfir : des amas de micro-organismes qui permettent la fermentation de l'eau sucrée ou d'un produit laitier. Ces grains se trouvent dans le commerce et sur Internet, où certaines personnes les donnent gratuitement.

➡ **Recette p. 131**

Qu'est-ce que le kombucha ?
Le kombucha se prépare avec du thé (vert ou noir) et est plus amer que le kéfir. Cette fois, pas de grains, mais une « mère », un champignon qui grandit en se nourrissant de sucre qu'il transforme en micro-organisme. Sa préparation est un peu plus complexe que celle du kéfir et nécessite de patienter de 8 à 10 jours avant d'en consommer. Vous trouverez dans le commerce des boissons déjà préparées (environ 5 € le litre). N'hésitez pas à en goûter pour comparer et vous faire votre propre avis. Mais pensez à vérifier que la mention « non pasteurisé » est bien présente : elle garantit que les levures, les enzymes et les bactéries restent vivantes.

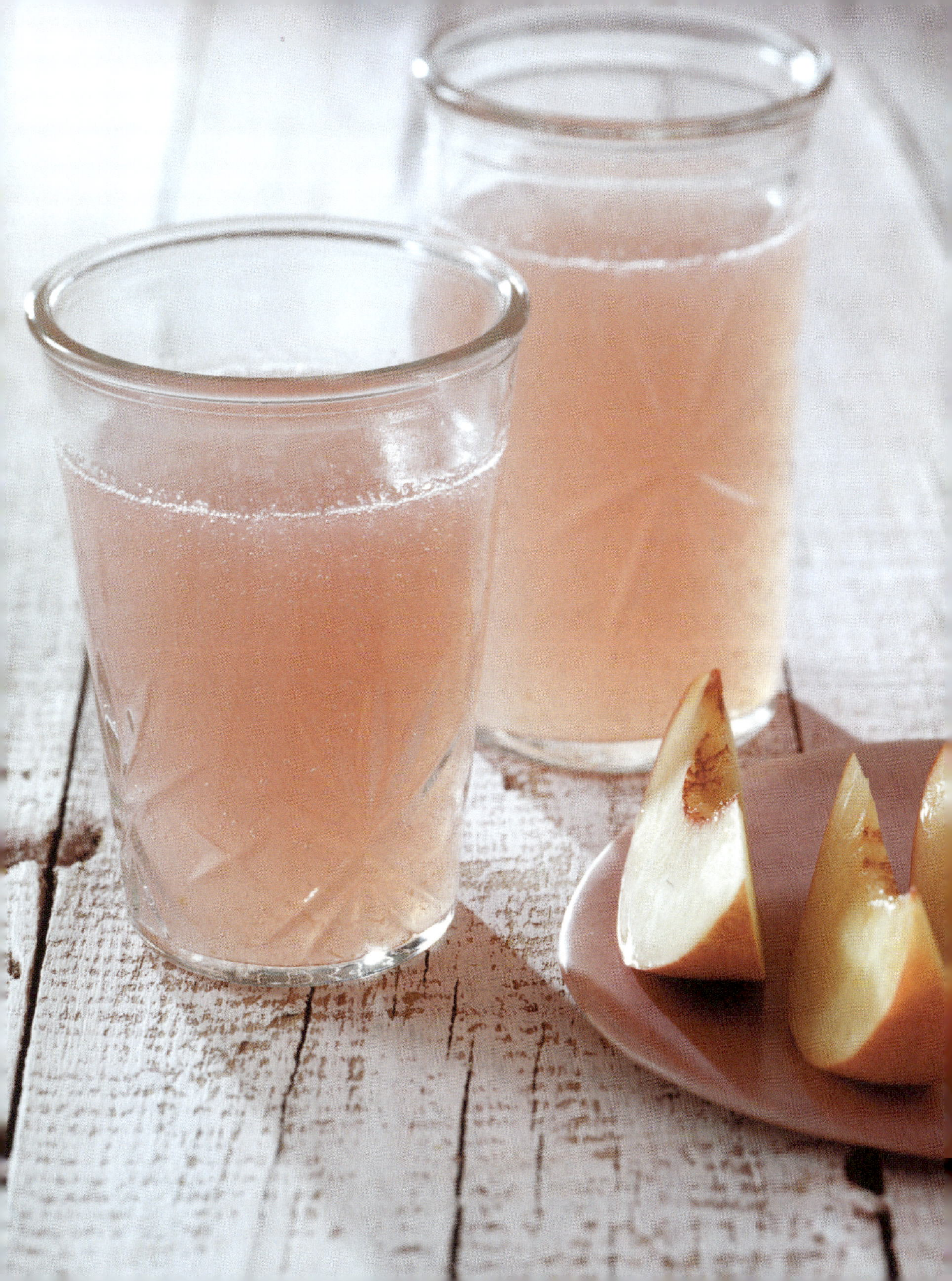

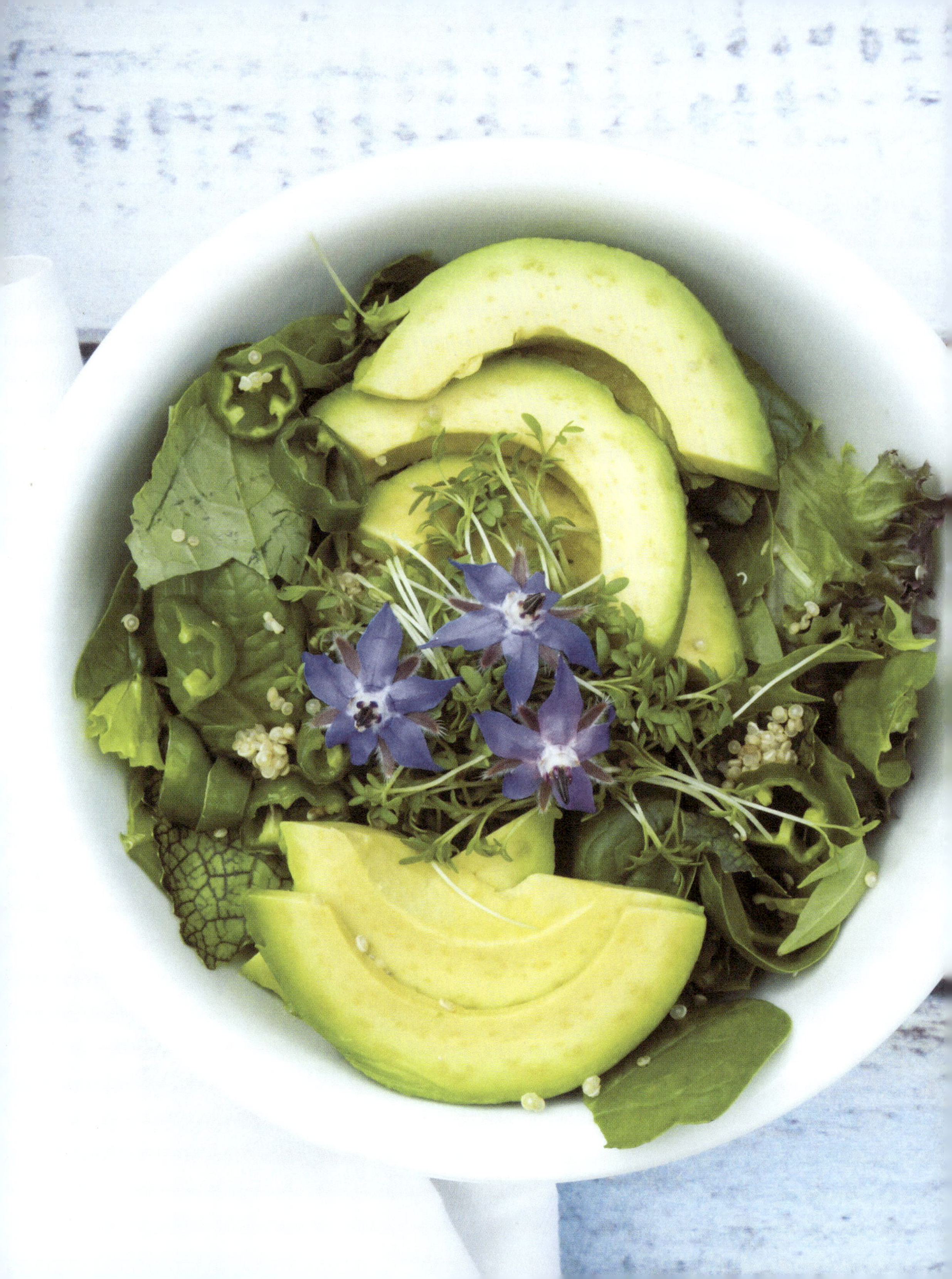

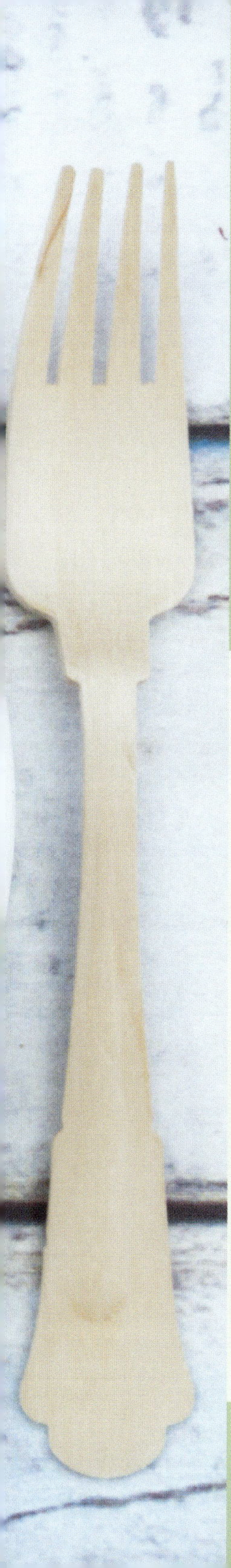

BIEN CUISINER SANS GASPILLER

Nos poubelles sont constituées d'un tiers d'emballages et d'un tiers de déchets organiques.

Leur contenu est traité soit dans les décharges, soit dans des incinérateurs, deux méthodes qui sont sources de pollution.

En décharge, les déchets sont enfouis dans le sol. Ils dégagent un gaz à effet de serre et des jus qui concentrent des substances toxiques dues au mélange des ordures.

Quant à l'incinération, elle consiste à brûler les ordures. Cette technique engendre des fumées toxiques qui émettent une grande quantité de CO_2 (en partie responsable du changement climatique) et lâchent dans l'atmosphère des molécules dangereuses pour la santé.

La bonne nouvelle, dans cette triste histoire, c'est que tout le monde peut agir à son niveau.

LES DATES DE PÉREMPTION

« Date limite de consommation » et « date limite d'utilisation optimale », quelle différence ?

Apprenez à faire la différence entre DLC (date limite de consommation, mention « À consommer jusqu'au ») et DLUO (date limite d'utilisation optimale, mention « À consommer de préférence avant le »).

Les DLC sont une partie de la cause du gaspillage alimentaire, car elles sont fixées bien avant que le produit ne soit réellement périssable. Elles concernent ce qui est semi-frais et réfrigérable, comme les produits laitiers, la viande, la charcuterie, le poisson et les plats préparés.

La DLUO (devenue DDM pour « date de durabilité minimale ») concerne les conserves, les céréales, les légumineuses et les biscuits. Elle indique le moment où l'aliment risque de perdre ses qualités gustatives, sans pour autant représenter un risque sanitaire (ce qui n'empêche pas de prendre des précautions en vérifiant l'aspect et l'odeur du contenu).

Être souple avec les dates de péremption

Ces dates ne signifient pas nécessairement que les aliments ne sont plus comestibles. Alors ne les jetez plus de manière systématique et automatique : vérifiez par vous-même. Et ayez le réflexe de consommer en priorité les produits proches de leur DLC.

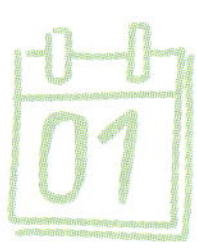

ACHETER MOINS

Une surconsommation réelle

Chaque famille française jette de 40 à 60 kg/an, dont 15 kg encore sous emballage. Il y a donc bien un excès d'achats… Il faut dire que les promotions et le packaging sont savamment élaborés et particulièrement attractifs…

La solution efficace : la liste

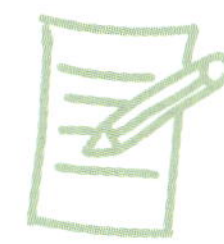

Pour ne pas se laisser influencer, on n'a pas trouvé mieux que la liste. À condition de s'y tenir, bien sûr, et de ne pas se laisser séduire par les promotions : n'achetez pas si vous n'en avez pas besoin…

Faire sa liste de courses n'est pas fastidieux. C'est juste une habitude à prendre. Le secret, c'est de garder à portée de main papier et stylo dans la cuisine, et de noter ce qu'il manque au fur et à mesure. La veille des courses, il ne vous restera plus qu'à compléter, après avoir fait l'état des lieux de vos placards. Inutile de stocker : cherchez d'abord à intégrer à vos menus ce que vous possédez déjà et notez uniquement ce qu'il vous manque pour cuisiner un plat complet.

L'importance du menu

En finir avec le gaspillage alimentaire implique de la rigueur et de l'organisation. Planifier ses menus sur la semaine permet d'acheter le strict nécessaire et, donc, de faire des économies. Établissez un menu réaliste qui tient compte de votre emploi du temps. Commencez par placer des recettes avec lesquelles vous êtes à l'aise, puis intégrez une soirée spécial restes. Les semaines un peu plus « tranquilles », offrez-vous le luxe de tester une nouvelle recette pour renouveler votre stock d'idées. Enfin, n'oubliez pas de cuisiner les légumes frais en début de semaine, pour ne pas les perdre et surtout pour bénéficier totalement de leurs bienfaits nutritionnels.

FRUITS & LÉGUMES

Comment bien les conserver ?

Pour éviter le gaspillage des produits frais, il est important de ne pas rompre la chaîne du froid et de conserver les aliments à la bonne température.

Conserver les fruits et légumes

À température ambiante

Abricot, agrumes, ail, ananas, avocat, banane, courge, kiwi, melon, nectarine, noix, oignon, patate douce, pêche, poire, pomme de terre, prune, tomate

Au réfrigérateur

Asperge, aubergine, brocoli, cerise, champignon, châtaigne, chou, chou-fleur, concombre, courgette, fraise, haricot, marron, navet, poireau, pomme, raisin, salade

Dans le bac à légumes du réfrigérateur

Artichaut, carotte, céleri branche, endive, litchi, maïs, poivron, radis

Une cohabitation intelligente

À température ambiante, certains fruits continuent de mûrir après leur récolte. Pourquoi ? Parce qu'ils produisent du gaz éthylène, un gaz naturel inodore qui régule le développement et la croissance des plantes. Libéré dans l'atmosphère, il provoque aussi le mûrissement des fruits qui n'en produisent pas. Il faudra donc veiller à ne pas faire cohabiter ces deux familles pour conserver vos produits frais plus longtemps.

Les fruits qui produisent du gaz éthylène

Abricot, avocat, banane, kiwi, mangue, melon, nectarine, papaye, pêche, poire, pomme, prune

À l'inverse, pour accélérer le mûrissement d'un fruit ou d'un légume, placez-le dans un sac en papier et ajoutez un ou deux fruits produisant de l'éthylène. Fermez sans serrer et laissez à température ambiante.

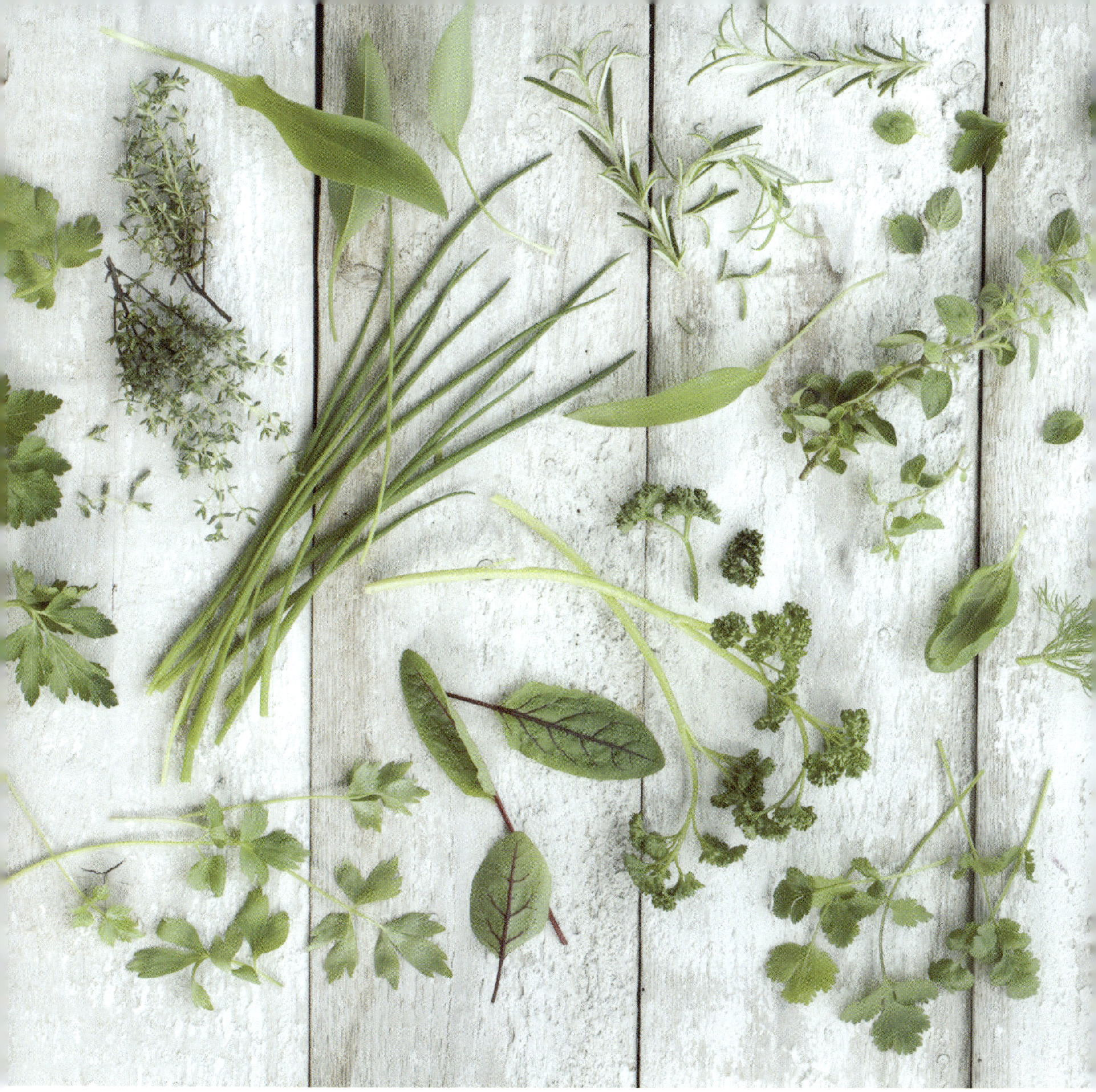

Comment conserver les herbes fraîches ?

Lavez-les et retirez les feuilles abîmées, puis séchez vos herbes dans un torchon. Enveloppez-les ensuite dans un torchon sec et placez-les dans une boîte hermétique au réfrigérateur. Si vous ne les consommez pas dans la semaine, ciselez-les et congelez-les en petites portions dans un bac à glaçons : remplissez chaque cube d'herbes, versez de l'eau et placez-le au congélateur.

CONGELER

Si malgré toutes vos précautions vos fruits et légumes commencent à faire la tête, ne les jetez pas ! Mettez-les au congélateur, vous les conserverez plus longtemps. Du reste, essayez de vous y prendre tôt, car il est plus intéressant, d'un point de vue nutritionnel, de les congeler frais et mûrs à point.

Comment congeler les légumes ?

À part quelques exceptions, les légumes doivent être brièvement blanchis au préalable, c'est-à-dire précuits à l'eau bouillante afin d'éviter l'altération de leur saveur et de leur texture. Lavez-les, épluchez-les, enlevez toutes les parties inutiles et coupez-les en morceaux, puis reportez-vous au tableau ci-contre pour déterminer le temps de blanchiment, qui sera plus ou moins bref selon le légume.

Conservation : 10 mois

À noter : les tomates contiennent beaucoup d'eau, ce qui rend leur congélation délicate. Mieux vaut donc les cuisiner, sous forme de sauce, par exemple.

Légumes	Temps de blanchiment	Décongélation
Ail	Pas de blanchiment	Pas de décongélation préalable
Artichaut	7 min Ajoutez du jus de citron à l'eau pour éviter le noircissement	Dans l'eau bouillante
Asperge	2 min	Dans l'eau bouillante
Aubergine	2 min Ajoutez du jus de citron à l'eau pour éviter le noircissement	Pas de décongélation préalable
Betterave	Pas de blanchiment	Dans l'eau bouillante
Brocoli	2 min	Dans l'eau bouillante
Carotte	2 min	Pas de décongélation préalable
Céleri	2 min	Pas de décongélation préalable
Champignon	Pas de blanchiment	Dans l'eau bouillante
Chou	2 min	Pas de décongélation préalable
Chou de Bruxelles	3 min	Pas de décongélation préalable
Chou-fleur	3 min Ajoutez du jus de citron à l'eau pour éviter le noircissement	Dans l'eau bouillante
Courgette	1 min	Pas de décongélation préalable
Épinard	2 min	Pas de décongélation préalable
Fenouil	3 min	Dans l'eau bouillante
Haricot vert	2 min	Pas de décongélation préalable
Herbes aromatiques	2 min (pour 200 g)	Dans l'eau bouillante (sauf pour le persil et le basilic qui ne nécessitent pas de décongélation)
Oignon	Pas de blanchiment	Pas de décongélation préalable
Petits pois	2 min	Pas de décongélation préalable
Poireau	Pas de blanchiment	Pas de décongélation préalable
Poivron	Pas de blanchiment	Pas de décongélation préalable
Pomme de terre	Pas de blanchiment	Dans l'eau bouillante
Navet	Pas de blanchiment	Dans l'eau bouillante

Comment blanchir les légumes ?

Remplissez une marmite d'eau et portez-la à ébullition (2 l pour 500 g). Déposez vos légumes dans un panier métallique et immergez-les en laissant à feu vif. Couvrez la marmite et comptez le temps de blanchiment dès que les légumes sont incorporés.
Juste après les avoir sortis, plongez-les cette fois dans de l'eau glacée pour stopper leur cuisson. Essuyez-les avec un torchon et assurez-vous qu'ils ont bien refroidi avant de les placer au congélateur.

À noter : vous pouvez utiliser la même eau pour blanchir plusieurs légumes, mais veillez à ce que le niveau de la marmite n'ait pas baissé. Auquel cas, rajoutez de l'eau et faites de nouveau bouillir.

Comment les emballer ?

Quel que soit le mode que vous aurez choisi, l'emballage doit être parfaitement hermétique, car le contact avec l'air froid déshydrate les aliments. Et si vous optez pour une boîte en verre, vérifiez qu'elle se prête bien à la congélation (logo en forme de flocon de neige) et prévoyez au moins 1 cm d'espace libre entre le contenu et le couvercle, car tout aliment congelé prend du volume.
Par ailleurs, pour que vos légumes ne se présentent pas sous forme de blocs, procédez en 2 étapes : faites-les d'abord congeler 1 heure dans un plat suffisamment grand pour que les morceaux ne se touchent pas, puis, une fois qu'ils sont durs, conditionnez-les en portions.
Enfin, parce que la congélation a ses limites (10 mois pour les légumes), pensez à coller une étiquette sur laquelle vous indiquerez la date de congélation, le contenu et le nombre de portions.

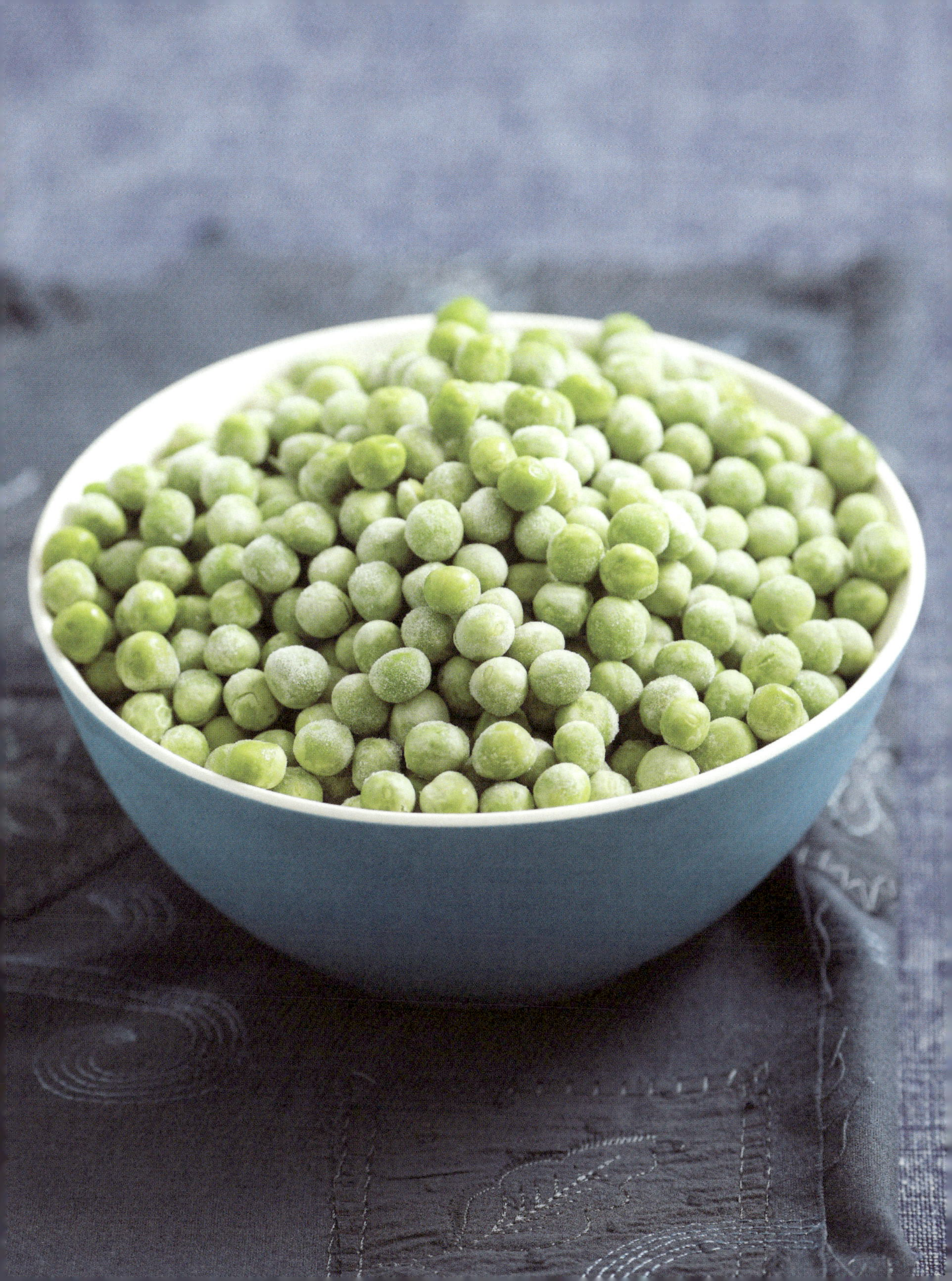

Comment les décongeler ?

La plupart des légumes n'ont pas besoin d'être décongelés avant leur préparation. Il suffit de les réchauffer à feu doux avec un peu d'huile ou de les plonger rapidement dans l'eau bouillante. Ne les laissez surtout pas décongeler à température ambiante pour ne pas que les bactéries prolifèrent (cela vaut pour tous les aliments) : mieux vaut les placer au réfrigérateur et les consommer sans tarder.
Enfin, ne recongelez jamais un produit décongelé, vous vous exposeriez à une intoxication alimentaire.

Comment congeler les fruits ?

Hormis l'ananas, le citron, l'orange et le kiwi, tous les fruits peuvent être congelés, à condition d'être fermes et en pleine maturité. Il faut simplement avoir en tête qu'une fois décongelés ils se tiennent moins bien et sont plus mous. Cela peut donc être plus intéressant de les cuire au préalable, par exemple en coulis ou en compote. Quant aux fruits délicats et de petite taille, comme les framboises et les mûres, procédez en deux étapes pour préserver au maximum leur intégrité : disposez-les sur une assiette ou un plat de sorte qu'ils ne se touchent pas et placez-les 1 heure au congélateur, le temps qu'ils durcissent. Vous pourrez alors les conditionner en portions et les consommer, après décongélation, sans les endommager.

Et si vous teniez un inventaire du contenu de votre congélateur ? C'est tout simple et c'est très pratique. Il suffit de noter sur une feuille la liste des aliments que vous y entreposez ainsi que leur date de congélation et de barrer ce que vous consommez au fur et à mesure. Ainsi, pas de gâchis (vous ne rachetez pas ce que vous possédez déjà) et un gain de temps pour élaborer votre liste de courses (p. 103) ou pour préparer le repas (plus besoin de fouiller pour tenter de retrouver ces haricots verts que vous aviez finalement déjà consommés...).

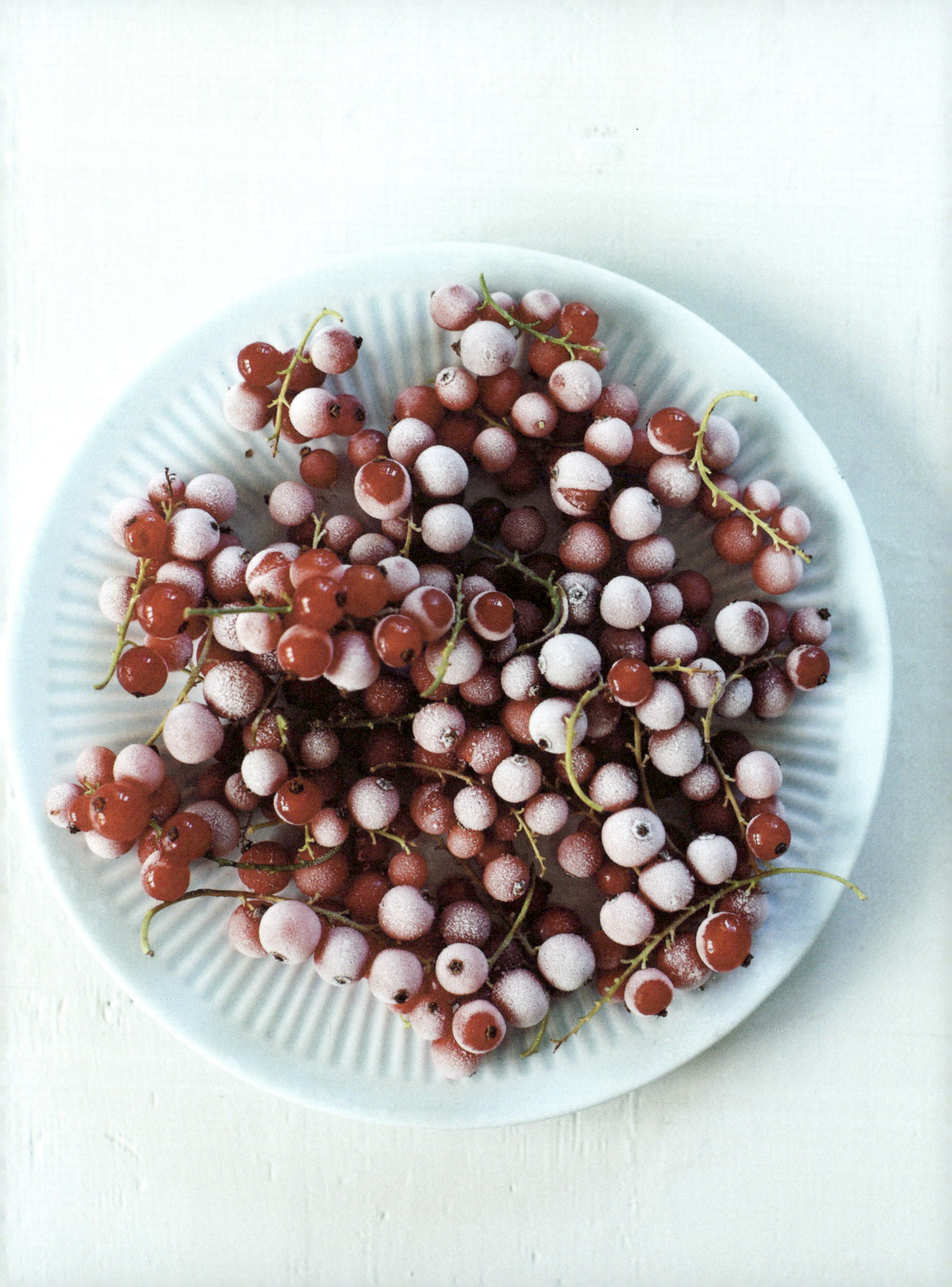

FAIRE SES CONSERVES

Si vous n'êtes pas une adepte de la congélation, vous pouvez faire vos conserves. Rangées dans un endroit sec et frais, elles se stockent plusieurs mois et préservent les qualités gustatives et nutritives des aliments.

Pour ce faire, équipez-vous de bocaux en verre et de leur semelle de caoutchouc. Lavez-les à l'eau tiède.
Préparez vos légumes : lavez-les, épluchez-les et coupez-les grossièrement. Pendant ce temps, stérilisez les rondelles en caoutchouc en les faisant bouillir quelques minutes. Faites blanchir vos légumes en les plongeant 2 min dans l'eau bouillante. Égouttez-les, puis disposez-les dans le bocal tant qu'ils sont encore chauds. Serrez-les le plus possible afin de limiter la formation de poches d'air, mais sans les écraser. Placez la rondelle en caoutchouc stérilisée.
Faites bouillir 1 l d'eau additionné de 2 cuillères à soupe de sel. Une fois qu'il est dissout, versez le mélange dans le bocal de façon à recouvrir vos légumes, mais arrêtez-vous à 2 cm du bord. Essuyez le rebord du bocal avec un torchon avant de refermer.
Il ne vous reste plus qu'à stériliser le bocal en le plongeant jusqu'au col dans l'eau bouillante pendant 30 min. Veillez à ce que le niveau de l'eau ne baisse pas, auquel cas rajoutez-en. Laissez refroidir l'eau avant de sortir votre bocal, puis stockez-le dans un endroit sec et frais, à l'abri de la lumière.

Pour faire des conserves de fruits, passez l'étape du blanchiment et remplacez le sel par 200 g de sucre.

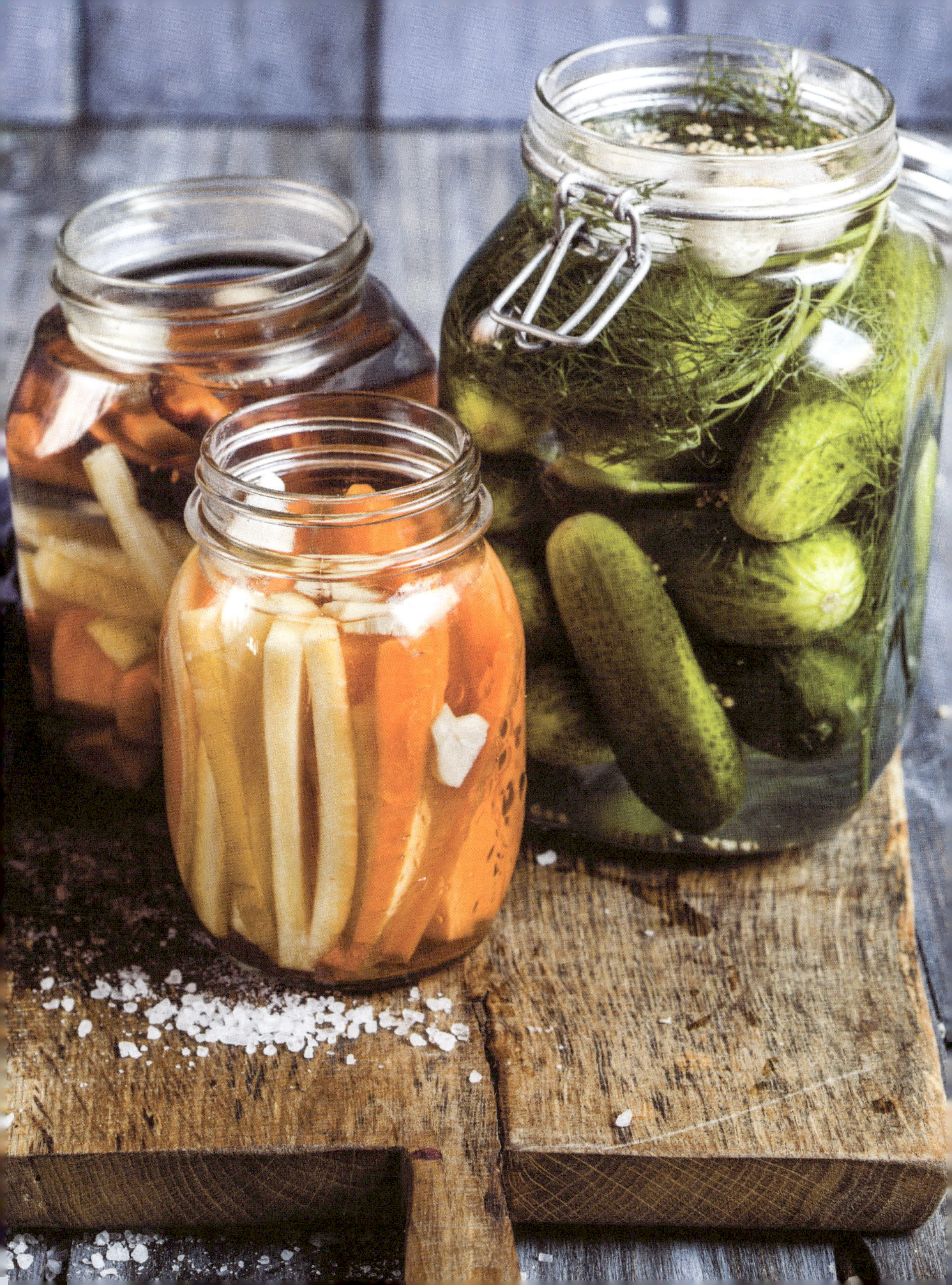

COMPOSER AVEC LES RESTES

Ne jetez plus !

Les restes sont victimes d'un mépris incompréhensible : chaque année, 400 € par foyer sont ainsi jetés à la poubelle.

Les restes peuvent être accommodés en de nouveaux plats. Tartes, soupes, gratins, hachis... Soyez inventive : la plupart des aliments se transforment !

Mais ils peuvent aussi constituer un repas à part entière. Réchauffez-les, posez tout sur la table et laissez chacun se servir. Non seulement c'est convivial, mais c'est une soirée où vous n'aurez pas à cuisiner.

Bien conserver ses restes alimentaires

Pour éviter la multiplication des bactéries, ne laissez pas vos restes plus de 2 heures sur le plan de travail. Toutefois, ils doivent refroidir au moins 30 minutes, quitte à les brasser pour accélérer le processus. Optez pour un emballage hermétique, de préférence en verre, et placez-les dans la zone fraîche du réfrigérateur (entre 4 et 6 °C).

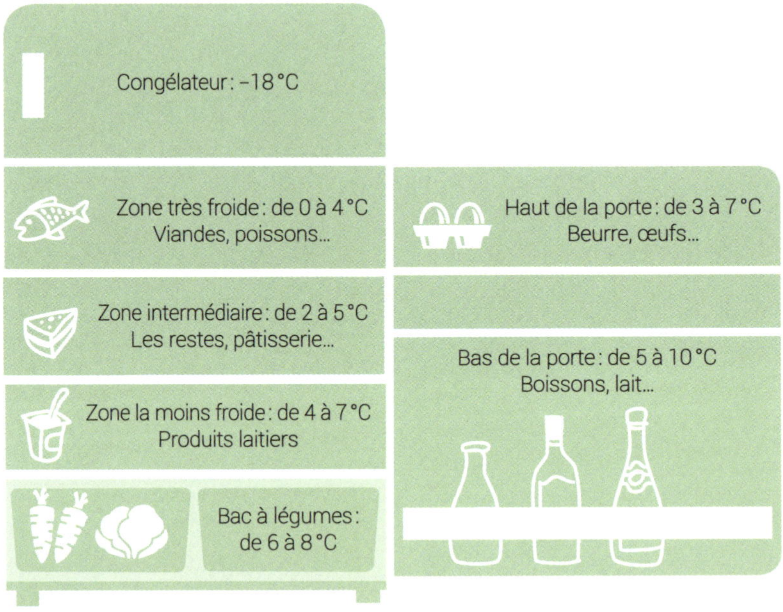

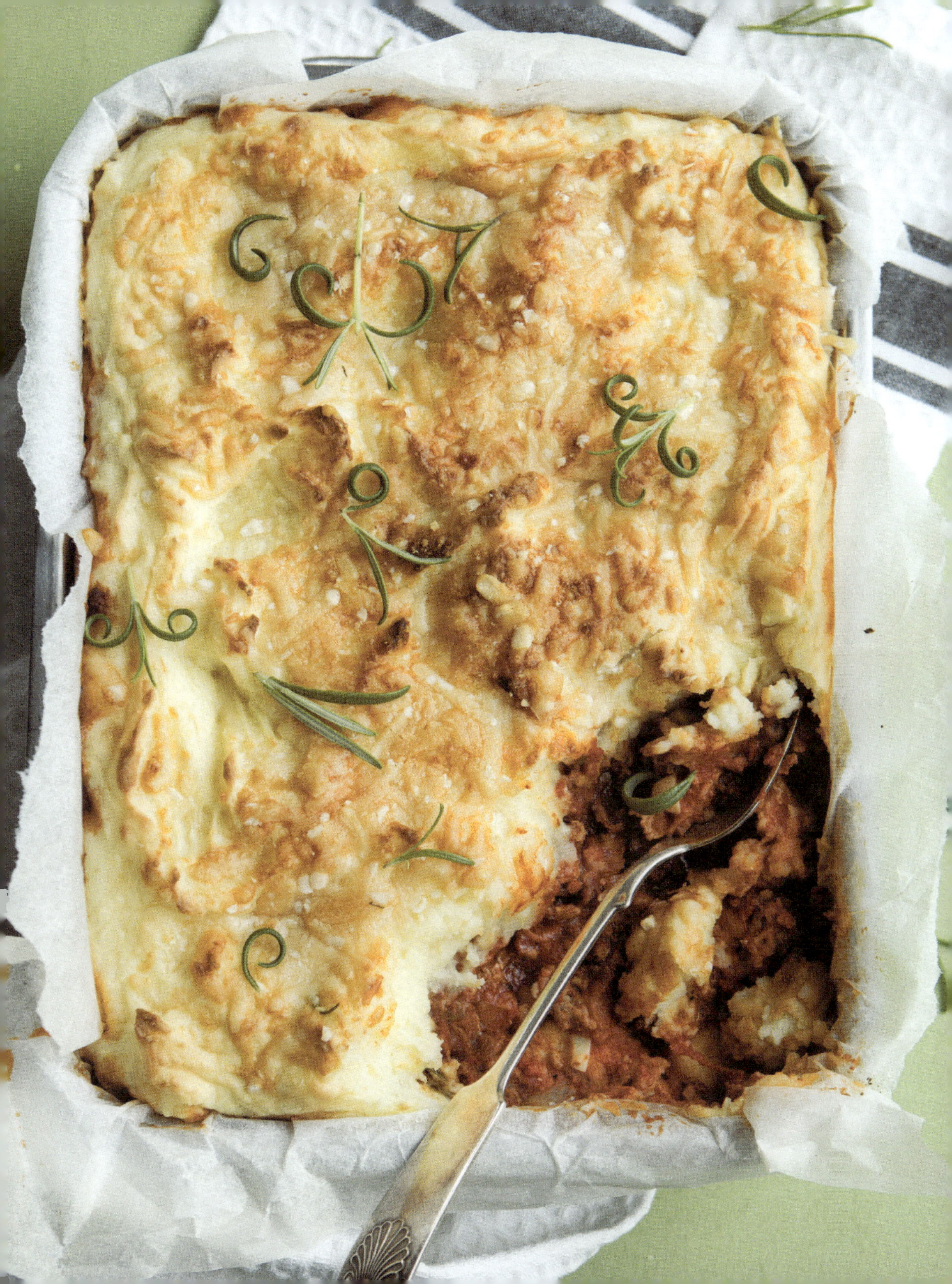

ÉPLUCHURES, FANES ET ÉCORCES : RIEN NE SE PERD !

Savez-vous qu'il n'est pas toujours nécessaire d'éplucher les fruits et légumes lorsqu'ils sont bio ? Et que les épluchures concentrent de nombreuses fibres et vitamines ? Quant aux fanes, qui désignent la partie feuillue des radis, carottes ou navets, ils sont très pauvres en calories et chargés en vitamines, minéraux et antioxydants. Vous pouvez les utiliser comme des aliments à part entière ou comme accompagnement, par exemple avec une omelette, une soupe ou une tarte salée.

➡ **Recettes p. 132 et p. 133**

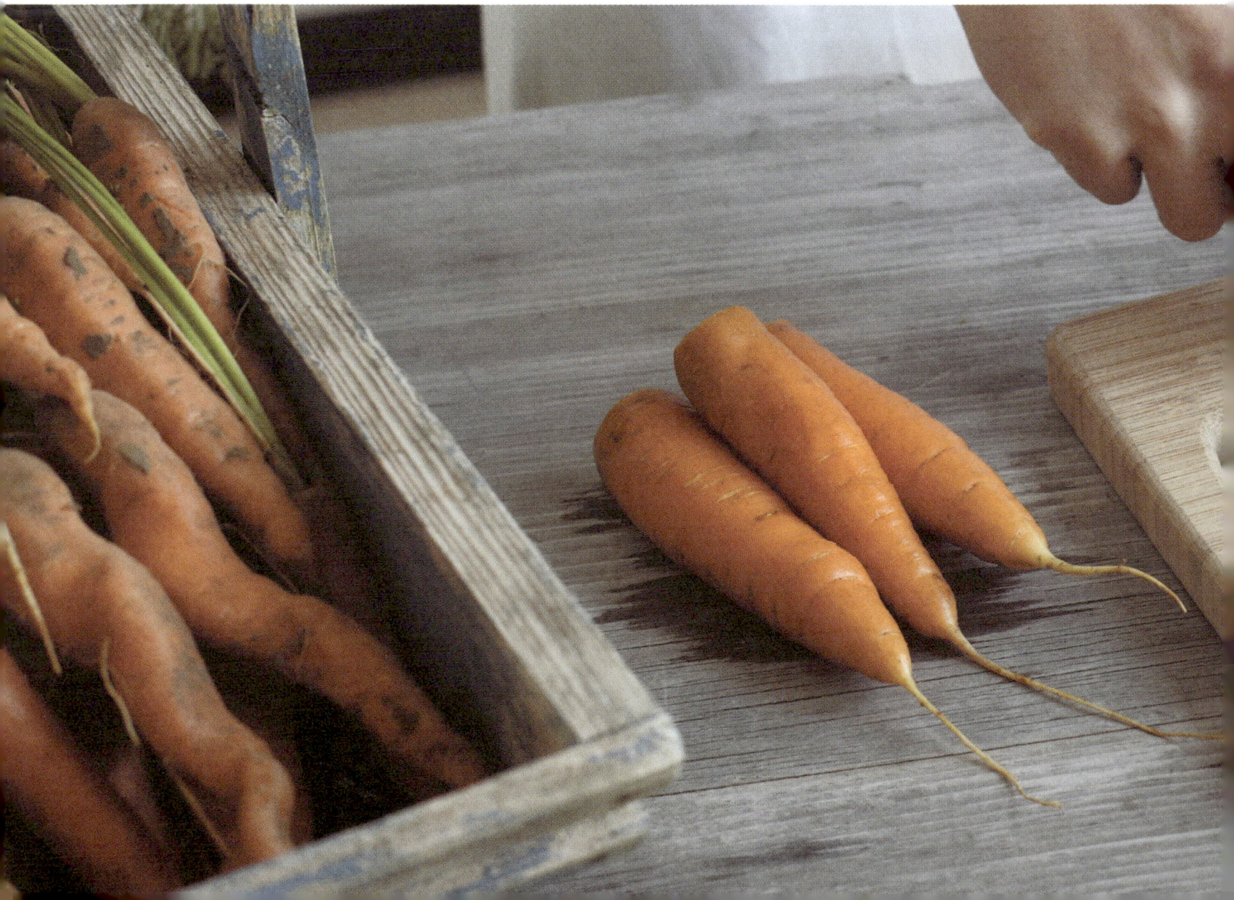

COMPOSTER

Les déchets compostables représentent plus du tiers du contenu de la poubelle de cuisine. Cela se manifeste par une odeur nauséabonde et du jus qui coule du sac-poubelle... Épluchures, restes de repas, thé, café, coquilles d'œufs... peuvent pourtant être traités par un composteur domestique. Une initiative qui réduit les nuisances liées au transport et au traitement des ordures et limite la quantité de déchets humides mis en centre d'enfouissement ou incinérés. Que vous habitiez dans une maison ou dans un appartement, des solutions existent pour recycler ses déchets organiques (p. 198).

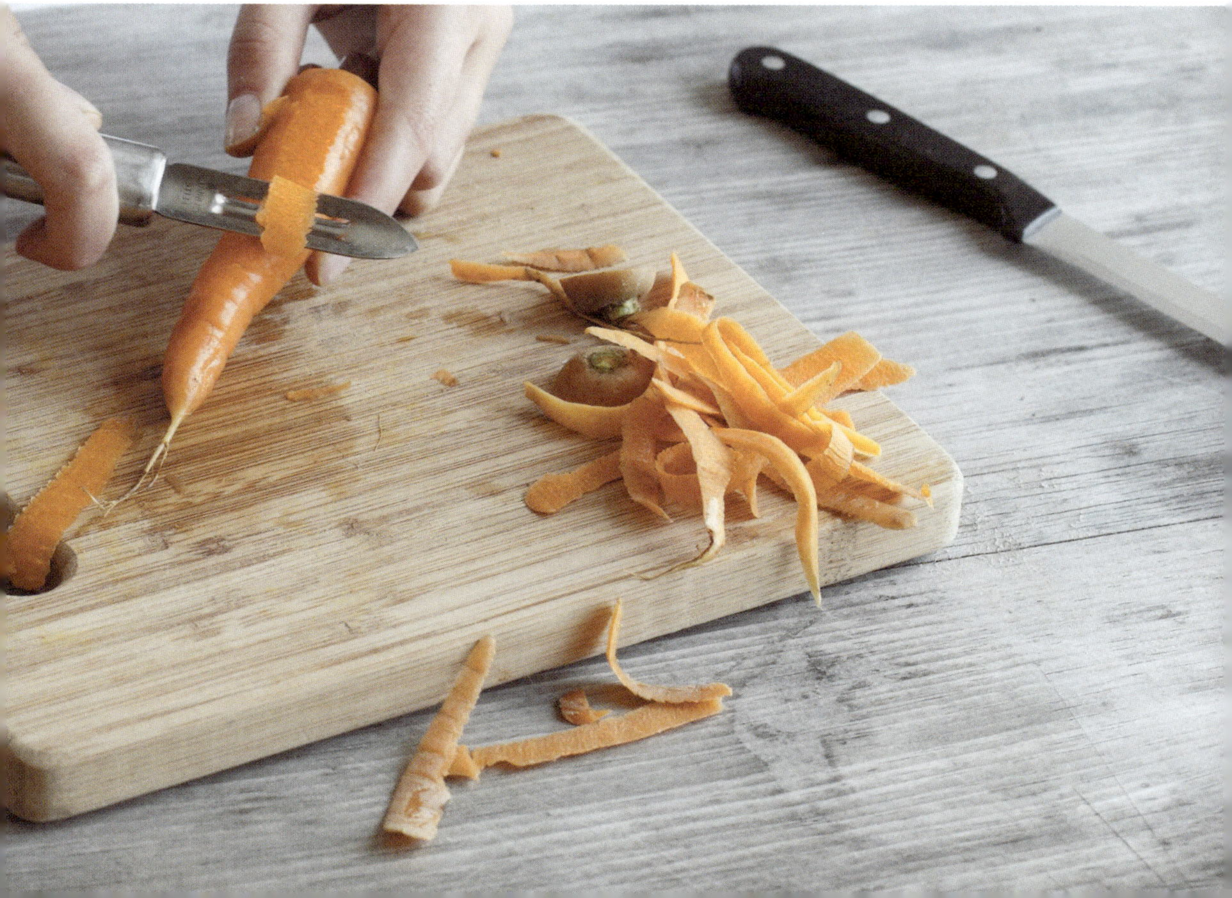

TRIER SES DÉCHETS

Le tri sélectif

Les campagnes sur le tri sélectif ont été très importantes ces dernières années. Il y a donc une réelle volonté de communication autour de ce problème. Malheureusement, en matière de tri, nos efforts sont insuffisants. Moins de 50 % d'entre nous ont intégré cette pratique au quotidien. Or le recyclage permet d'éviter plus de 2 millions de tonnes de CO_2 par an (l'équivalent de 1 million de voitures circulant pendant 1 an). Et si on révisait un peu ?

Les bons gestes

Voici un petit mémo, mais n'hésitez pas à aller consulter le site de votre mairie, car les méthodes de collecte varient d'une commune à l'autre. Notamment en matière de plastique, car tous les centres de tri ne bénéficient pas des mêmes technologies pour recycler.

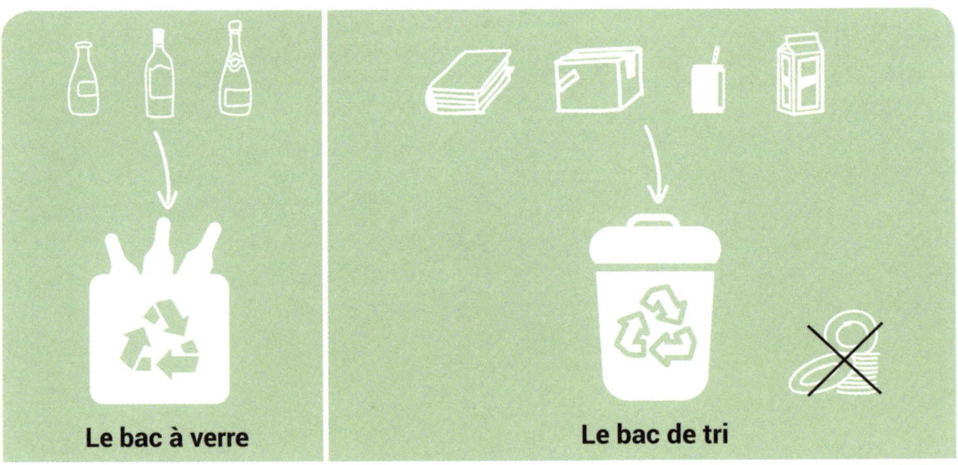

Le bac à verre

Ce que je mets
Tous les contenants en verre sans leur bouchon ou couvercle

Le bac de tri

Ce que je mets
Papier (journaux et revues sans leur emballage plastique)
Carton (colis débarrassés de leur adhésif, boîtes alimentaires)
Acier et aluminium (conserves, canettes...)
Briques alimentaires, bouteilles et flacons en plastique avec leur bouchon (bouteilles d'eau, de jus de fruits...)

Ce que je ne mets pas
La vaisselle, la faïence, la porcelaine, le carrelage, les miroirs

Trucs & Astuces

Prenez soin de compacter les emballages : cela fera moins de volume et donc moins de trajets pour les camions qui les transportent. Ne les imbriquez pas entre eux : ils seront ainsi plus facilement séparés et donc recyclés.

Ne nettoyez pas vos emballages avant de les mettre au tri : ça gaspille de l'eau, c'est inutile.

Les piles et les ampoules usagées ne se jettent pas à la poubelle, mais se déposent dans un lieu de collecte (les commerces qui en vendent doivent en proposer).

Les peintures, solvants, dissolvants, huiles mécaniques et appareils électriques sont des déchets toxiques qui subissent un traitement particulier : ils vont en déchetterie.

Les médicaments et le matériel médical doivent être apportés à votre pharmacie qui les éliminera en suivant un processus établi.

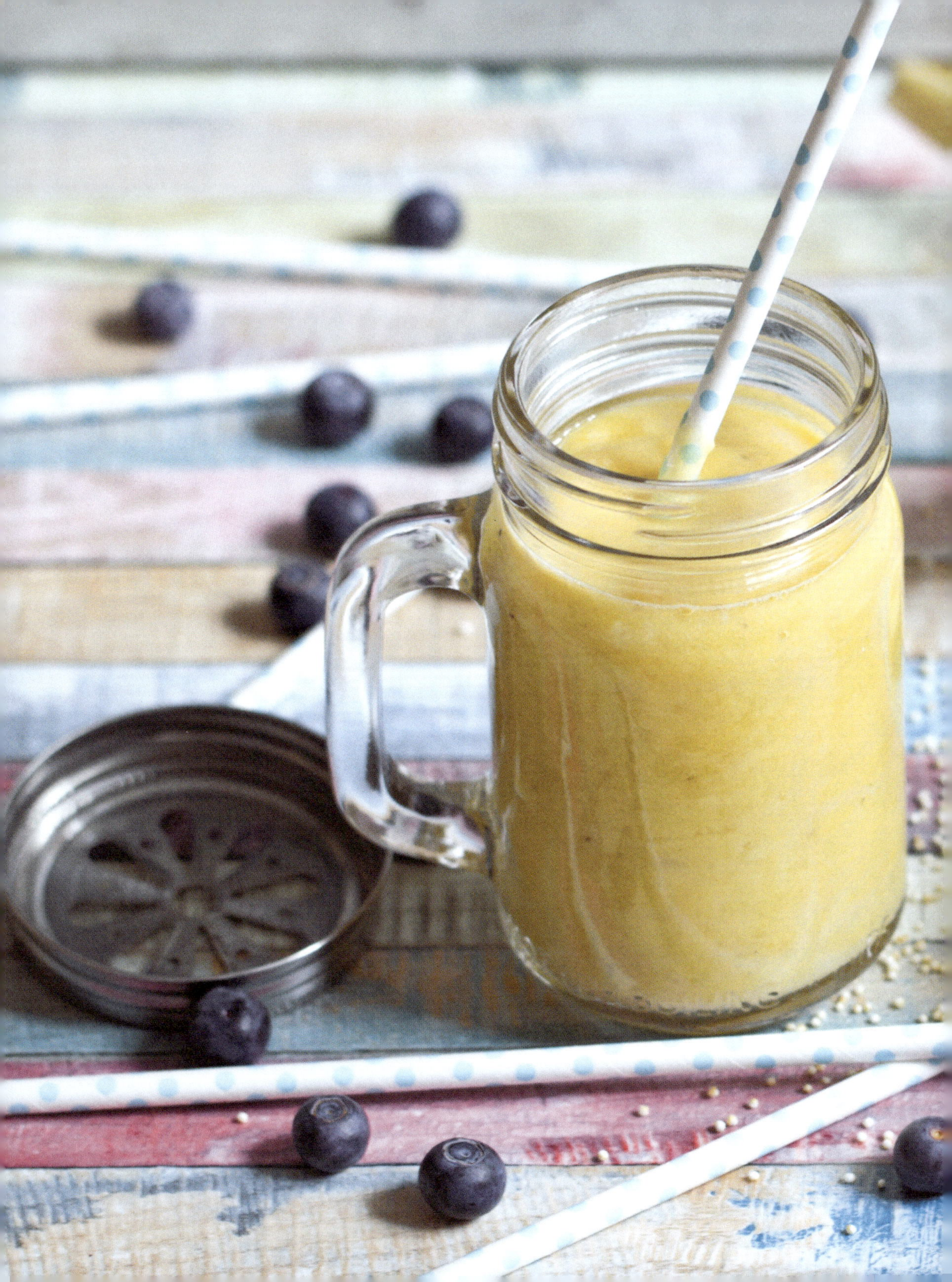

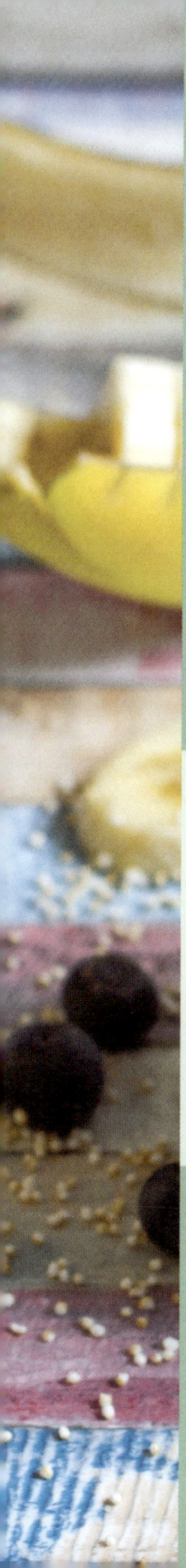

RECETTES FAITES MAISON

Modifier son alimentation est souvent très inconfortable et passe par une phase d'adaptation. Soyez gentil et patient avec vous-même, procédez par étapes. Pour vous aider à amorcer ce changement, voici quelques recettes. Elles sont sans prétention, mais ont le mérite de vous démontrer que la tâche peut être plaisante et plus simple qu'il n'y paraît.

RÉDUIRE LES EMBALLAGES ALIMENTAIRES

PÂTE BRISÉE

Recette

- *250 g de farine de blé*
- *1/4 de c. à café de sel*
- *8,5 cl d'huile d'olive*
- *8 cl d'eau*
- *1 saladier*
- *1 torchon*
- *1 rouleau*

1. Dans le saladier, mélangez la farine et le sel.
2. Ajoutez l'huile et mélangez.
3. Versez l'eau et pétrissez.
4. Enveloppez la pâte dans le torchon et laissez-la poser au réfrigérateur 30 min avant de l'étaler au rouleau.

CÉRÉALES

Recette

- *300 g de flocons d'avoine*
- *150 g d'oléagineux (amandes, noisettes, noix) grossièrement mixés*
- *1 poignée d'amandes et de noisettes entières*
- *2 c. à soupe d'huile d'olive de première pression à froid*
- *4 c. à soupe de sirop d'agave*
- *1 c. à café d'épices à pain d'épice (ou cannelle)*
- *1 poignée de fruits secs (raisins, canneberge, abricot...)*
- *1 saladier*
- *1 cuillère en bois*

1. Faites préchauffer le four à 150 °C (th. 5).
2. Dans le saladier, versez les flocons d'avoine, l'huile et le sirop d'agave. Mélangez.
3. Ajoutez les oléagineux mixés et les épices, et mélangez de nouveau.
4. Versez le contenu du saladier sur la plaque de cuisson du four et parsemez de noisettes et d'amandes entières.
5. Faites cuire 20 min, puis remuez le mélange en milieu de cuisson.
6. Sortez la plaque du four.
7. Une fois le mélange refroidi, ajoutez les fruits secs, puis entreposez vos céréales dans un bocal en verre hermétique.

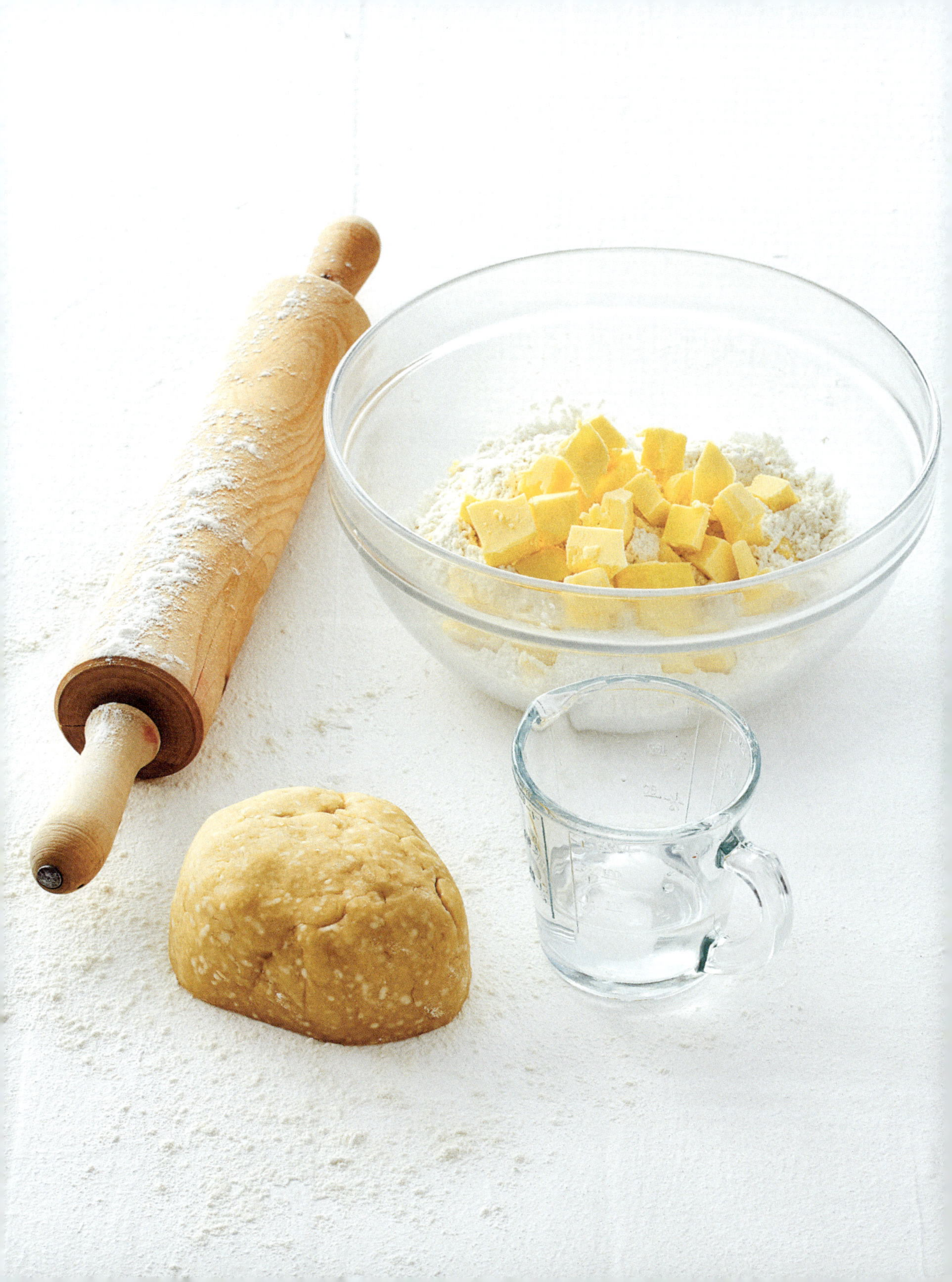

ARRÊTER LES GRAS TRANS

BARRES DE CÉRÉALES

Recette

- *250 g de flocons de céréales (avoine, orge, riz...)*
- *85 g d'oléagineux (amandes, noisettes, noix...)*
- *85 g de fruits secs (raisins, abricots, figues, dattes...)*
- *30 g de graines (chia, courge, tournesol, sésame...)*
- *150 g de sirop d'agave (ou d'érable)*
- *80 g d'huile de coco*
- *1 c. à soupe de sucre non raffiné*
- *1 saladier*
- *1 casserole*
- *1 cuillère en bois*
- *1 plat ou 1 plaque de cuisson*
- *1 couteau*
- *1 blender*

1. Versez les flocons de céréales dans le saladier.
2. Ajoutez les oléagineux et les fruits secs grossièrement broyés.
3. Versez les graines.
4. Dans la casserole, faites fondre à feu doux le sirop d'agave ou d'érable, l'huile de coco et le sucre jusqu'à obtenir une préparation onctueuse et homogène.
5. Versez dans le saladier et mélangez.
6. Étalez ce mélange sur 2 cm au fond du plat ou de la plaque de cuisson en le répartissant bien.
7. Faites cuire 10 min à 180 °C (th. 6).
8. Coupez les barres de céréales et laissez refroidir avant de démouler.

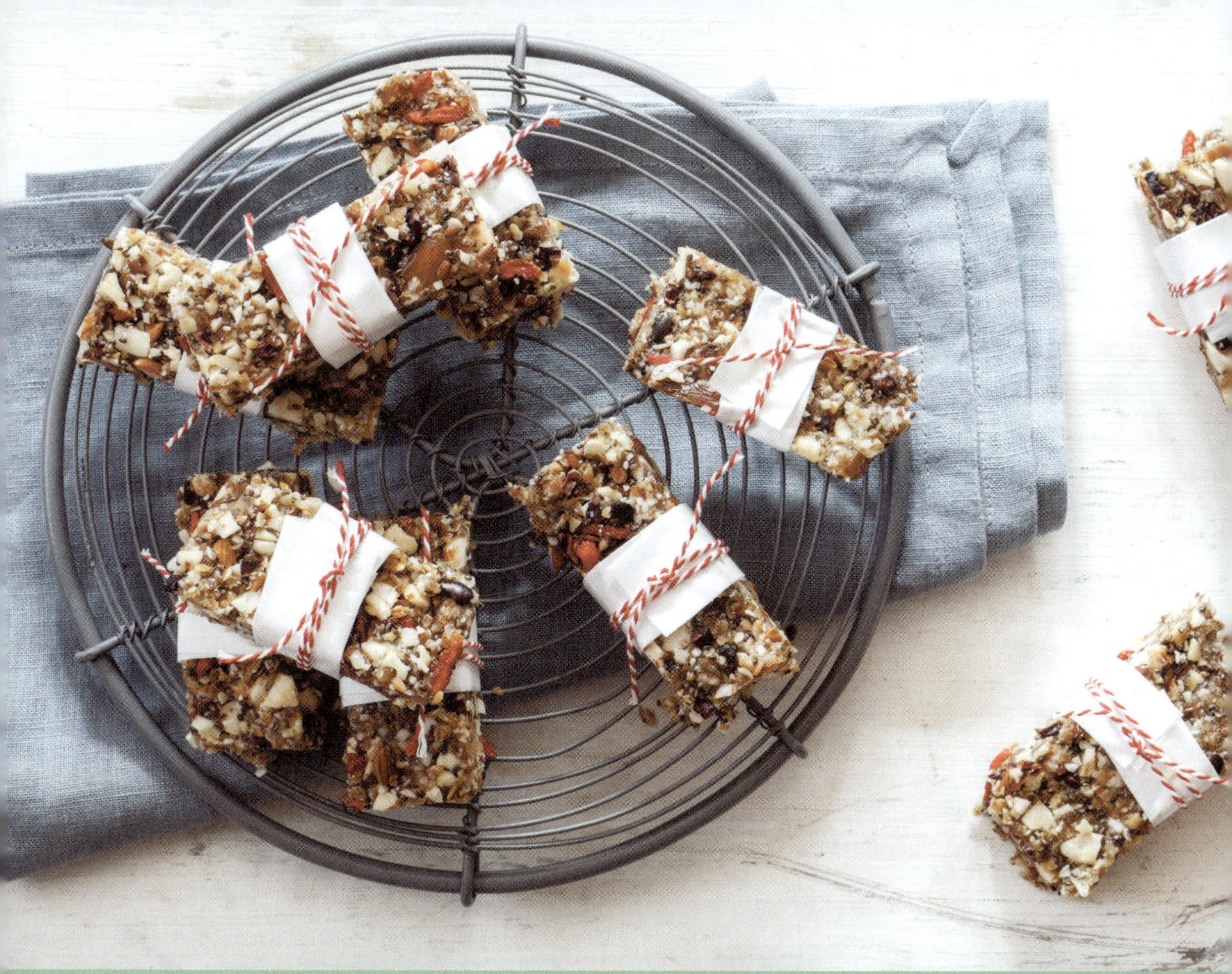

BISCUITS

Recette

- *120 g de farine de riz blanc*
- *1 pincée de sel*
- *1 c. à café de cannelle*
- *80 g de sirop d'érable*
- *80 g de purée d'amandes*
- *2 c. à soupe de noix de coco râpée*
- *2 c. à café de graines de lin*
- *1 petit saladier*
- *1 cuillère en bois*

1. Faites préchauffer le four à 180 °C (th. 6).
2. Dans le saladier, versez tous les ingrédients et mélangez.
3. Divisez la pâte obtenue en 12 morceaux.
4. Formez de petites boules, puis aplatissez-les du plat de la main.
5. Déposez-les sur la plaque du four et enfournez pendant 10 min.

ARRÊTER LE RAFFINÉ

GÂTEAU AU CHOCOLAT

Recette

- *150 g de carottes*
- *2 œufs*
- *2 c. à soupe de sucre complet ou de rapadura*
- *150 g de chocolat noir*
- *50 g de farine de riz*
- *Du sel*
- *1 économe*
- *1 fouet*
- *1 planche à découper*
- *3 bols*
- *1 casserole*
- *1 saladier*
- *1 râpe*
- *1 moule*
- *1 spatule*

1. Faites préchauffer le four à 150 °C (th. 5).
2. Pelez et râpez finement les carottes. Réservez.
3. Dans le saladier, battez les jaunes d'œufs avec le sucre. Réservez les blancs.
4. Dans la casserole, faites fondre le chocolat au bain-marie et versez-le sur les jaunes.
5. Mélangez, puis ajoutez la farine et les carottes râpées.
6. Battez les blancs en neige très ferme avec une pincée de sel, puis intégrez-les délicatement à la préparation.
7. Versez dans le moule et faites cuire 20 min.

CRÊPES

Recette

POUR 8 CRÊPES

- *350 ml de lait végétal*
- *100 g de farine de riz complet*
- *60 g de fécule de pomme de terre*
- *2 œufs*
- *1/2 c. à café de sel*
- *1 petit saladier*
- *1 bol*
- *1 fouet*

1. Dans le saladier, versez la farine, la fécule et le sel.
2. Battez les œufs dans le bol, puis ajoutez-les au saladier.
3. Versez le lait végétal, puis mélangez au fouet.

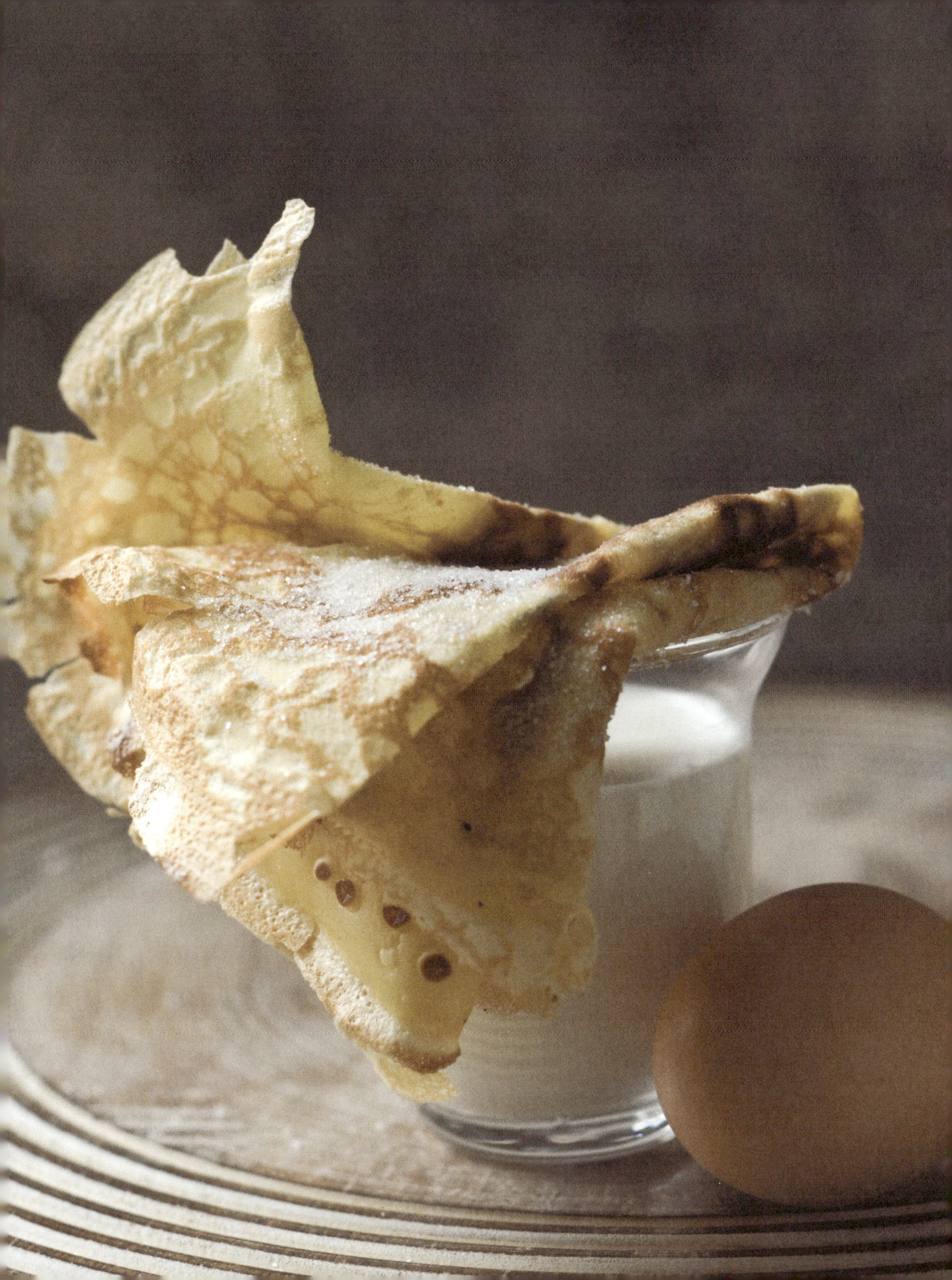

ARRÊTER LE LACTOSE

LAIT VÉGÉTAL

Recette

POUR 75 CL

- *80 g d'oléagineux natures et non grillés (amandes, noix de cajou, noisettes...)*
- *1 l d'eau*
- *1 blender*
- *Des compresses tressées*
- *1 bouteille en verre de 1,5 l avec bouchon*
- *1 plat*
- *1 passoire*
- *1 entonnoir*

1. Faites tremper les oléagineux dans le plat toute une nuit.
2. Égouttez-les avant de les verser dans le blender.
3. Ajoutez l'eau.
4. Mixez jusqu'à obtenir une texture lactée et filtrez avec les compresses.
5. Versez dans la bouteille et secouez avant chaque utilisation.

Conservation : 3 jours au frais

Le résidu d'oléagineux que vous avez récupéré dans la compresse s'appelle « okara ». Ne le jetez pas ! Riche en fibres et en protéines, il se réutilise en cuisine et s'ajoute aux gâteaux et à la fabrication du pain, par exemple. **Conservation : 2 jours**

SMOOTHIE DU MATIN

Recette

- *1 banane*
- *1 poignée d'oléagineux*
- *1 mug de lait végétal (au choix)*
- *1 c. à soupe de graines de chia*
- *1 c. à soupe de cacao (optionnel)*
- *1 blender*
- *1 récipient en verre avec couvercle*

1. Déposez tous les ingrédients dans le blender et mixez.
2. Versez dans le récipient et fermez-le avant de le déposer au réfrigérateur une nuit entière pour que les graines aient le temps de gonfler.

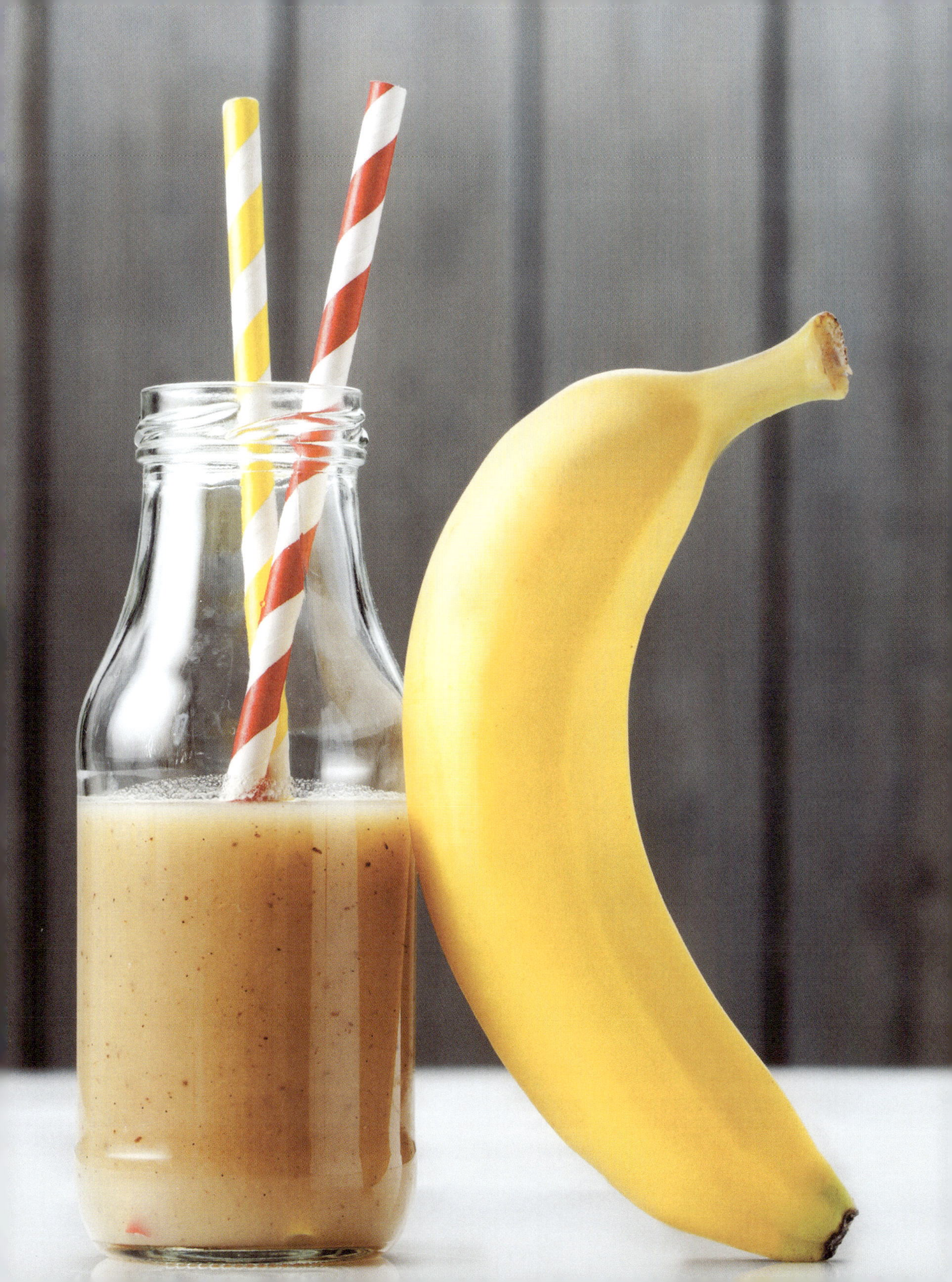

MISER SUR LES SUPERALIMENTS

GERMOIR

Recette

- *1 sachet de graines*
- *1 bocal en verre sans couvercle*
- *De la gaze*
- *1 élastique*
- *1 cuillère à soupe*
- *De l'eau non chlorée*
- *1 égouttoir*

1. Versez 1 cuillère à soupe de graines dans le bocal et recouvrez-les d'eau non chlorée. Laissez poser toute une nuit.
2. Mettez la gaze en guise de couvercle et maintenez-la avec l'élastique.
3. Retournez le bocal pour évacuer l'eau, passez-le sous l'eau afin de rincer les graines, puis retournez-le de nouveau pour évacuer l'eau de rinçage.
4. Placez le bocal dans un endroit tempéré en position oblique, tête en bas (par exemple sur un égouttoir à vaisselle).
5. Veillez à ce que les graines soient bien réparties le long de la paroi du bocal, car elles ont besoin de respirer pour germer.

Pour obtenir de l'eau non chlorée, entreposez de l'eau du robinet 24 h au réfrigérateur.

KÉFIR DE FRUITS

Recette

- *Des grains de kéfir*
- *1 l d'eau non chlorée*
- *2 c. à soupe de sucre en poudre non raffiné*
- *2 fruits secs (abricot ou figue)*
- *1/2 agrume bio (citron ou orange)*
- *1 bocal en verre à conserve de 1,5 l avec rondelle en caoutchouc*
- *1 passoire*
- *1 bouteille en verre de 1 l avec bouchon mécanique*
- *1 entonnoir*
- *1 passoire*

PRÉPARATION

1. Mettez les grains de kéfir dans le bocal et versez l'eau non chlorée.
2. Ajoutez le sucre en poudre, les fruits secs et l'agrume lavé.
3. Fermez le bocal et laissez-le reposer à température ambiante, sans l'exposer à la lumière directe.
4. Attendez 2 à 3 jours avant de faire votre récolte. Quand les fruits remontent à la surface, votre boisson est prête.

RÉCOLTE

1. Filtrez la boisson avec la passoire pour la transvaser dans la bouteille à bouchon mécanique.
2. Pressez l'agrume et ajoutez son jus à la récolte.
3. Conservez au frais dans la porte du réfrigérateur.
4. Rincez le bocal ainsi que les grains de kéfir à l'eau non chlorée.
5. Remettez les grains dans leur bocal et recommencez les étapes de la préparation.

Consommation : 1 ou 2 verres par jour, par exemple avant le petit déjeuner et après le dîner • Conservation : 3 à 4 jours

CHIA PUDDING

Recette

- *3 c. à soupe de graines de chia*
- *90 ml de lait végétal froid ou tempéré*
- *1 poignée d'oléagineux (amandes, noix...)*
- *1 ou 2 fruits de saison au choix*
- *1 contenant avec couvercle*
- *1 couteau, 1 cuillère à soupe*
- *1 blender (optionnel)*

1. Déposez les graines de chia dans le récipient, ainsi que les oléagineux (mixés ou non), puis versez le lait végétal.
2. Mélangez, fermez le récipient et déposez au réfrigérateur une nuit entière pour que les graines aient le temps de gonfler.
3. Le matin, juste avant de consommer, découpez vos fruits frais en petits morceaux ou en rondelles et déposez-les sur votre pudding.

CUISINER LES ÉPLUCHURES

SOUPE AUX FANES DE RADIS

Recette

- *1 botte de radis*
- *1 oignon*
- *De l'huile d'olive*
- *2 pommes de terre*
- *De l'eau*
- *1 casserole*
- *1 couteau*
- *1 planche à découper*
- *1 spatule*
- *1 blender*

1. Lavez et essorez les fanes des radis. Enlevez les tiges trop abîmées et faites-les revenir à feu doux avec l'oignon émincé et un peu d'huile d'olive.
2. Ajoutez les pommes de terre lavées et grossièrement coupées.
3. Mélangez, puis ajoutez suffisamment d'eau pour immerger le tout.
4. Portez à ébullition et laissez mijoter 20 min avant de mixer.

BOUILLON CUBES DE LÉGUMES

Recette

- *Des épluchures de légumes*
- *De l'eau*
- *1 bac à glaçons*
- *1 casserole*
- *1 passoire*

1. Recouvrez les épluchures aux trois quarts d'eau et laissez mijoter 40 min à 1 h.
2. Filtrez pour récupérer le jus de cuisson avec la passoire.
3. Versez la préparation dans le bac à glaçons, laissez refroidir et placez au congélateur.

Conservation : 3 mois • Utilisation : sauces, soupes, jus de cuisson pour légumes...

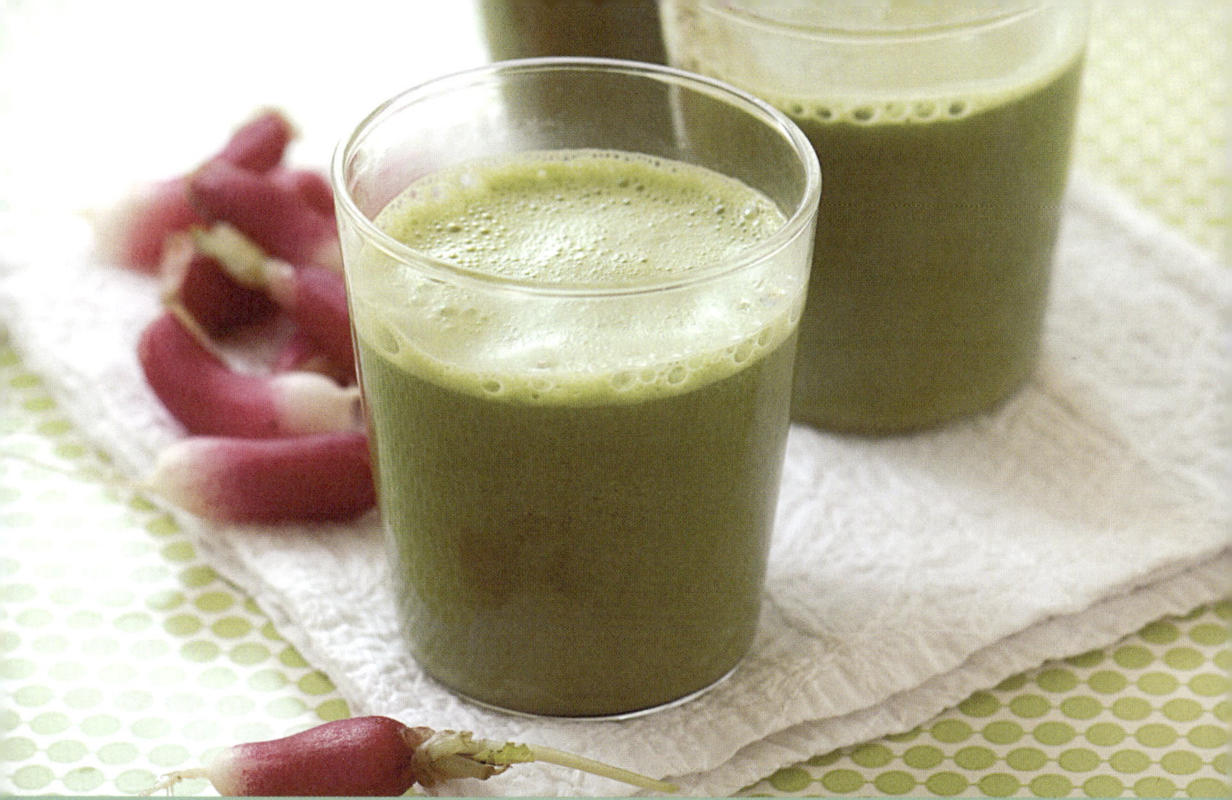

TARTE AUX FANES DE CAROTTES

Recette

- *2 bottes de carottes*
- *De l'huile d'olive*
- *De l'eau*
- *3 œufs*
- *20 cl de crème (de riz, d'avoine, d'amandes...)*
- *Du cumin*
- *De la noix de muscade*
- *Du poivre*
- *1 pâte brisée (p. 122)*
- *Du comté*
- *1 râpe*
- *1 sauteuse avec couvercle*
- *1 saladier*
- *1 fouet*
- *1 plat à tarte*

1. Lavez les fanes des bottes de carottes, hachez-les et faites-les revenir dans la sauteuse avec un peu d'huile d'olive.
2. Ajoutez un peu d'eau, couvrez et laissez mijoter 10 min à feu doux. Ajoutez de l'eau si nécessaire.
3. Dans le saladier, battez 3 œufs, 20 cl de crème et les épices.
4. Ajoutez les fanes.
5. Foncez le plat à tarte, versez l'appareil et saupoudrez de comté que vous aurez préalablement râpé.
6. Enfournez 35 min à 180 °C (th. 6).

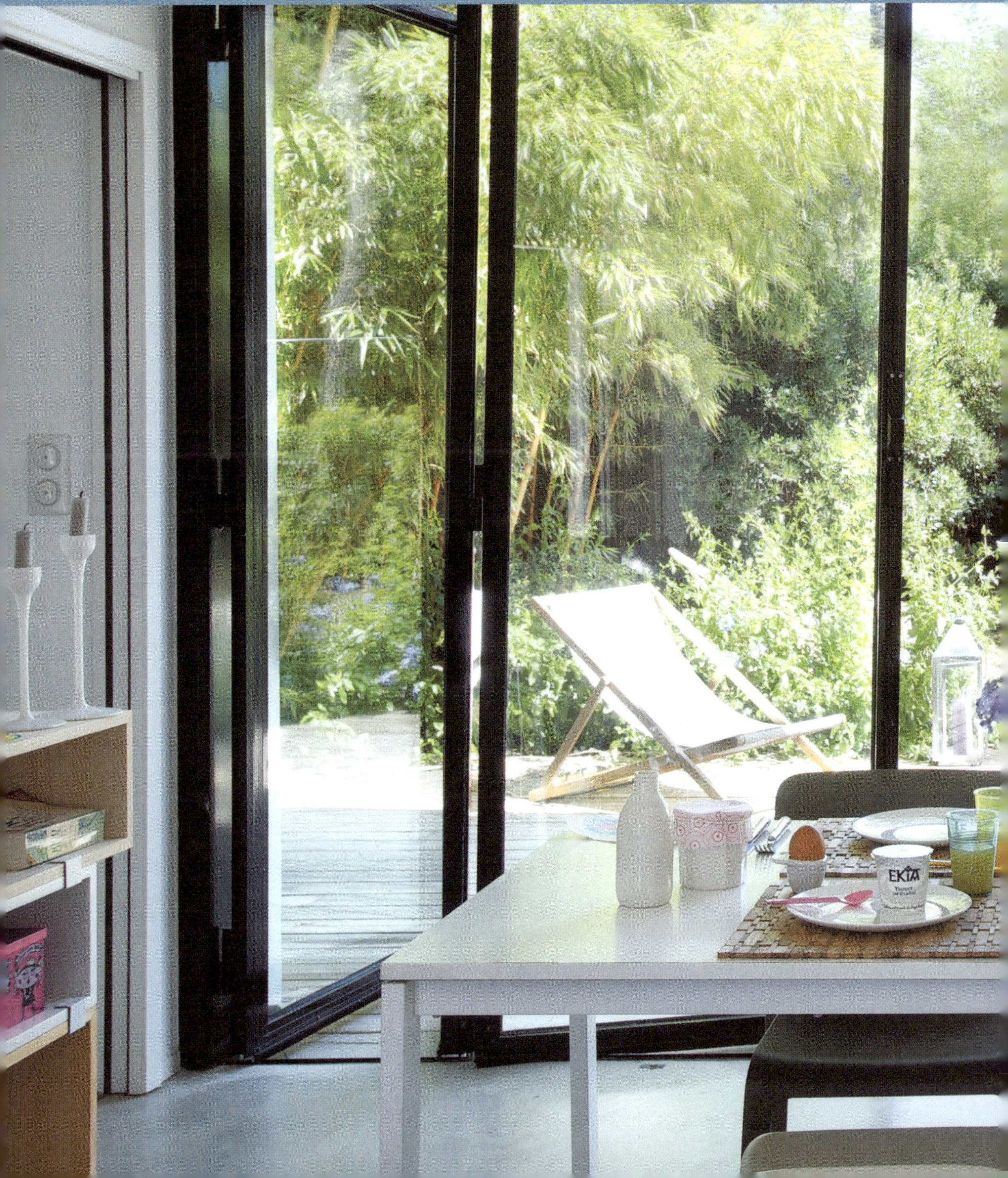
EKIA
Yaourt
artisanal

Bien chez moi

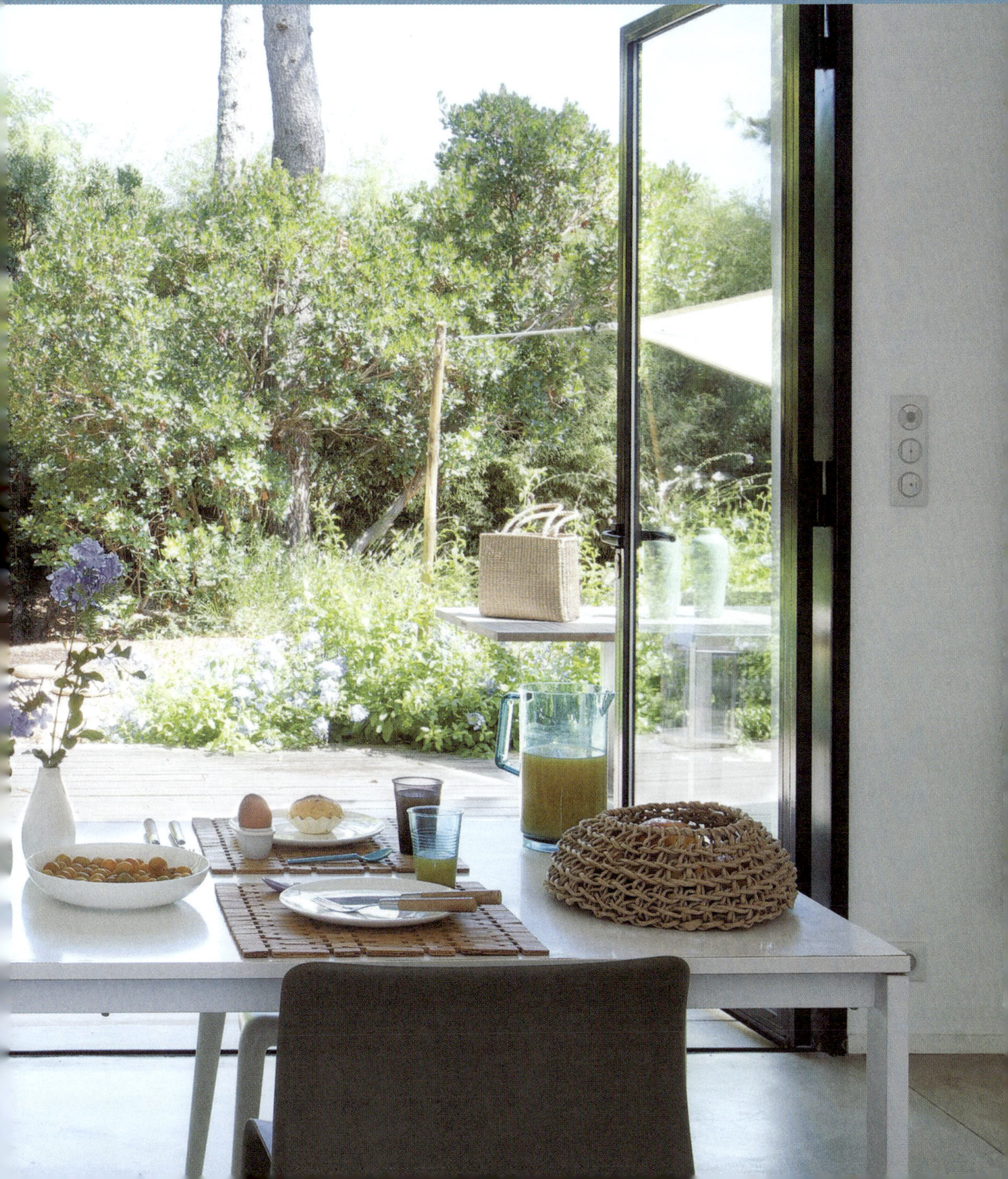

AVANT DE COMMENCER

Pourquoi faire ses produits ménagers ?

Les composants des produits industriels que nous utilisons au quotidien pour faire le ménage, bricoler ou jardiner sont corrosifs, irritants et nuisibles, tant pour notre santé que pour l'environnement car ils ne sont pas biodégradables. Ils constituent un cocktail chimique qui se retrouve dans l'air que nous respirons et dans l'eau que nous buvons, et sont la cause de nombreuses allergies, maladies respiratoires, cancers…

Le principe du fait maison

Les ingrédients naturels qu'on utilise pour faire ses propres produits ne sont pas toxiques et permettent d'en finir avec la pollution domestique et environnementale. Leur utilisation génère par ailleurs moins d'emballages et permet de faire des économies non seulement parce qu'ils sont moins coûteux, mais surtout parce qu'ils sont multi-usages.
Certes, leur emploi implique de faire son ménage différemment. Vous remarquerez qu'il faut souvent laisser aux produits le temps d'agir et, parfois, recommencer. Mais, surtout, vous constaterez à quel point il est satisfaisant de devenir un consommateur actif. C'est cette prise de conscience qui récompensera vos efforts au centuple.

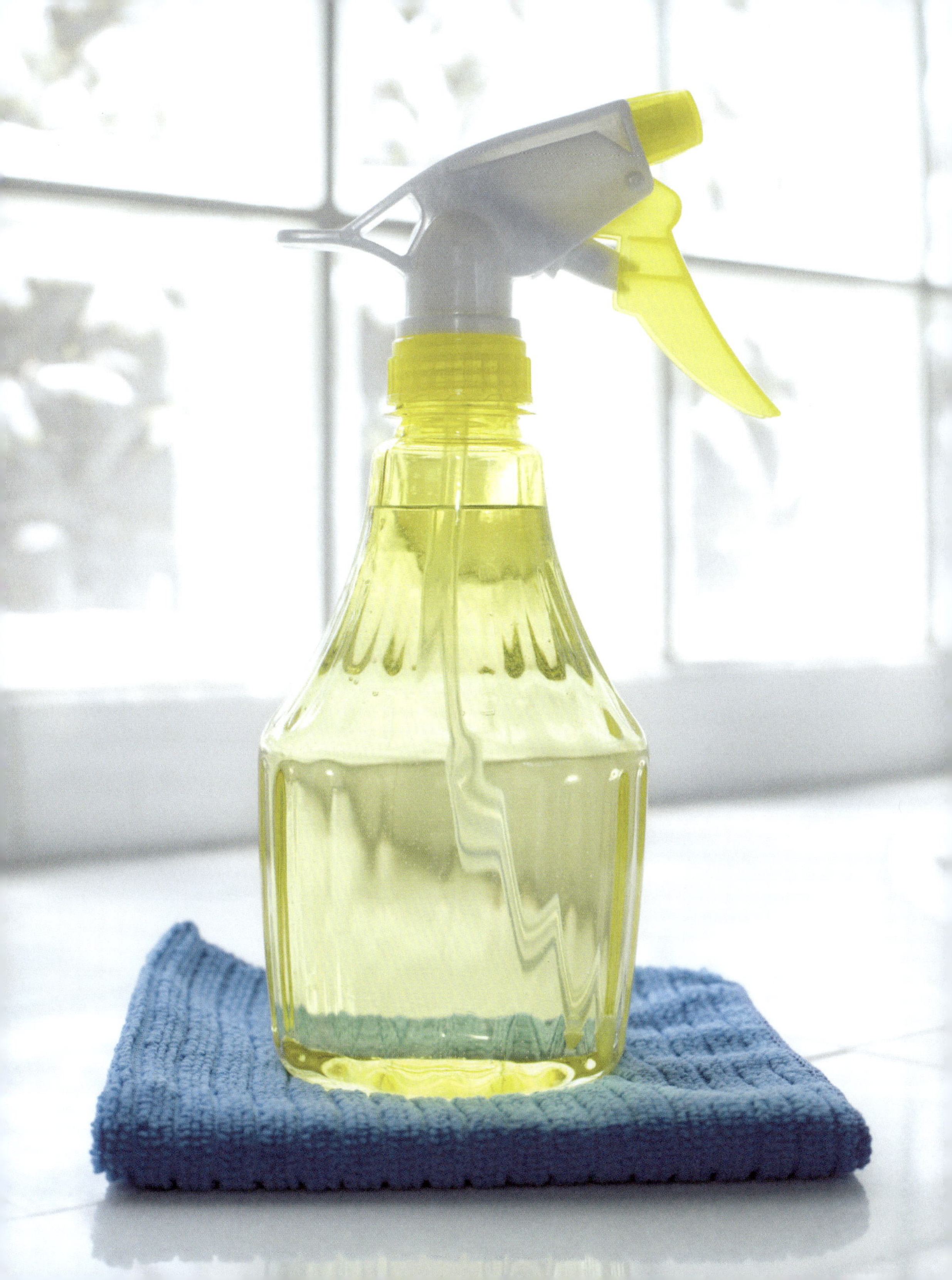

LES PRODUITS

Ils se stockent au sec. Les recettes qui mélangent vinaigre blanc et cristaux de soude ne se conservent pas. N'hésitez pas à acheter vos produits en grand conditionnement, car c'est plus économique et plus écologique. Optez de préférence pour des emballages en matière recyclable (carton ou papier kraft) plutôt qu'en plastique.

1 Vinaigre blanc • Prix moyen : 1 € pour 1,5 l

Grâce à ses nombreuses propriétés, c'est une base incontournable. Également appelé « vinaigre de cristal » ou « vinaigre d'alcool », il est non toxique et très économique. Désinfectant, détachant, détartrant et nettoyant, il désodorise, fait briller, lutte contre les moisissures et assouplit le linge. Prenez garde aux ruses des grandes surfaces : le vinaigre est plus coûteux si vous le cherchez au rayon droguerie. Au rayon assaisonnement, il est deux fois moins cher...

2 Bicarbonate de soude • Prix moyen : 6 € pour 1 kg

Également appelé bicarbonate de sodium, le bicarbonate de soude est tout aussi polyvalent que le vinaigre blanc. Il dégraisse et détache, neutralise les odeurs, limite la prolifération des mauvaises bactéries et adoucit l'eau.

3 Cristaux de soude • Prix moyen : 3 € pour 500 g

Plus agressifs que le bicarbonate de soude et donc plus puissants, les cristaux de soude sont particulièrement utiles pour nettoyer l'émail des sanitaires, adoucir l'eau de la lessive, déboucher les canalisations et dégraisser. Ils sont agressifs pour la peau, alors protégez-vous avec des gants lorsque vous les manipulez, et ne les utilisez pas sur de l'aluminium, car vous l'endommageriez.

4 Percarbonate de soude • Prix moyen : 5 € pour 500 g

Également appelé « percarbonate de sodium », c'est un détachant et un blanchissant qui s'emploie essentiellement pour le linge blanc. Mettez des gants pour l'utiliser, car il peut être irritant pour la peau, et ne le mélangez pas avec l'acide citrique.

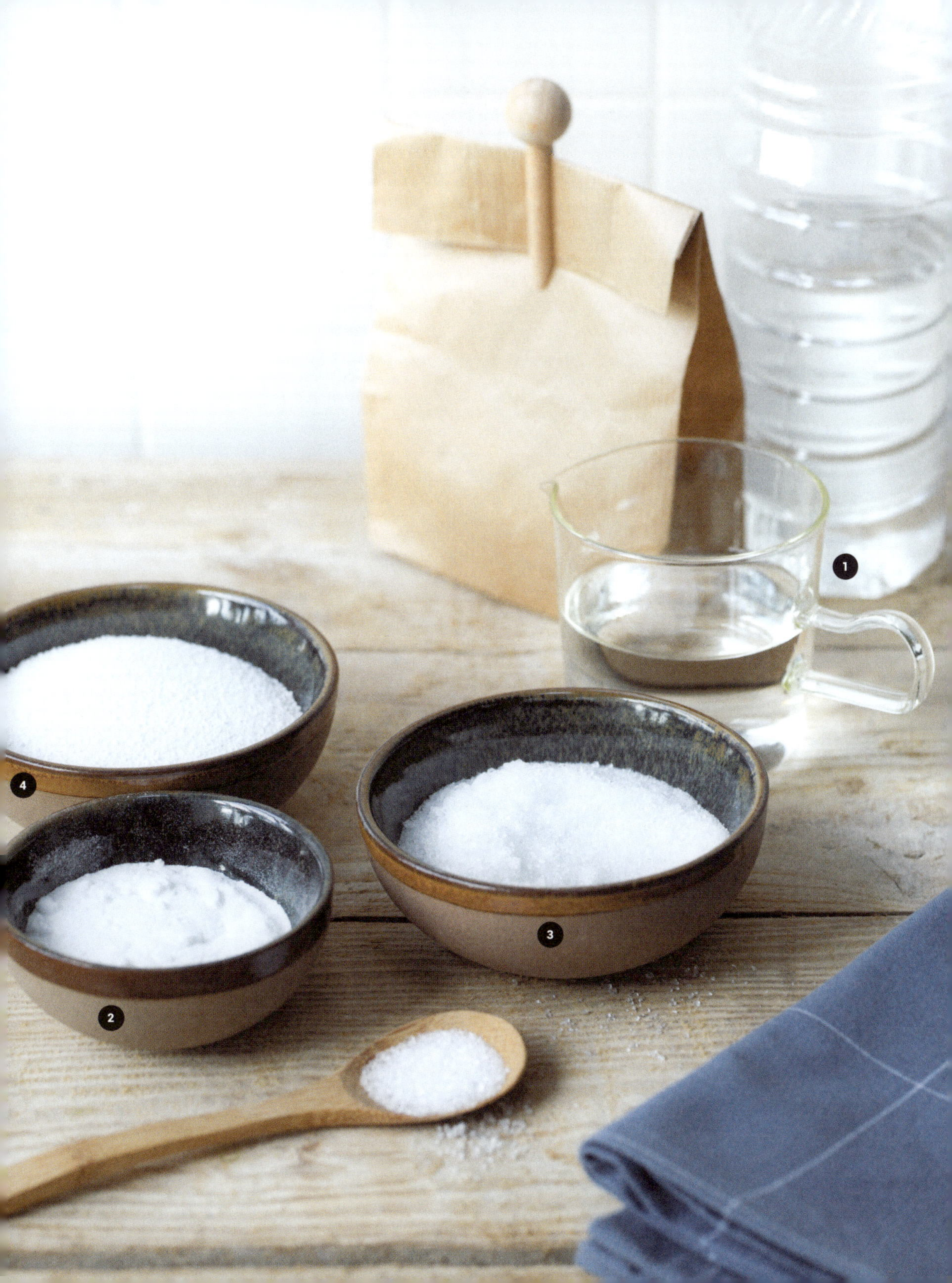
1
4
3
2

5 Acide citrique • Prix moyen : 9 € pour 1 kg

C'est l'arme absolue contre le tartre récalcitrant. Mettez des gants pour l'utiliser, car il peut être irritant pour la peau. Et ne versez jamais l'eau dans l'acide mais l'acide dans l'eau.

6 Terre de Sommières • Prix moyen : 5 € pour 500 g

Cette poudre d'argile est un détachant hors pair qui absorbe les taches de graisse. Il s'utilise à sec sur toutes les surfaces.

7 Huiles essentielles • Prix : à partir de 5 € pour 15 ml

Antiseptiques et antibactériennes, les huiles essentielles parfument et boostent vos recettes. Dans un premier temps, inutile de toutes les collectionner, car cela vous reviendrait cher. Optez plutôt pour le quatuor de choc : citron, arbre à thé (tea tree), lavande et eucalyptus, que vous choisirez issu de l'agriculture biologique (logo AB). Très puissantes, les huiles essentielles sont irritantes lorsqu'elles entrent en contact avec les yeux ou les muqueuses. Si cela vous arrive, ne rincez pas avec de l'eau, qui ne les dissout pas, mais avec une huile végétale qui les absorbera, puis consultez un médecin.

8 Savon noir • Prix moyen : 7 € pour 1 l

Il se compose d'ingrédients d'origine végétale et biodégradables (potasse additionnée d'une ou de plusieurs huiles de qualité). Dégraissant et détachant, il s'utilise absolument pour tout. Vous le trouverez commercialisé sous différentes formes, mais choisissez-le de préférence liquide et bio. Il s'utilise pur ou dilué dans l'eau.

9 Savon de Marseille • Prix moyen : 7 € pour 1 kg en paillettes ; 4 € en savon solide

C'est un antiseptique fabriqué à base d'huiles végétales. C'est aussi un détachant idéal pour le linge. Attention au savon industriel qui peut contenir de nombreux additifs, colorants et parfums, ce qui réduit sa biodégradabilité. On le trouve en bloc et en copeaux.

10 Sel (gros et fin) • Prix moyen : 3 € pour 1 kg

Il détache, décape, désodorise et fixe la couleur.

11 Huile d'olive • Prix : à partir de 8 € pour 1 l

Elle détache et nourrit les meubles en bois. Pour l'entretien de la maison, inutile d'investir dans une huile nutritive de qualité (première pression à froid), qui est beaucoup plus coûteuse et qu'il vaut mieux réserver pour l'alimentation et pour les cosmétiques.

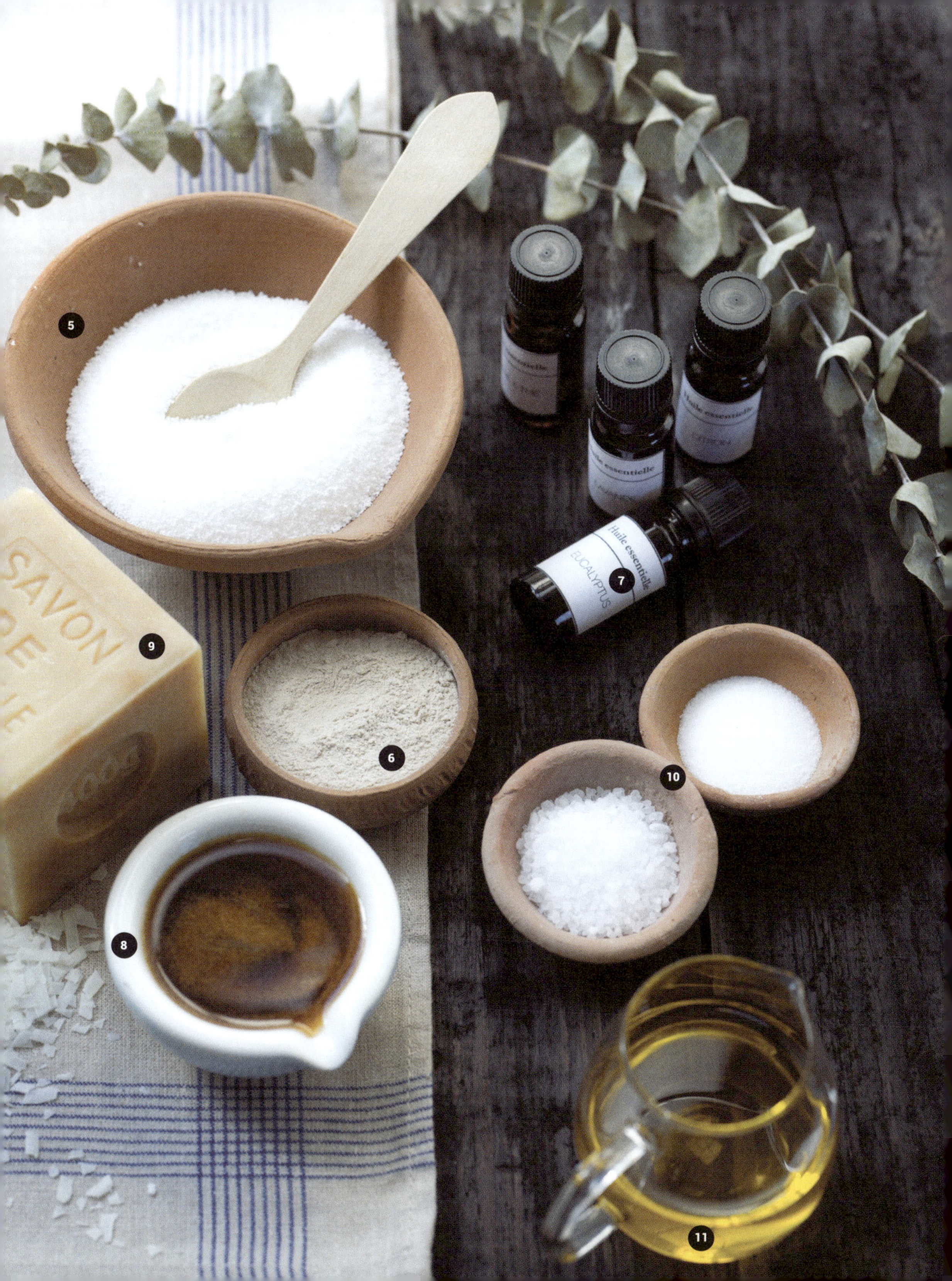
5
Huile essentielle
Huile essentielle
Huile essentielle
EUCALYPTUS
7
SAVON
DE
9
6
10
8
11

12 Huile de ricin • Prix moyen : 12 € pour 100 ml

Elle protège le cuir verni et la peau et s'utilise aussi bien sur le mobilier que sur les vêtements et accessoires (sac à main, ceinture, chaussures...). Elle conserve au cuir ses propriétés et le rend plus brillant et plus résistant.

13 Huile de lin • Prix moyen : 8 € pour 1 l

Elle est particulièrement adaptée pour le soin du bois : elle le rend hydrofuge en déposant un film protecteur tout en lui redonnant de l'éclat.

14 Blanc de Meudon (ou blanc d'Espagne) • Prix moyen : 4 € pour 500 g

Issu des carrières de craie du Bassin parisien, le blanc de Meudon est une poudre blanche fine qui absorbe et fait briller. C'est aussi un abrasif très doux mais efficace.

15 Terre de diatomée • Prix moyen : 7 € pour 250 g

La terre de diatomée tire son nom de la diatomite, une roche sédimentaire siliceuse organique et fossile. C'est un insecticide totalement naturel qui compte parmi les plus efficaces.

16 Citron • Prix moyen : 0,50 € pour 1 pièce

Écologique et naturel, le citron détartre, décape et désinfecte grâce à l'acide citrique qu'il contient. Il s'utilise pur, mais aussi combiné à d'autres produits.

Zoom sur :

L'eau de Javel

L'eau de Javel est un produit hautement toxique pour la santé et pour l'environnement. Elle fragilise l'immunité en détruisant les bonnes bactéries et elle est corrosive pour les voies respiratoires. Et surtout, elle ne nettoie pas puisqu'elle ne contient pas de tensioactifs.

Les lingettes jetables

Leur commerce et leur utilisation sont une absurdité, car depuis leur fabrication jusqu'à leurs déchets, en passant par les coûts de transport et d'emballage, les lingettes sont fortement émettrices de CO_2. Tout ça pour une utilisation unique...

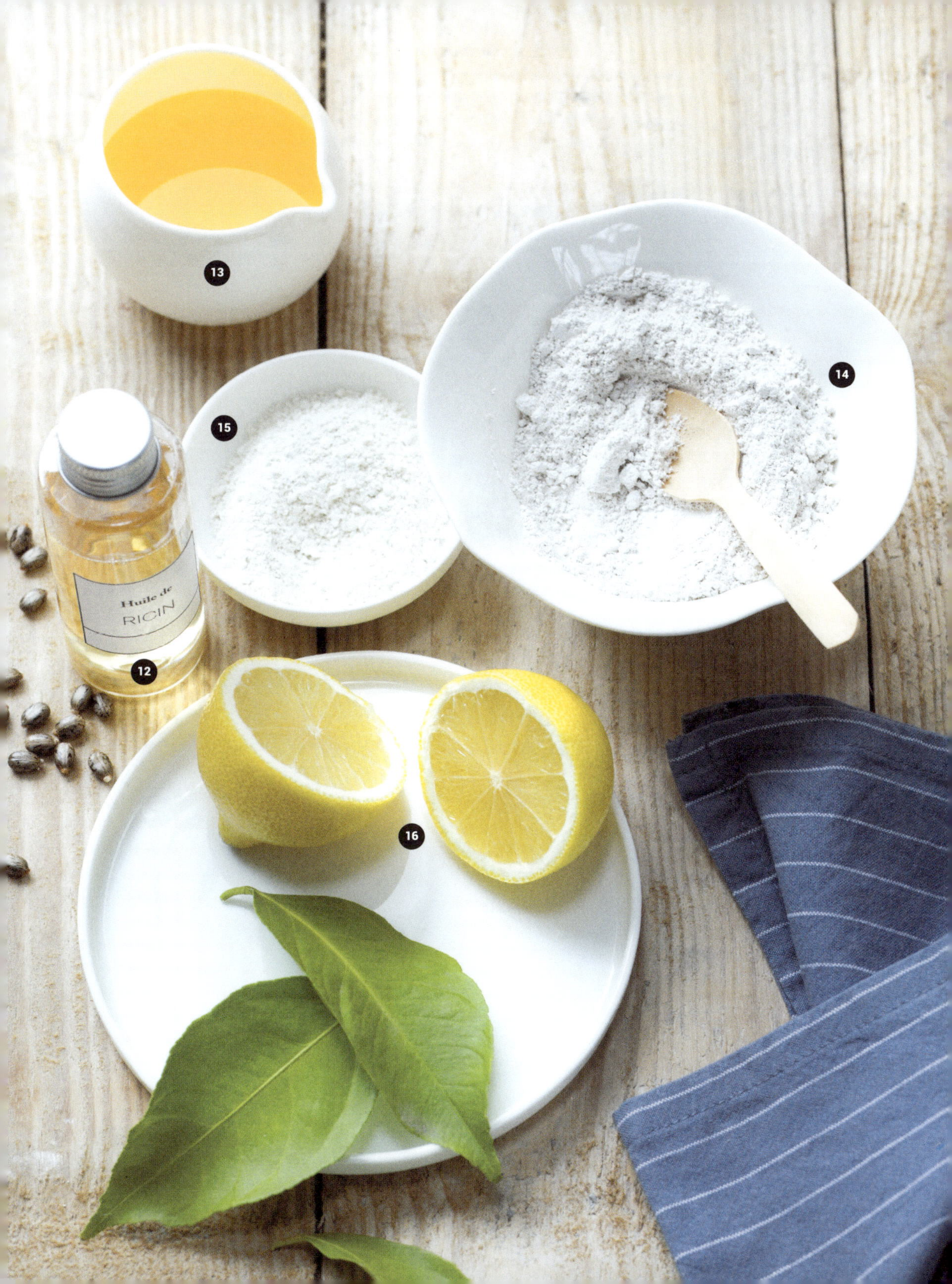
13
14
15
Huile de
RICIN
12
16

LE MATÉRIEL

Faites le point avec ce que vous possédez déjà pour ne pas vous retrouver avec des doublons et commencez par acheter ceux qui vous permettront de composer les deux recettes de base : le nettoyant multi-usage (p. 146) et la pierre d'argile (p. 147).

Pour nettoyer :

* **Chiffon en microfibre** • **Prix moyen : 7 €**
  Mélange de polyamide et de polyester, le chiffon en microfibre a un grand pouvoir d'absorption grâce à son tissage particulier. Lorsqu'il est utilisé à sec, son effet électrostatique retient la poussière de toutes les surfaces et fait briller la robinetterie. Humidifié, il est parfait pour nettoyer les surfaces vitrées. Il se lave en machine, sans adoucissant.
* **Serpillère en microfibre** • **Prix : à partir de 13 €**
  Dotée d'un grand pouvoir nettoyant, la serpillière en microfibre agrippe les saletés et n'a pour ainsi dire pas besoin de produit pour être efficace. Elle se lave en machine, sans adoucissant.
* **Raclette à vitres** • **Prix moyen : 10 €**
  Pour accélérer le séchage de vos surfaces vitrées (optionnel).
* **Vieille brosse à dents**
  Une fois que votre brosse à dents est arrivée en fin de vie, faites-la tremper 15 minutes dans de l'eau additionnée de bicarbonate de soude pour la désinfecter et rangez-la avec vos produits ménagers : elle vous sera très utile pour de nombreuses tâches.
* **Brosse à main** • **Prix moyen : 10 €**
  Pour venir à bout des taches les plus résistantes.
* **Seau** • **Prix : entre 5 et 10 €**
  Pour transporter vos produits et votre matériel d'une pièce à l'autre, pour faire tremper des objets ou pour utiliser de grosses quantités d'eau.
* **Bassine ou cuvette** • **Prix : entre 5 et 10 €**
  Pour faire tremper du linge ou des ustensiles sans monopoliser votre seau (facultatif).

Pour la préparation des produits :

* **Entonnoir** • **Prix moyen : 4 €**
  Très pratique, voire indispensable pour verser vos mélanges dans leur contenant. N'hésitez pas à en prendre deux, de taille différente.

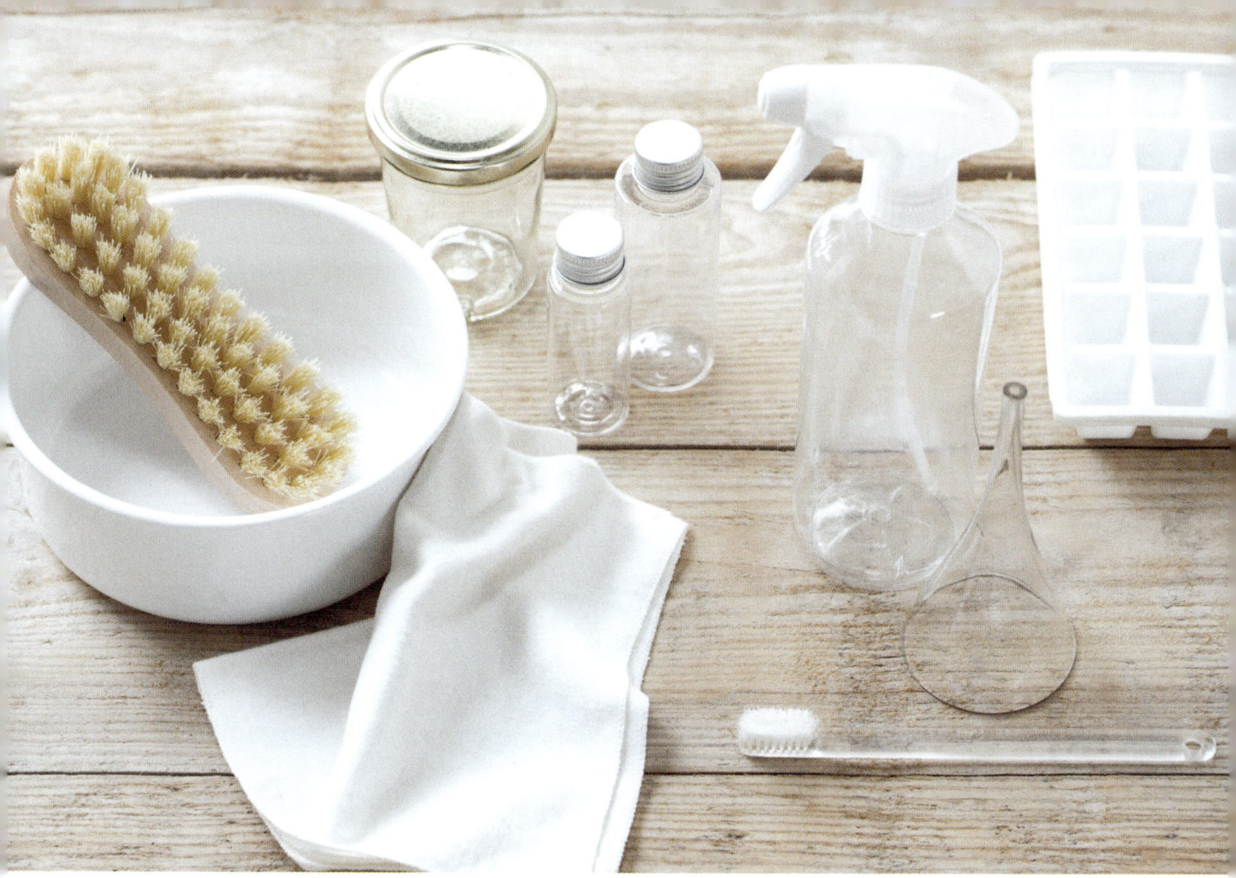

Contenants :

* **Vaporisateur** • **Prix : à partir de 4 €**
  Pour nettoyer les surfaces verticales et accéder plus facilement à certains endroits. Avant d'en acheter, regardez si vous ne pouvez pas récupérer le contenant de vos anciens produits.
* **Bidons et flacons**
  Récupérez tous ceux que vous pouvez et n'hésitez pas à détourner pots de confitures, bocaux en verre... Avant de les utiliser, lavez-les et essuyez-les correctement pour qu'il ne reste aucune trace. Une fois que vous les aurez remplis, pensez à les étiqueter pour noter le nom du produit qu'ils contiennent.
* **Bac à glaçons** • **Prix moyen : 2 €**
  Il est très utile pour mouler les tablettes de lave-vaisselle et les pastilles W.-C.

LES RECETTES DE BASE

Avec ces deux produits 100 % naturels et multifonctions, vous êtes au top pour nettoyer la maison de fond en comble, car ils s'utilisent dans toutes les pièces et sur toutes les surfaces.

NETTOYANT MULTI-USAGE

Recette

- *1 c. à café de cristaux de soude*
- *25 cl d'eau tiède*
- *1 c. à café de savon noir liquide*
- *5 gouttes d'huile essentielle d'eucalyptus*
- *1 vaporisateur et 1 entonnoir*
- *2 bols*

1. Dans un bol, mélangez les cristaux de soude avec l'eau tiède.
2. Dans l'autre bol, mélangez le savon noir et l'huile essentielle.
3. Versez les 2 préparations dans le vaporisateur et agitez.

Recette

- *1,5 l d'eau chaude*
- *3 c. à soupe de bicarbonate de soude*
- *1 verre de savon noir liquide*
- *20 gouttes d'huile essentielle de citron*
- *1 bidon de 2 l et 1 entonnoir*

1. Versez l'eau chaude dans le bidon.
2. Ajoutez le bicarbonate de soude et le savon noir.
3. Secouez, puis ajoutez l'huile essentielle. Secouez de nouveau.

Recette

- *1 c. à soupe de bicarbonate de soude*
- *5 c. à soupe de vinaigre blanc*
- *10 gouttes d'huile essentielle d'arbre à thé*
- *De l'eau*
- *1 bidon de 1 l et 1 entonnoir*

1. Dans le bidon, versez le bicarbonate de soude, le vinaigre blanc et l'huile essentielle.
2. Complétez avec de l'eau.

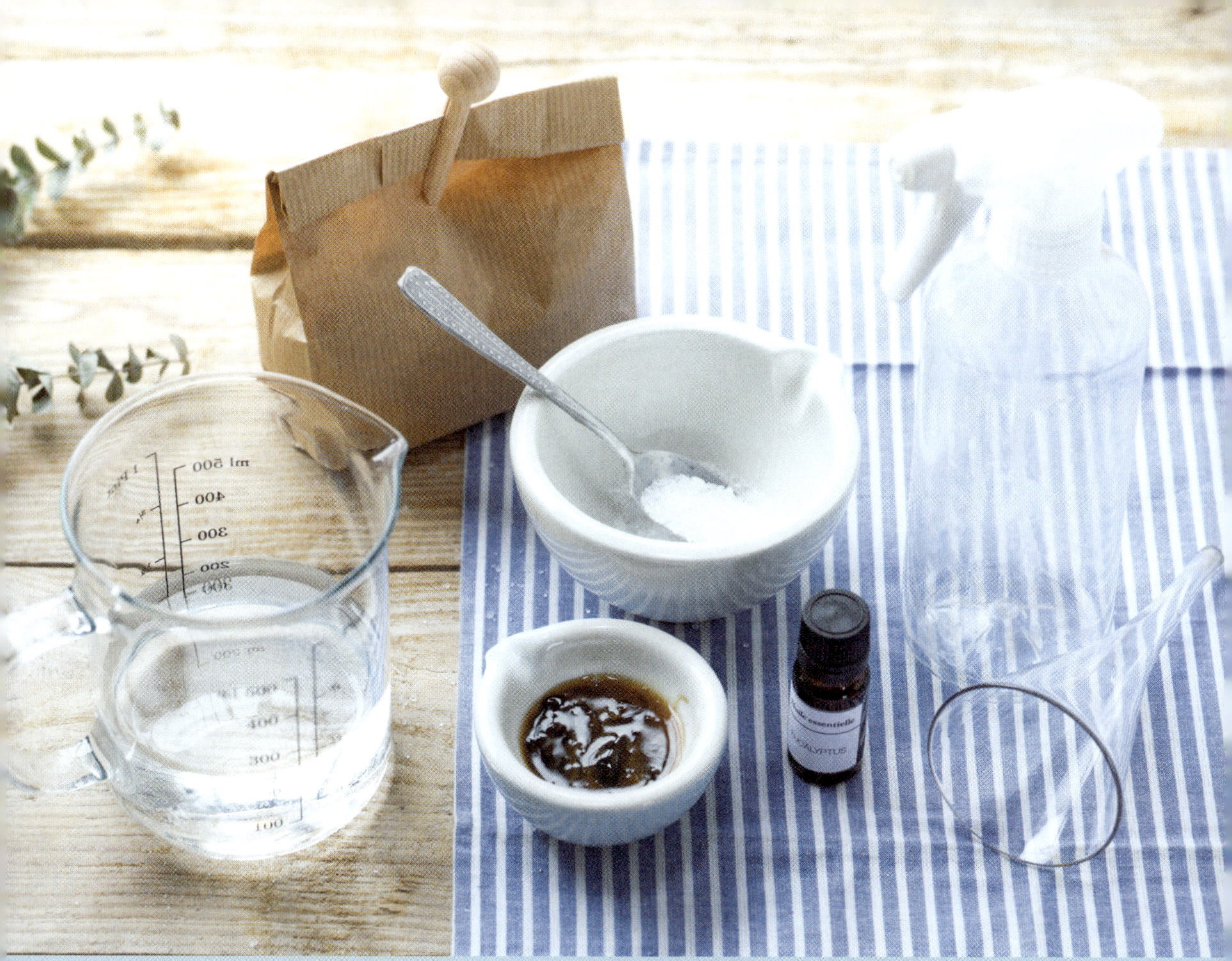

PIERRE D'ARGILE

Pour une meilleure conservation, laissez sécher la pierre après chaque usage avant de refermer le couvercle.

Recette

- *100 g de blanc de Meudon (ou d'argile blanche)*
- *50 g de bicarbonate de soude*
- *75 ml de savon noir liquide (ou de savon de Marseille)*
- *25 gouttes d'huile essentielle d'arbre à thé (ou de citron)*
- *1 pot avec couvercle de 300 ml*
- *1 petit saladier*
- *1 cuillère à soupe*
- *1 entonnoir*

1. Dans le petit saladier, mélangez le blanc de Meudon et le bicarbonate de soude.
2. Ajoutez le savon noir et l'huile essentielle. Mélangez jusqu'à obtenir une pâte.
3. Versez la préparation dans le pot en remplissant bien le fond et en égalisant la surface.
4. Laissez sécher et durcir complètement avant de refermer le couvercle (comptez 2 ou 3 jours).

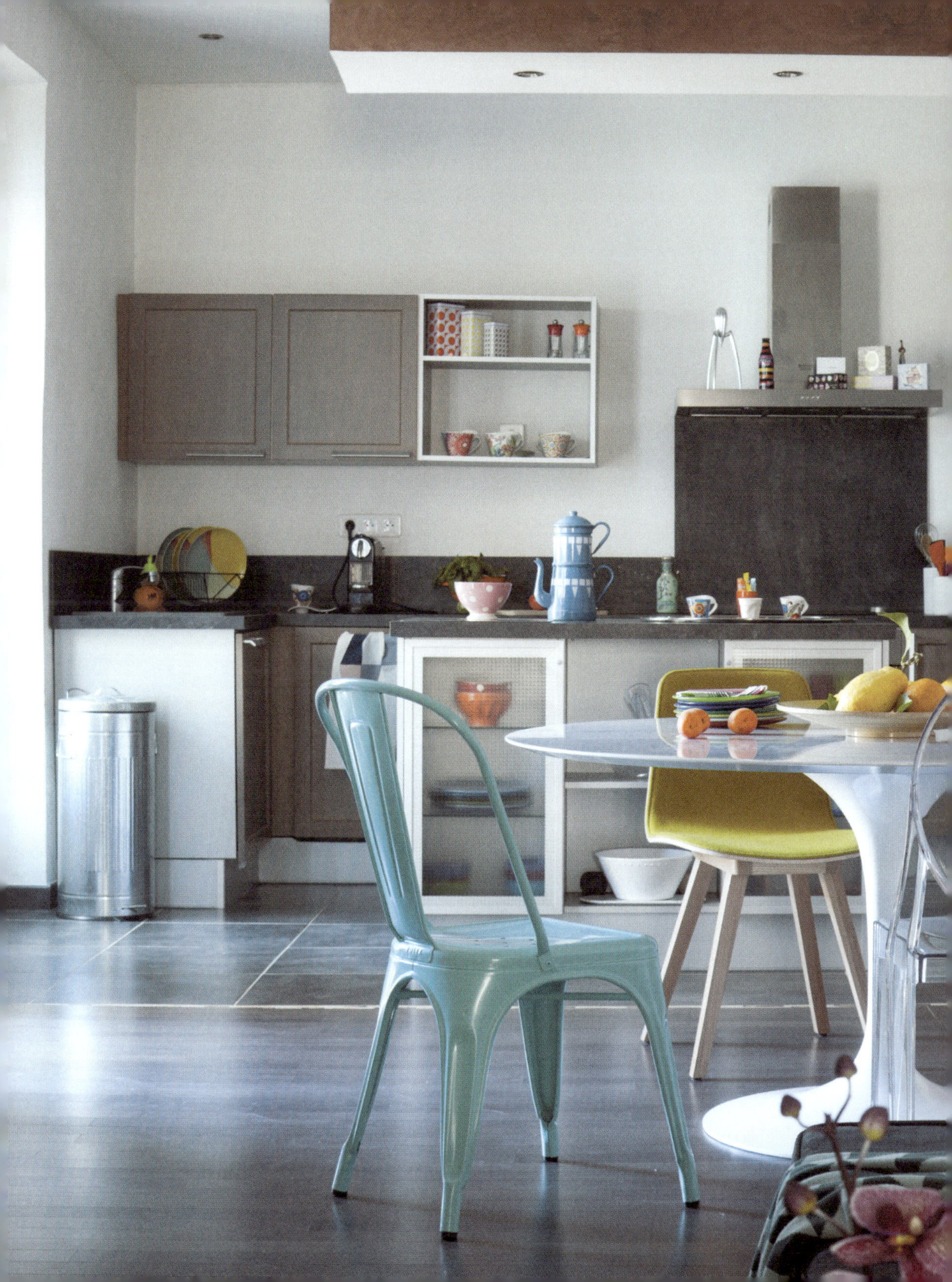

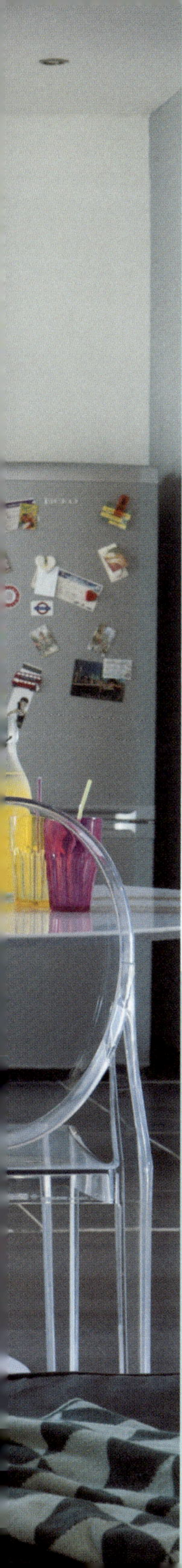

LE MÉNAGE

Pour faire le ménage dans toute la maison, inutile de multiplier les produits puisque le nettoyant multi-usage (p. 146) et la pierre d'argile (p. 147) s'occupent de tout. Les recettes qui suivent traitent uniquement des cas particuliers.

ÉLECTROMÉNAGER

Plus vous prendrez soin de votre matériel, plus vous prolongerez sa durée de vie. Ces quelques recettes vous permettront de venir à bout des dépôts de nourriture et des traces de calcaire tenaces sans recourir au chimique.

FOUR

Pour entretenir votre four, le mieux est de passer une éponge imbibée de nettoyant multi-usage (p. 146) sur les parois après chaque utilisation, dès que le four a baissé en température : le nettoyage n'en sera que plus facile et vous ne subirez pas de dégagements de fumée chaque fois que vous l'utiliserez.

Recette

DÉGRAISSER

- *Du bicarbonate de soude*
- *De l'eau*
- *1 éponge*
- *1 bol*
- *1 cuillère à soupe*

1. Dans le bol, mélangez le bicarbonate de soude avec un peu d'eau jusqu'à obtenir une pâte solide.
2. Étalez cette pâte à l'éponge sur les parois et laissez agir toute une nuit.
3. Frottez à l'éponge et rincez à l'eau claire.

Pour nettoyer votre four, déposez quelques gouttes de savon noir liquide sur une éponge humide et enduisez les parois. Laissez agir toute une nuit et rincez à l'eau claire.

Recette

DÉGRAISSER +

- *1 c. à café de cristaux de soude*
- *2 c. à café d'eau tiède*
- *4 c. à soupe de savon noir*
- *10 gouttes d'huile essentielle d'arbre à thé*
- *1 éponge*
- *1 chiffon en microfibre*
- *1 bol*

1. Dans le bol, dissolvez les cristaux de soude dans l'eau tiède.
2. Ajoutez le savon noir et mélangez.
3. Ajoutez l'huile essentielle et mélangez.
4. Appliquez la crème obtenue sur les parois à l'aide de l'éponge et laissez agir 15 min.
5. Frottez et rincez à l'eau tiède.
6. Essuyez avec le chiffon en microfibre.

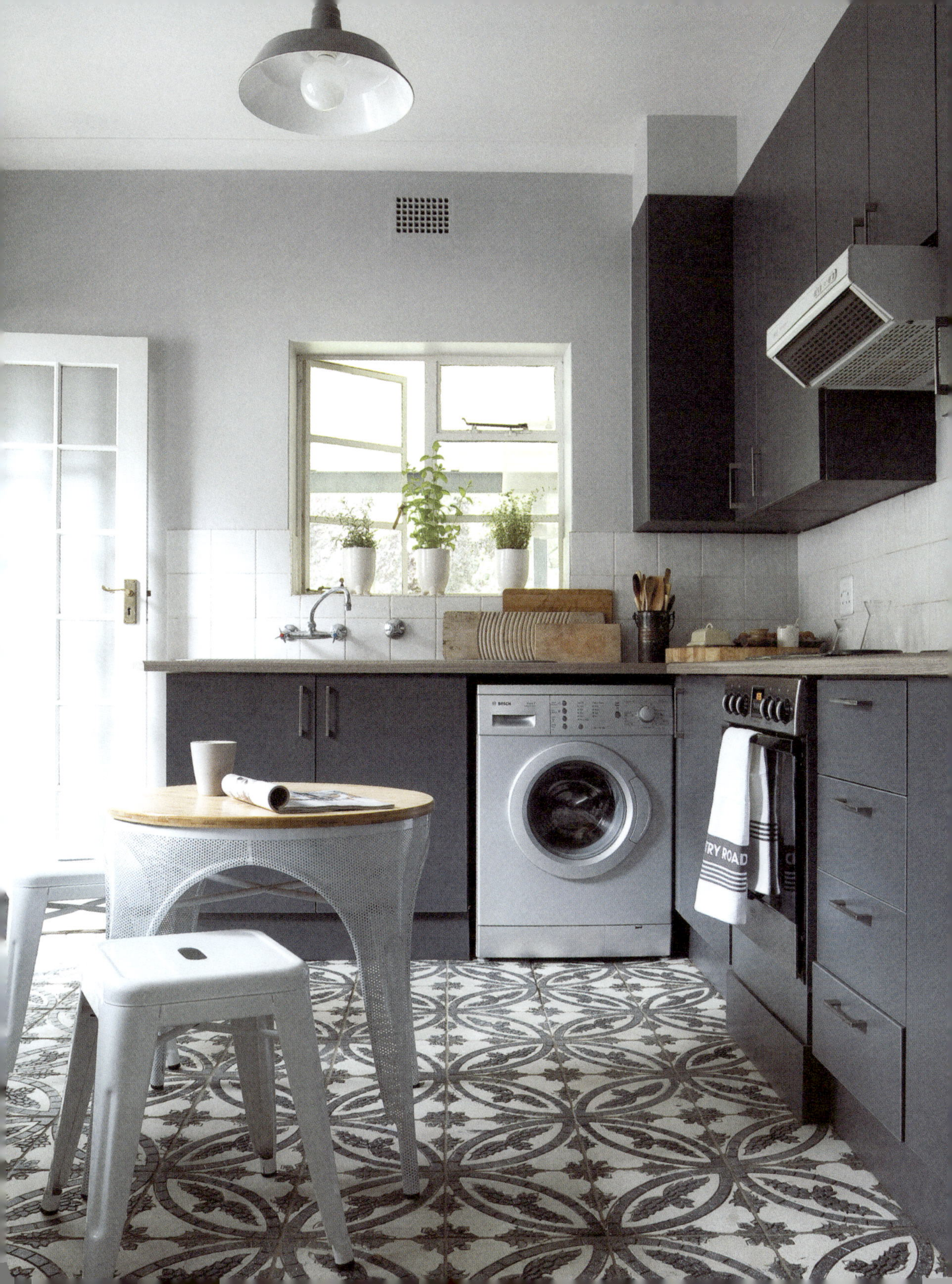
BOSCH
TRY ROAD

PLAQUE DE CUISSON
EN VITROCÉRAMIQUE OU À INDUCTION

La pierre d'argile est parfaite pour nettoyer ces surfaces. Si vous devez employer de plus grands moyens, les recettes qui suivent vont probablement vous sauver.

Recette

- *4 c. à soupe de blanc de Meudon*
- *4 c. à soupe de savon noir*
- *2 c. à café d'eau*
- *2 gouttes d'huile essentielle d'arbre à thé (ou de citron)*
- *1 vaporisateur*
- *1 entonnoir*
- *1 éponge et 1 chiffon*
- *1 bol*

1. Dans le bol, mélangez le blanc de Meudon et le savon noir. Remuez jusqu'à ce que ce soit homogène.
2. Versez dans le vaporisateur et ajoutez l'eau et l'huile essentielle. Secouez pour mélanger.
3. Vaporisez sur les plaques et laissez agir 5 min.
4. Frottez à l'éponge et essuyez avec le chiffon.

CUISINIÈRE À GAZ

Pour décrasser vos brûleurs à gaz, placez-les dans des cristaux de soude et laissez agir une nuit entière avant de les brosser. Rincez.

HOTTE ASPIRANTE

Pour un entretien régulier de votre hotte, utilisez le nettoyant multi-usage (p. 146) ou du savon noir liquide. Déposez quelques gouttes sur une éponge et frottez en faisant de petits cercles, puis rincez à l'eau chaude.

Si votre hotte est vraiment encrassée, recourez à la pierre d'argile. Frottez en faisant de petits cercles et sans forcer. Rincez à l'eau froide et essuyez avec un chiffon en microfibre.

FOUR À MICRO-ONDES

Recette

- *Du vinaigre blanc*
- *5 gouttes d'huile essentielle d'arbre à thé (ou de citron)*
- *1 éponge*
- *1 bol*

1. Dans le bol, versez un peu de vinaigre blanc et ajoutez l'huile essentielle.
2. Placez le tout dans le micro-ondes et faites fonctionner 3 min à pleine puissance.
3. Essuyez les parois à l'éponge et laissez sécher.

(Voir p. 73 ➡ les méfaits du micro-ondes)

RÉFRIGÉRATEUR/CONGÉLATEUR

Recette

- *1 l d'eau chaude*
- *1 grosse c. à soupe de cristaux de soude*
- *Du nettoyant multi-usage (p. 146)*
- *Du vinaigre blanc*
- *1 seau*
- *1 éponge*

1. Versez l'eau chaude dans le seau.
2. Ajoutez les cristaux de soude et 1 bouchon de nettoyant multi-usage.
3. Nettoyez les éléments du réfrigérateur ou du congélateur.
4. Avec une éponge imbibée de nettoyant multi-usage, nettoyez l'appareil et laissez poser jusqu'au lendemain.
5. Sans rincer, passez un coup d'éponge imbibée d'un peu de vinaigre blanc et laissez sécher.

Le nettoyant multi-usage est amplement suffisant pour entretenir régulièrement vos appareils. S'ils sont très encrassés, cette recette devrait régler son compte à la saleté la plus tenace.

Pour dégivrer facilement votre congélateur, placez un récipient d'eau bouillante et laissez la porte ouverte : les blocs de glace se décolleront tout seuls.

LAVE-VAISSELLE

Une fois par mois, versez 2 cuillères à soupe d'acide citrique dans le bac de lavage et faites tourner le lave-vaisselle à vide. Nettoyez régulièrement le filtre et la grille avec une brosse à dents et désincrustez les saletés qui se logent dans les bras de lavage avec un trombone déplié. Enfin, désencrassez le joint de la porte avec du vinaigre blanc ou avec du nettoyant multi-usage.

MACHINE À LAVER

Quatre fois par an, versez un demi-litre de vinaigre blanc dans le bac de lavage et lancez un programme court sans essorage. Nettoyez également le bac à produits avec du vinaigre blanc. Et après chaque lavage, pensez à laisser ouverte la porte du tambour pour éviter la formation de moisissures. Enfin, essuyez régulièrement le joint avec un chiffon sec en microfibre.

BOUILLOIRE ET CAFETIÈRE ÉLECTRIQUE **DÉTARTRER**

Versez 2 cuillères à soupe de vinaigre blanc par litre de contenance, remplissez d'eau et mettez en marche. Une fois que l'appareil s'est arrêté, rincez-le plusieurs fois à l'eau claire.

CAFETIÈRE À DOSETTES **DÉTARTRER**

Remplissez le réservoir d'eau et ajoutez 2 cuillères à soupe de vinaigre blanc. Écoulez tout le contenu et rincez en faisant tourner un cycle à l'eau claire.

BLENDER **NETTOYER**

Le mieux est de le nettoyer tout de suite après l'avoir utilisé. En cas d'oubli, remplissez la moitié du pichet avec de l'eau bouillante et ajoutez 1 verre de vinaigre blanc. Faites tourner à pleine puissance et rincez à l'eau chaude.

FER À REPASSER

Recette

DÉTARTRER

- *De l'eau*
- *Du vinaigre blanc*
- *De l'acide citrique*
- *1 bassine*
- *1 chiffon doux*

1. Remplissez le réservoir du fer à repasser d'un mélange constitué pour moitié d'eau et pour moitié de vinaigre blanc. Faites chauffer le fer et laissez le mélange s'évaporer.
2. Versez 1 l d'eau chaude dans la bassine et faites dissoudre 5 cuillères à café d'acide citrique dedans.
3. Faites tremper la semelle de votre fer dans ce mélange (sans l'immerger) pendant 1 h. Grattez avec un chiffon doux.

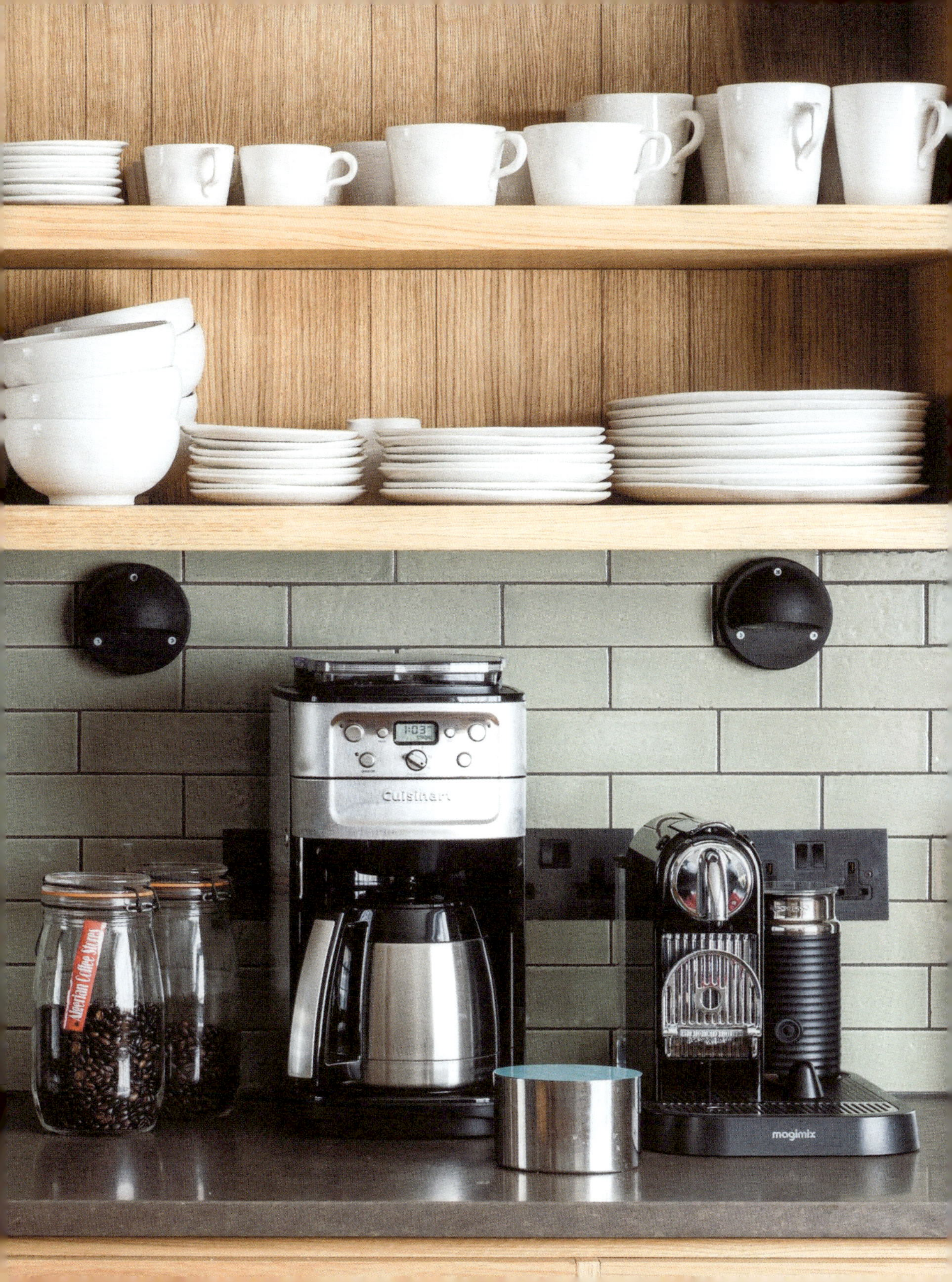
Algerian Coffee Stores
Cuisinart
magimix

BAIGNOIRE/DOUCHE & LAVABO/ÉVIER

L'ennemi numéro un des éléments en contact avec l'eau… c'est l'eau ! Ou plus précisément le calcaire qu'elle contient.

POMMEAU DE DOUCHE

Recette

DÉTARTRER

- *25 cl d'eau chaude*
- *25 cl de vinaigre blanc*
- *1 brosse*
- *1 seau*

1. Remplissez le seau d'eau chaude additionnée de vinaigre blanc et plongez-y le pommeau de douche.
2. Laissez poser 30 min, puis frottez avec la brosse avant de rincer.

BEC MÉLANGEUR ET ROBINET

Recette

DÉTARTRER

- *Du vinaigre blanc*
- *De l'eau chaude*
- *1 vaporisateur et 2 chiffons*

1. Vaporisez du vinaigre blanc sur le bec mélangeur et sur le robinet, puis enveloppez-les d'un chiffon humidifié avec de l'eau chaude. Laissez poser toute une nuit.
2. Rincez et essuyez avec un chiffon pour faire briller.

RIDEAU DE DOUCHE

NETTOYER

Si votre rideau de douche est encrassé et rigidifié par le calcaire, faites-le tremper 1 h dans de l'eau chaude vinaigrée, puis mettez-le en machine en ajoutant 3 cuillères à soupe de bicarbonate de soude dans le tambour.

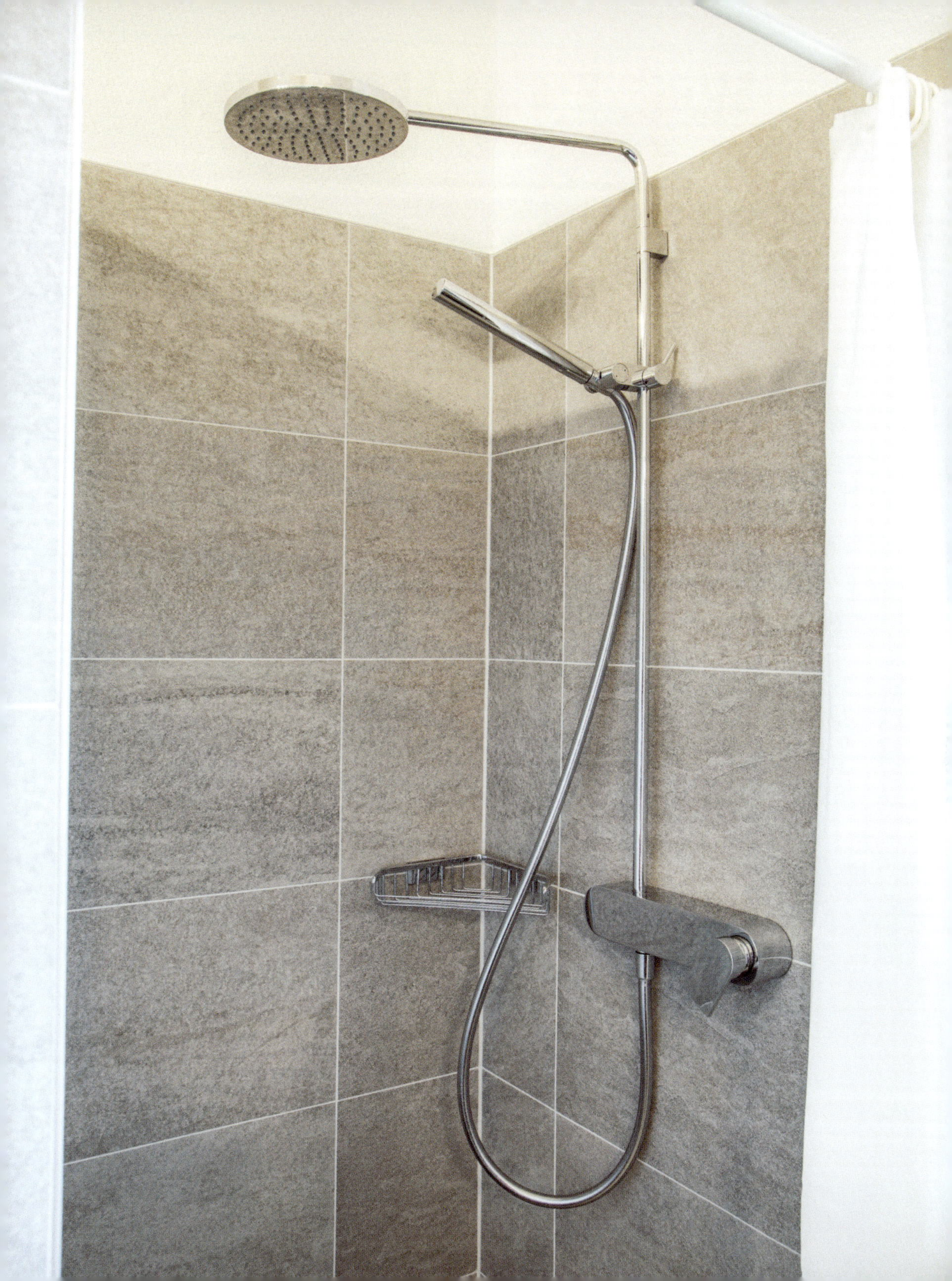

W.-C. & CANALISATIONS

Pour éviter l'engorgement des canalisations et l'encrassement des W.-C., mieux vaut entretenir le plus régulièrement possible.
Rassurez-vous, cela ne prend que très peu de temps. Et si le mal est déjà fait, il existe des solutions pour agir efficacement et sans polluer.

W.-C.

Recette

DÉTARTRER

- *2 c. à soupe d'acide citrique*
- *4 c. à soupe de vinaigre blanc*
- *2 verres d'eau*
- *10 gouttes d'huile essentielle d'arbre à thé*
- *1 vaporisateur*
- *De la ouate*
- *1 brosse*
- *1 entonnoir*

1. Versez l'acide citrique, le vinaigre blanc, l'eau et l'huile essentielle dans le vaporisateur.
2. Imbibez la ouate de ce mélange et appliquez-la sous les rebords.
3. Vaporisez aussi le mélange sur la paroi des W.-C.
4. Laissez agir 20 min et brossez.
5. Rincez en tirant la chasse d'eau.

Recette

DÉTACHER LE FOND

- *50 cl de vinaigre blanc*
- *3 c. à soupe de bicarbonate de soude*
- *3 c. à soupe de sel fin*
- *50 cl d'eau bouillante*
- *1 brosse*
- *1 spatule en bois ou en plastique (optionnel)*

1. Versez 25 cl de vinaigre blanc bouillant dans les W.-C. et laissez agir toute une nuit.
2. Brossez et tirez la chasse.
3. Versez le bicarbonate de soude, le sel fin, 25 cl de vinaigre blanc et l'eau bouillante dans les W.-C.
4. Brossez, puis laissez agir 30 min avant de brosser de nouveau.
5. Tirez la chasse pour rincer. Si les taches sont résistantes, utilisez la spatule en bois ou en plastique pour gratter, et renouvelez l'opération autant que nécessaire.

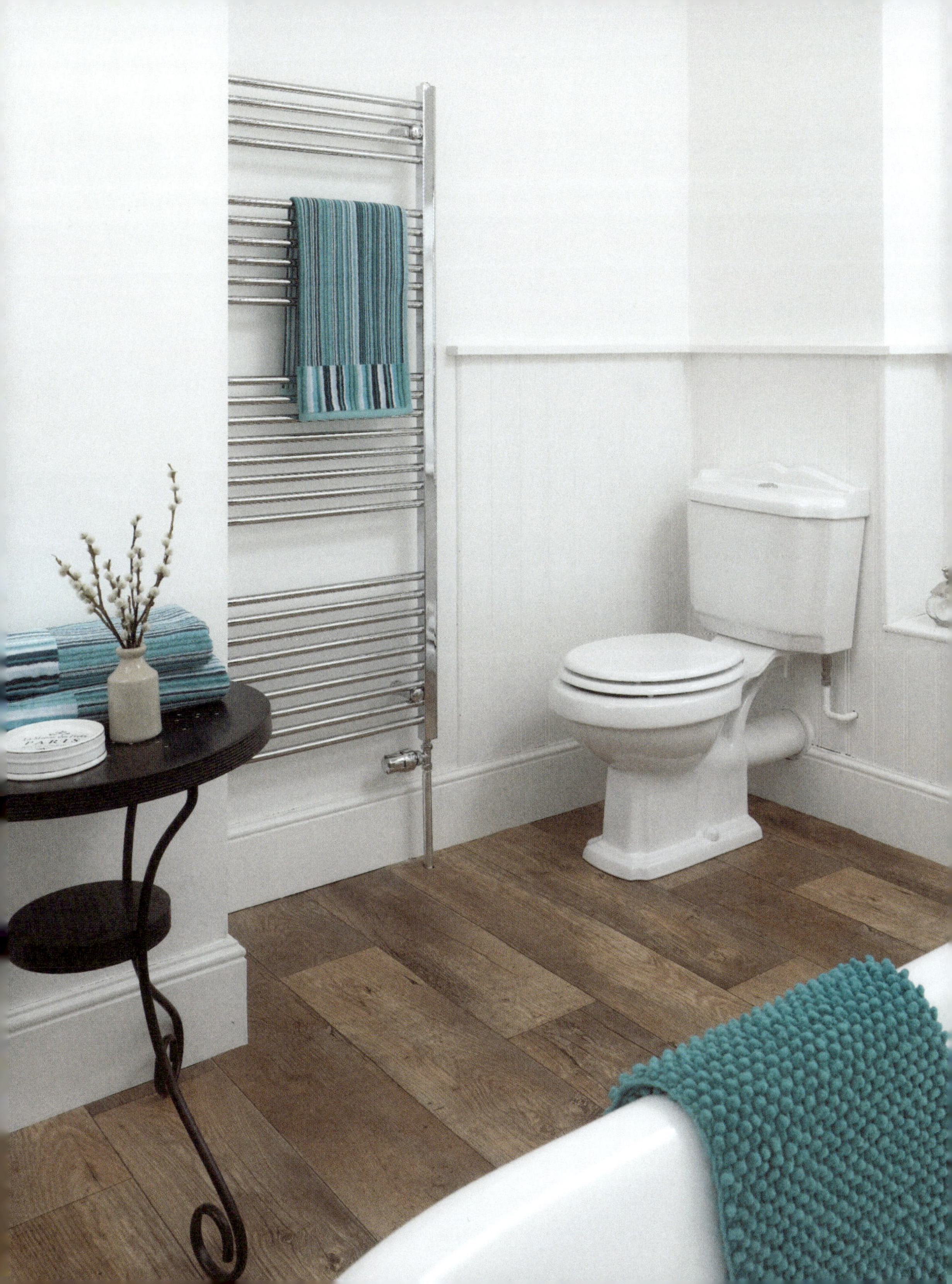
PARIS

Recette

EMPÊCHER LA FORMATION DE TARTRE

- *3 c. à soupe d'acide citrique*
- *1 l d'eau bouillante*
- *10 gouttes d'huile essentielle d'arbre à thé*
- *1 éponge*
- *1 seau*

Fréquence : 1 fois par semaine

1. Dans le seau, versez l'eau bouillante additionnée d'huile essentielle et ajoutez l'acide citrique.
2. Versez dans les W.-C. et laissez agir 30 min (profitez-en pour immerger la brosse).
3. Frottez avant de tirer la chasse.

Recette

DÉSINFECTER

- *5 c. à soupe de savon noir liquide*
- *4 c. à soupe de percarbonate de soude*
- *4 c. à soupe de cristaux de soude*
- *1 c. à soupe de sel fin*
- *15 gouttes d'huile essentielle d'arbre à thé (ou de citron)*
- *1 bac à glaçons*
- *1 petit saladier*

1. Dans le petit saladier, mélangez le savon noir, le percarbonate de soude, les cristaux de soude, le sel fin et l'huile essentielle.
2. Répartissez la pâte obtenue dans le bac à glaçons en tassant un peu.
3. Laissez sécher une nuit à température ambiante avant de démouler vos pastilles.

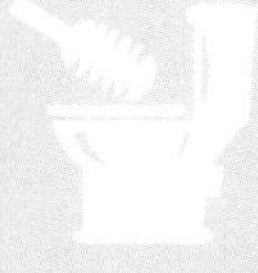

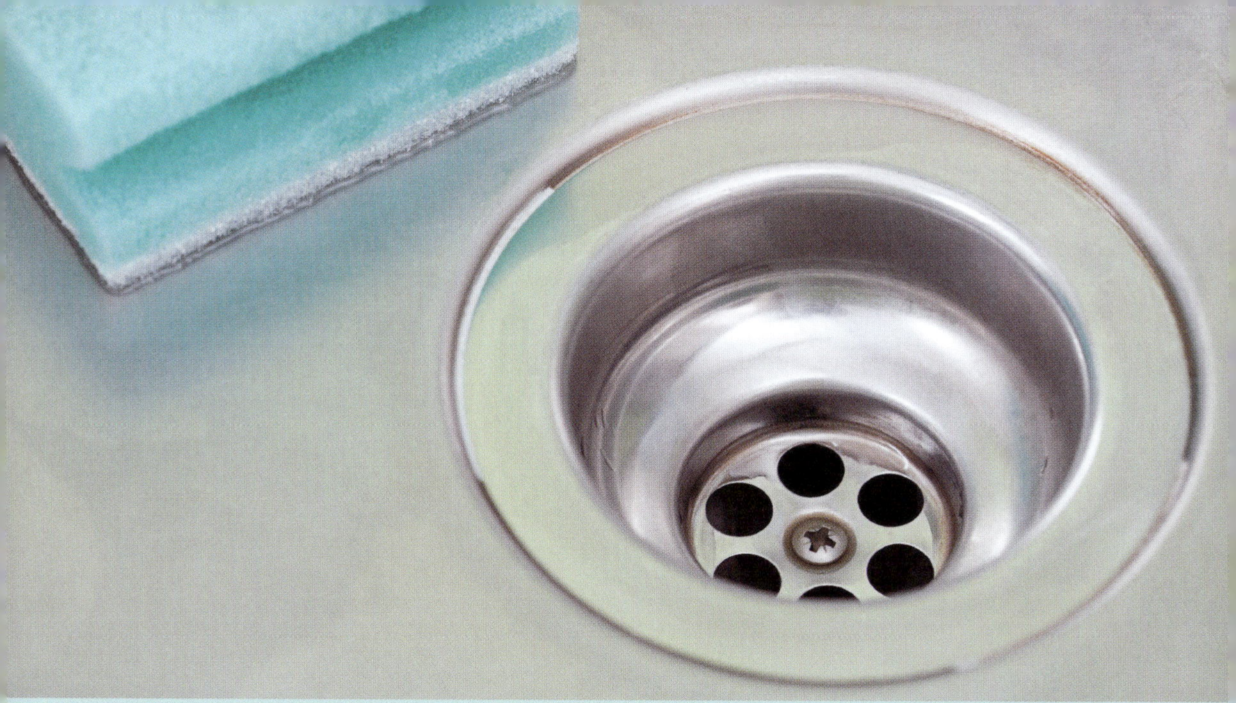

CANALISATIONS

Vous pouvez remplacer le bicarbonate de soude et le sel par 1 cuillère à soupe de marc de café.

Recette

ENTRETENIR

- *2 c. à soupe de bicarbonate de soude*
- *2 c. à soupe de gros sel*
- *1 l d'eau bouillante*
- *3 c. à soupe de vinaigre blanc*

Versez le bicarbonate de soude et le gros sel dans la bonde et ajoutez l'eau bouillante additionnée de vinaigre blanc.

Fréquence : 1 fois par semaine

Recette

DÉBOUCHER

- *1/2 verre de cristaux de soude*
- *1/2 verre de gros sel*
- *20 cl de vinaigre blanc*
- *1 l d'eau bouillante*
- *1 verre*
- *1 ventouse (optionnel)*

1. Versez les cristaux de soude, le gros sel et le vinaigre blanc.
2. Laissez agir 30 min avant de verser l'eau bouillante.
3. Si le bouchon persiste, recommencez l'étape 1, puis ventousez. Patientez 30 min.
4. Versez de nouveau 1 l d'eau bouillante et ventousez de nouveau.

SOLS & SURFACES

Sol, plan de travail, carrelage mural, paroi de douche, miroirs...
Quand on s'attaque aux grandes surfaces, il faut parfois s'armer de courage.
Si le nettoyant multi-usage (p. 146) et la pierre d'argile (p. 147)
ne suffisent pas, passez à la vitesse supérieure.

PAROI DE DOUCHE

Recette

FAIRE BRILLER
- *Du vinaigre blanc*
- *1 tasse à café de bicarbonate de soude*
- *1 éponge*
- *1 chiffon en microfibre*
- *1 vaporisateur*
- *1 brosse*
- *1 raclette*

1. Vaporisez du vinaigre blanc chaud sur les 2 côtés de la paroi de douche.
2. Versez le bicarbonate sur la brosse et frottez la paroi intérieure qui est toujours plus marquée par le calcaire.
3. Rincez abondamment.
4. Éliminez les traces d'eau avec la raclette, puis essuyez avec le chiffon en microfibre.

CARRELAGE ET/OU CRÉDENCE MURALE

Recette

DÉGRAISSER
- *1 verre de cristaux de soude*
- *1 verre d'eau chaude*
- *Du vinaigre blanc*
- *1 brosse*
- *1 chiffon en microfibre*
- *1 bol*
- *1 cuillère à soupe*

1. Dans le bol, préparez une pâte en mélangeant les cristaux de soude et l'eau chaude.
2. Prélevez cette pâte avec la brosse et frottez le carrelage.
3. Rincez avec du vinaigre blanc.
4. Essuyez avec le chiffon en microfibre.

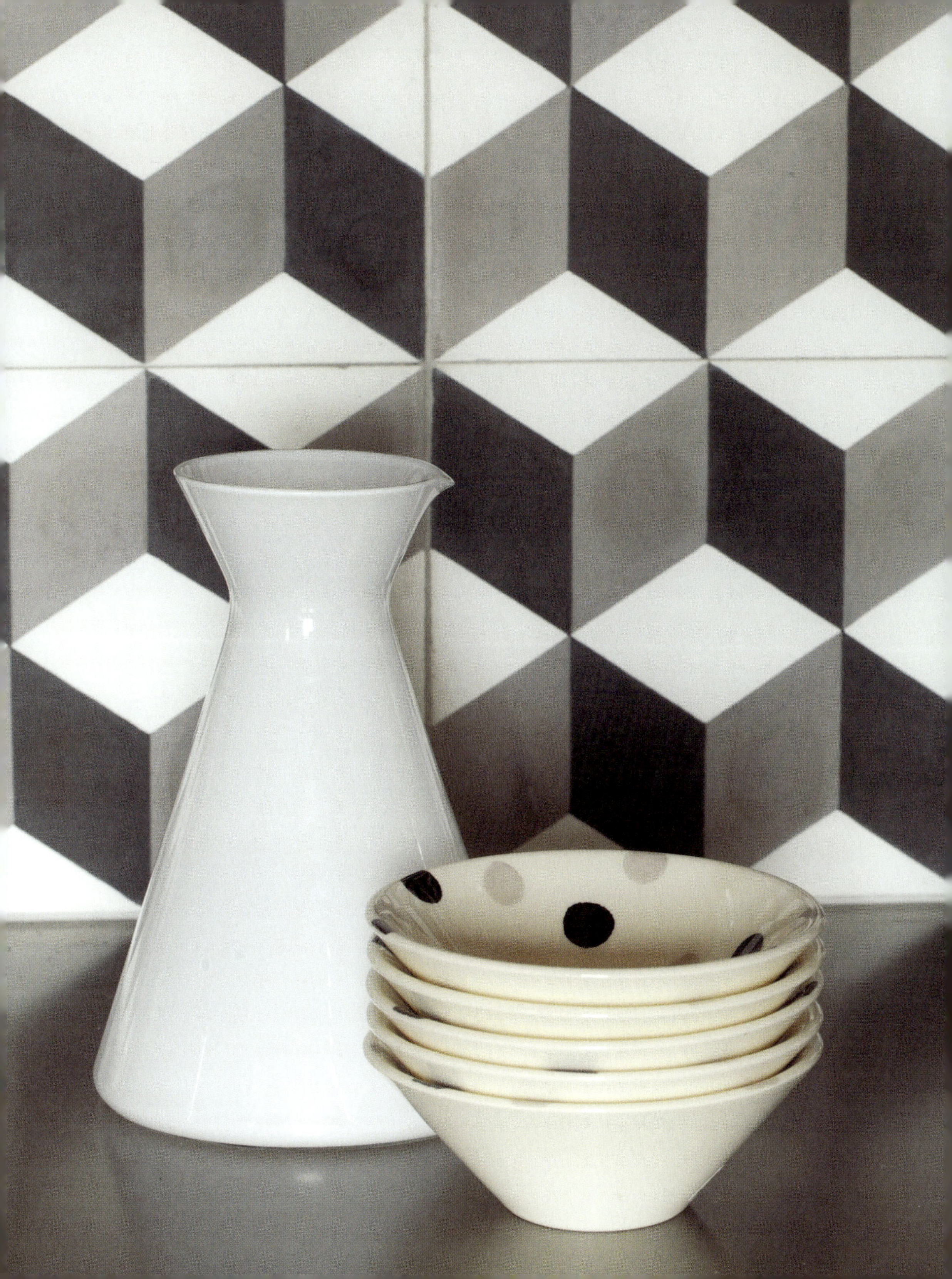

JOINTS DE CARRELAGE

Recette

DÉSENCRASSER

- *1 verre de vinaigre blanc*
- *3 verres d'eau chaude*
- *10 gouttes d'huile essentielle d'arbre à thé*
- *1 vaporisateur*
- *1 brosse à dents usagée*

1. Dans le vaporisateur, mélangez le vinaigre blanc, l'eau chaude et l'huile essentielle. Agitez pour mélanger.
2. Pulvérisez sur les joints.
3. Laissez agir 20 min avant de frotter avec la brosse à dents usagée et rincez.

Recette

SUPPRIMER LES MOISISSURES

- *1 verre de vinaigre blanc*
- *10 gouttes d'huile essentielle d'arbre à thé*
- *Du bicarbonate de soude*
- *1 vaporisateur*
- *1 brosse*

1. Dans le vaporisateur, mélangez le vinaigre blanc additionné de l'huile essentielle. Agitez pour mélanger.
2. Vaporisez sur les moisissures. Laissez agir toute une nuit.
3. Déposez du bicarbonate de soude sur la brosse et frottez.
4. Rincez à l'eau claire.

PARQUET EN BOIS BRUT

Recette

NETTOYER

- *De l'eau*
- *1 verre de vinaigre blanc*
- *20 gouttes d'huile essentielle d'eucalyptus*
- *1 seau*
- *1 serpillière en microfibre*

1. Remplissez le seau d'eau. Ajoutez le vinaigre blanc et l'huile essentielle.
2. Plongez la serpillière dans le seau, puis essorez-la au maximum pour ne pas noyer le bois.
3. Passez la serpillière sur toute la surface à nettoyer.

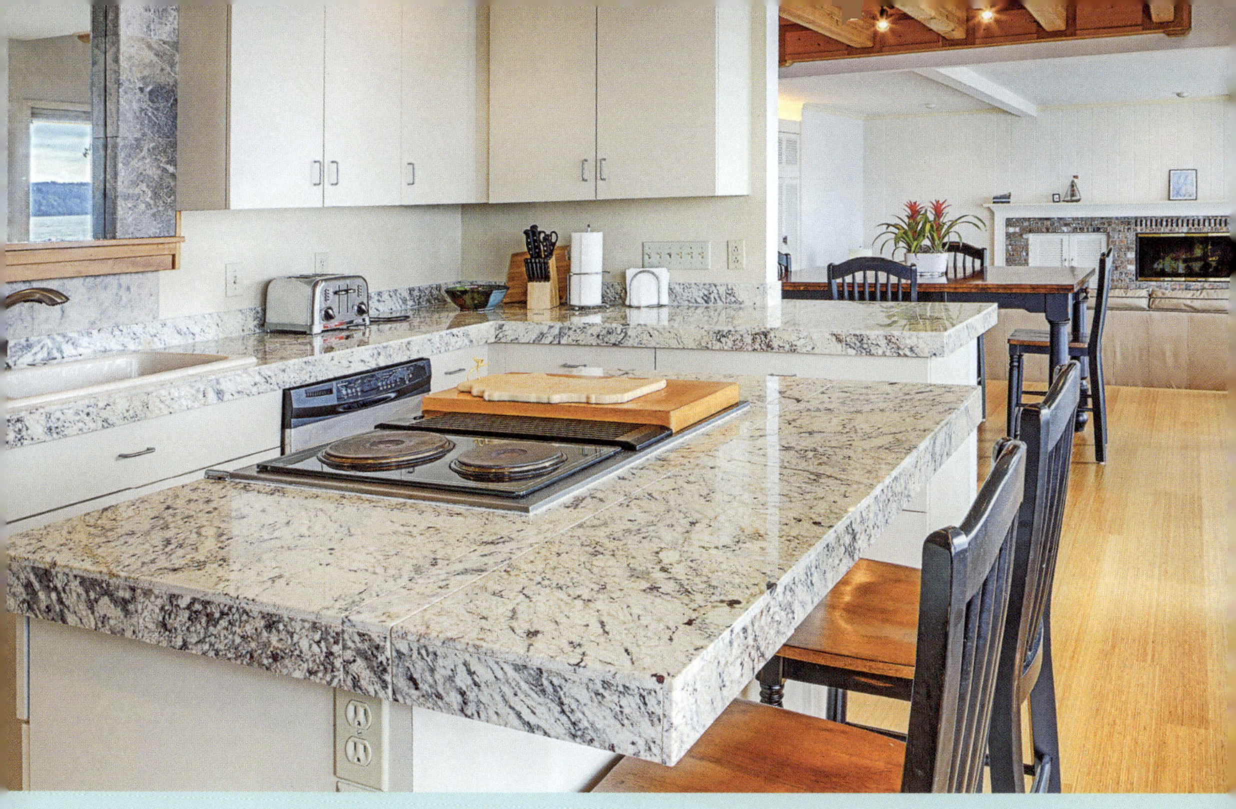

MARBRE

Recette

DÉTACHER

- *2 c. à soupe de blanc de Meudon*
- *1 c. à soupe de cristaux de soude*
- *2 c. à soupe d'eau*
- *1 éponge*
- *1 chiffon en microfibre*
- *1 bol*

1. Dans le bol, préparez une pâte constituée de blanc de Meudon, de cristaux de soude et d'eau.
2. Étalez en couche épaisse à l'éponge et laissez agir 1 h.
3. Essuyez sans rincer avec le chiffon en microfibre.

SOL POREUX (GRÈS, TOMETTES)

DÉTACHER

Saupoudrez la tache de terre de Sommières et laissez agir 30 min. Brossez et renouvelez l'opération autant de fois que nécessaire en prolongeant le temps de pose de 10 min à chaque fois.

TAPIS ET MOQUETTES

Recette

DÉTACHER

- *50 cl de vinaigre blanc*
- *10 gouttes d'huile essentielle d'arbre à thé*
- *Du bicarbonate de soude*
- *1 vaporisateur*

1. Dans le vaporisateur, mélangez le vinaigre blanc additionné d'huile essentielle.
2. Vaporisez le produit et laissez agir 20 min.
3. Saupoudrez de bicarbonate de soude.
4. Laissez sécher, puis aspirez.

Recette

NETTOYER

- *50 cl d'eau*
- *50 cl de vinaigre blanc*
- *20 gouttes d'huile essentielle d'arbre à thé*
- *1 vaporisateur*
- *1 entonnoir*

1. Versez l'eau et le vinaigre blanc dans le vaporisateur.
2. Ajoutez l'huile essentielle. Agitez pour mélanger.
3. Vaporisez sur l'ensemble du tapis, brossez, puis aspirez.

CHEMINÉE

Recette

NETTOYER

- *3 volumes d'eau*
- *1 volume de cristaux de soude*
- *1 brosse*
- *1 seau*
- *De vieux chiffons*

1. Dans le seau, mélangez l'eau et les cristaux de soude.
2. Trempez la brosse dans ce mélange et frottez pour enlever la suie.
3. Laissez agir 1 h avant de rincer.
4. Essuyez avec les vieux chiffons.

VITRES ET MIROIRS

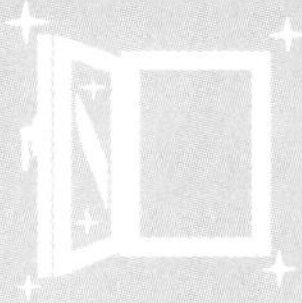

Recette

NETTOYER

- *2 verres d'eau*
- *1 verre de vinaigre blanc*
- *10 gouttes d'huile essentielle d'eucalyptus*
- *1 c. à soupe de savon noir liquide (optionnel)*
- *1 vaporisateur*
- *1 entonnoir*
- *Des chiffons en microfibre*

1. Dans le vaporisateur, versez l'eau et le vinaigre blanc.
2. Ajoutez l'huile essentielle, puis agitez pour mélanger. Si vos surfaces vitrées sont très sales, ajoutez le savon noir liquide.
3. Vaporisez sur les surfaces vitrées et frottez avec un chiffon en microfibre.
4. Essuyez avec un chiffon en microfibre sec.

ÉCRANS

Recette

NETTOYER

- *1 volume de vinaigre blanc*
- *2 volumes d'eau*
- *10 gouttes d'huile essentielle d'eucalyptus*
- *1 vaporisateur*
- *1 entonnoir*
- *Des chiffons en microfibre*

1. Mélangez le vinaigre blanc et l'eau dans le vaporisateur et ajoutez l'huile essentielle. Agitez pour mélanger.
2. Déposez un peu de ce liquide sur un chiffon en microfibre et frottez la surface.
3. Essuyez avec un chiffon en microfibre sec.

Pour l'entretien régulier, un chiffon en microfibre suffit.

Pensez à nettoyer le clavier de l'ordinateur qui est un véritable nid à microbes et à bactéries. Débranchez-le et retournez-le pour faire tomber les poussières, puis époussetez-le avec un pinceau. Vaporisez un peu de vinaigre blanc sur un chiffon en microfibre et passez sur les touches. Entre les touches, utilisez un coin de torchon torsadé imbibé de vinaigre blanc.

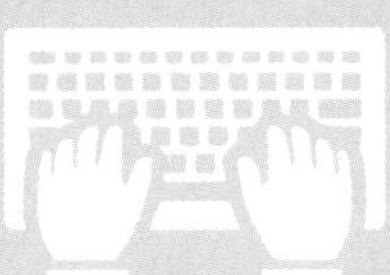

MEUBLES & PLACARDS

La plupart du temps, pour dépoussiérer la surface de vos meubles et placards, un chiffon en microfibre suffit, sans ajout de produit. Néanmoins, ces recettes vous permettront d'apporter quelques soins plus spécifiques.

SURFACES MODERNES ET INTÉRIEUR DES PLACARDS

Recette

NETTOYER

- *Du vinaigre blanc*
- *25 gouttes d'huile essentielle d'arbre à thé*
- *1 vaporisateur de 1 l*
- *1 chiffon en microfibre*

1. Remplissez le vaporisateur de vinaigre blanc aux 2/3 et ajoutez l'huile essentielle.
2. Agitez pour mélanger.
3. Vaporisez sur les surfaces et essuyez avec le chiffon en microfibre.

MEUBLES EN BOIS

Recette

ENTRETENIR ET NOURRIR

- *5 c. à soupe de jus de citron*
- *5 c. à soupe d'huile d'olive*
- *15 gouttes d'huile essentielle de citron*
- *1 vaporisateur*
- *1 entonnoir*
- *1 chiffon en microfibre*

1. Mélangez le jus de citron et l'huile d'olive dans le vaporisateur.
2. Ajoutez l'huile essentielle.
3. Agitez pour mélanger.
4. Vaporisez sur les surfaces à nettoyer et frottez avec le chiffon en microfibre.

MEUBLES EN BOIS RAYÉ

RÉPARER

Dans un petit bol, préparez un mélange composé de 2/3 d'huile et de 1/3 de vinaigre blanc. Versez-en un peu sur un chiffon doux. Passez doucement sur le meuble en faisant de petits cercles et laissez pénétrer.

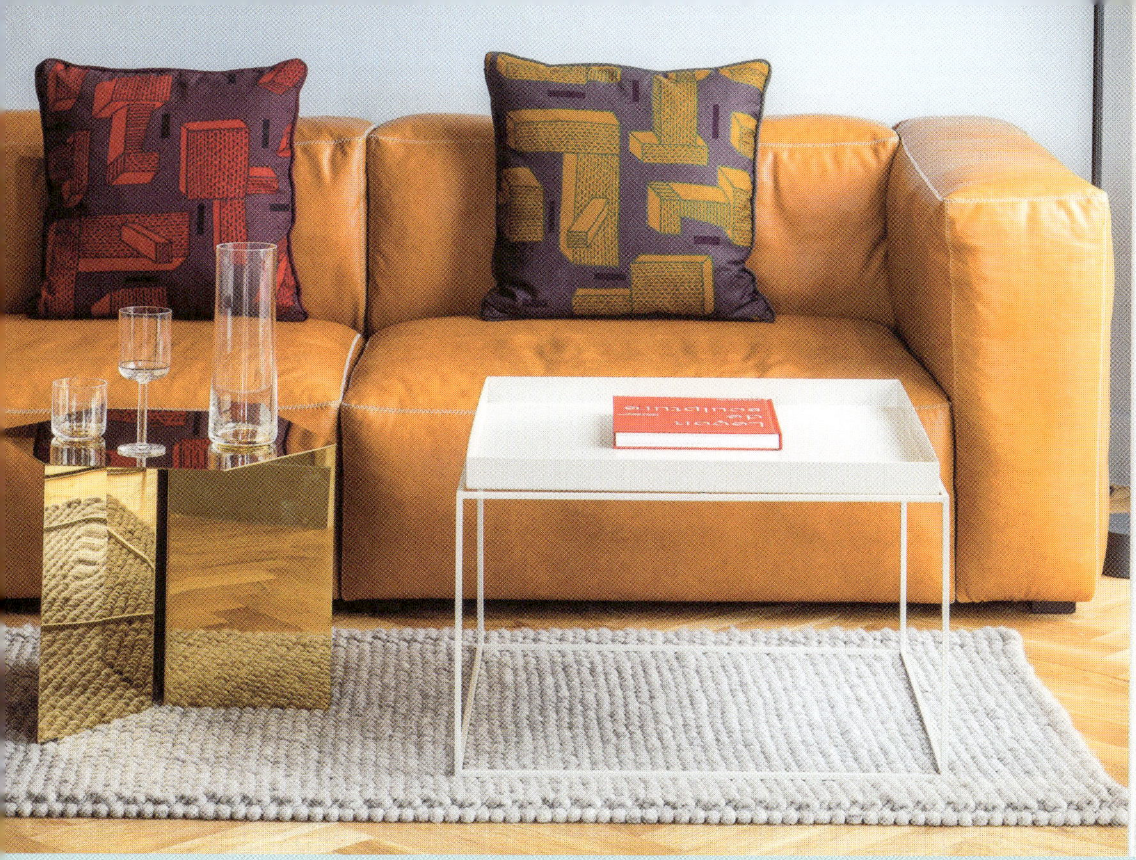

CANAPÉ EN CUIR

HYDRATER

Pour nourrir en profondeur votre canapé en cuir et le rendre plus brillant, versez un peu d'huile de ricin sur un chiffon doux et procédez par mouvements circulaires pour faire pénétrer. Laissez poser 20 min, puis recommencez jusqu'à ce qu'il reste de l'excédent. Essuyez avec un chiffon sec.

CANAPÉ EN TISSU

ENTRETENIR

Saupoudrez le tissu de bicarbonate de soude. Brossez délicatement, puis laissez agir une nuit. Aspirez.

DÉTACHER

Éliminez l'excédent de gras ou de liquide en l'absorbant avec un chiffon. Saupoudrez largement de terre de Sommières. Laissez agir toute une nuit, brossez, puis aspirez.

DÉSODORISER

Les désodorisants par combustion et en aérosol ainsi que les parfums d'ambiance diffusent des substances chimiques qui saturent l'atmosphère de votre logement. Leur inhalation n'est donc pas très favorable. Mieux vaut traiter les mauvaises odeurs à la source par un bon nettoyage et aérer dix minutes chaque jour pour renouveler l'air ambiant (même l'hiver, et de préférence le matin, quand l'air est moins pollué).

Avertissement
Les huiles essentielles diffusées par combustion, c'est-à-dire chauffées, ne sont pas bonnes pour la santé, car la chaleur altère leurs molécules et les rend nocives.

BRUME DÉSODORISANTE

Pour rafraîchir votre atmosphère, versez du vinaigre blanc dans un vaporisateur et ajoutez quelques gouttes d'une huile essentielle de votre choix. Secouez et pulvérisez dans l'atmosphère ou sur les tissus.

DÉSODORISANT D'AMBIANCE

Dans une coupelle, versez 4 cuillères à soupe de bicarbonate de soude et ajoutez 10 gouttes d'huile essentielle. Ce désodorisant est efficace 2 ou 3 jours. Ne jetez pas le bicarbonate, ajoutez simplement de l'huile essentielle.

Pour participer à l'assainissement de l'air intérieur, pensez aussi à entretenir régulièrement la ventilation et les bouches d'aération. Un réseau encrassé peut entraîner une surconsommation d'énergie et mettre en défaut l'évacuation des polluants et de l'humidité, ce qui génère, à terme, des problèmes de condensation et de moisissures. Les bouches d'extraction et d'entrée d'air se nettoient tous les 3 mois ; les filtres se changent 1 fois par an.

DANS LA CUISINE

CANALISATIONS

Déposez 1 verre de marc de café dans la bonde de l'évier et laissez agir environ 20 min avant de verser 1 l d'eau bouillante.

POUBELLE

Pour supprimer les mauvaises odeurs, saupoudrez abondamment le fond de la poubelle de bicarbonate de soude.

LAVE-VAISSELLE ET RÉFRIGÉRATEUR

Recette

- *2 c. à soupe de bicarbonate de soude*
- *10 gouttes d'huile essentielle de citron*
- *1 coupelle*

1. Dans la coupelle, mélangez le bicarbonate de soude et l'huile essentielle.
2. Déposez-la dans le réfrigérateur ou dans le lave-vaisselle et laissez agir toute une nuit.

BOÎTES D'ALIMENTATION EN PLASTIQUE

Saupoudrez les boîtes humides de bicarbonate et de percarbonate de soude à parts égales et frottez avec une éponge humidifiée d'eau chaude. Si vous comptez racheter des boîtes de conservation, optez plutôt pour du verre qui, lui, se recycle à l'infini.

DANS LES TOILETTES

Bannissez les désodorisants qui sont toxiques, craquez simplement une allumette. Ou bien disposez du bicarbonate de soude dans une coupelle (p. 170). Vous pouvez aussi préparer un petit spray d'huiles essentielles en mélangeant 30 gouttes de citron et 5 gouttes d'eucalyptus.

Pour remédier aux mauvaises odeurs des chaussures, saupoudrez-les de bicarbonate de soude additionné de 3 gouttes d'huile essentielle d'arbre à thé.

ANIMAUX DOMESTIQUES

Qu'il s'agisse de les soigner ou de réparer leurs dégâts, nos compagnons ont droit, eux aussi, à un traitement de faveur aussi sain que naturel.

SHAMPOING

Le savon noir est lavant et purifiant (c'est un puissant antiparasitaire) sans être irritant, et il évite toutes sortes d'allergies. Vous pouvez donc l'utiliser pour shampouiner votre animal en douceur. Mouillez les poils à l'eau tiède, versez directement 1 bouchon de savon noir liquide et massez comme pour un shampoing. Rincez abondamment à l'eau claire et tiède, puis essuyez votre animal avec une serviette.

TACHE D'URINE

Recette

NETTOYER

- *De la terre de Sommières*
- *Du vinaigre blanc*
- *Du bicarbonate de soude*
- *1 chiffon*
- *1 vaporisateur*

1. Si la tache est fraîche, épongez-la en tamponnant avec le chiffon, puis saupoudrez de terre de Sommières. Laissez agir 1 demi-journée avant d'aspirer.
2. Si la tache est sèche, vaporisez du vinaigre blanc, puis tamponnez avec le chiffon. Saupoudrez de bicarbonate de soude, laissez poser jusqu'à ce que ce soit sec et aspirez.

Renouvelez l'étape 2 autant de fois que nécessaire.

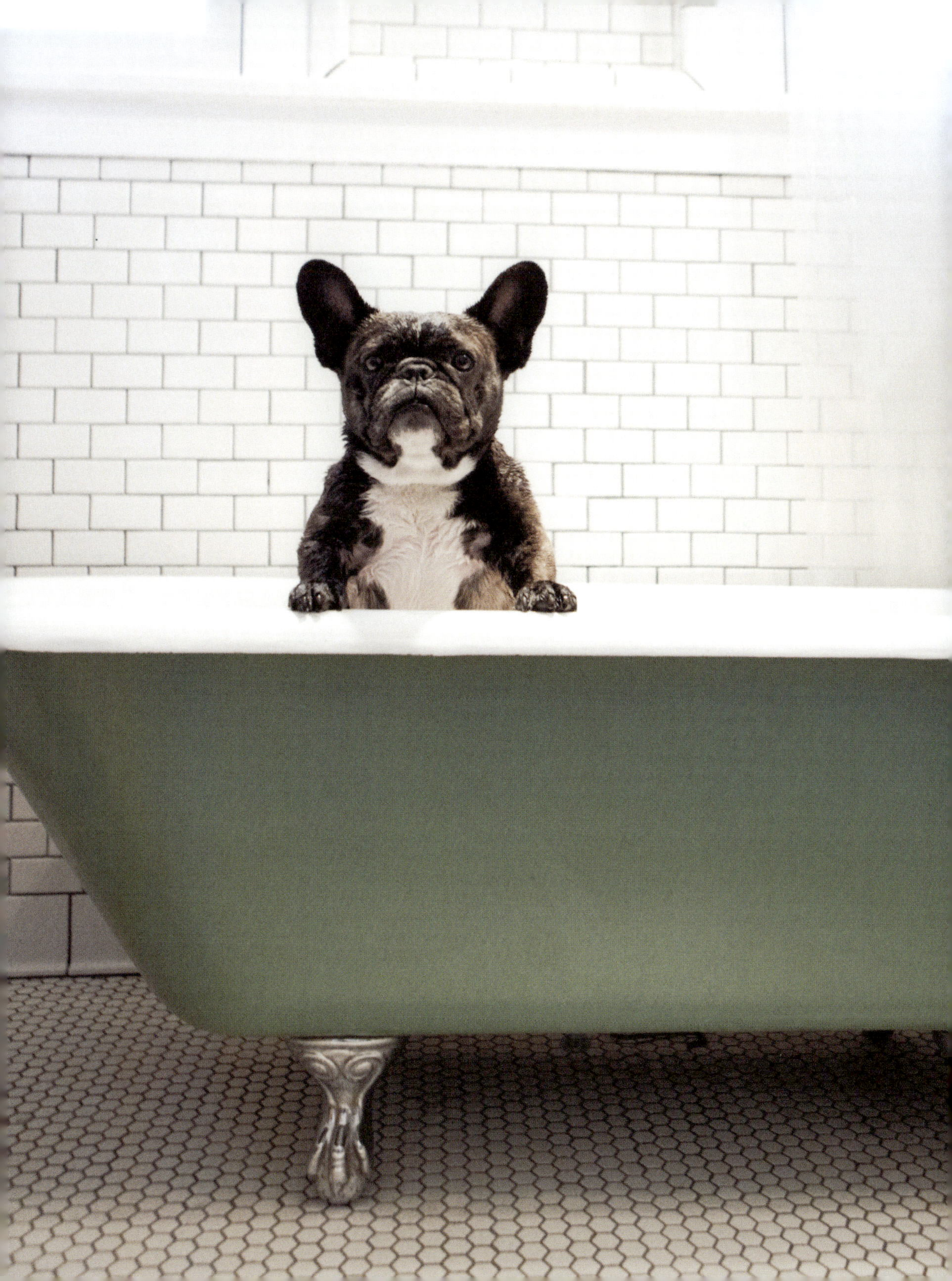

RÉPULSIF CHATS ET CHIENS

Pour empêcher les animaux de faire leurs besoins devant votre portail, mélangez 2 grosses cuillères à soupe de moutarde dans 1 l d'eau et versez dans un vaporisateur. Pensez à en mettre régulièrement, surtout après une averse.

PUCES DES CHIENS **ÉLOIGNER**

Mélangez 10 ml d'huile de pépins de raisin et 10 gouttes d'huile essentielle de lavande dans un vaporisateur. Pulvérisez ce mélange sur le corps de l'animal. N'appliquez pas cette recette à votre chat, les huiles essentielles lui sont toxiques.

PUCES DES CHATS **ÉLOIGNER**

Réduisez en poudre des fleurs de lavande séchée et saupoudrez-en votre animal.

CAGES ET LITIÈRES **NETTOYER ET DÉSODORISER**

Une fois que vous avez vidé la cage ou la litière, vaporisez du vinaigre blanc et laissez agir 20 min. Brossez ou frottez à l'éponge, puis rincez.
Avant de remplir de nouveau la litière, saupoudrez généreusement le fond de bicarbonate de soude.

POILS SUR LES TISSUS **ENLEVER**

Humidifiez un gant de toilette et frottez en faisant de petits cercles : les poils vont s'agglomérer.

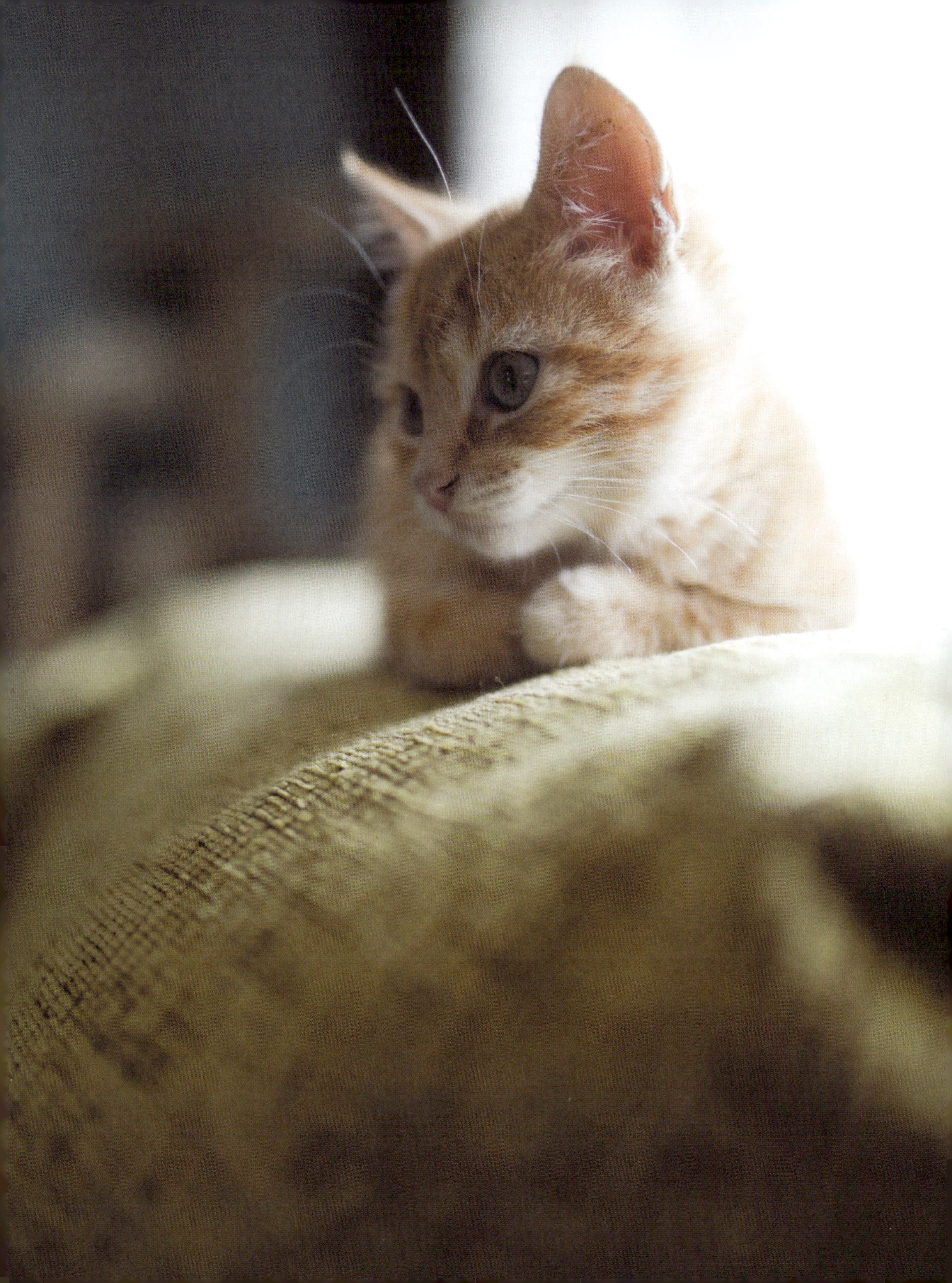

PARASITES & NUISIBLES

Vous pouvez tout à fait vous protéger des parasites et des nuisibles tout en préservant votre santé et l'écosystème.

ACARIENS

Recette

- *1,5 l d'eau*
- *2 citrons*
- *2 c. à café d'huile essentielle d'eucalyptus*
- *1 vaporisateur*
- *1 entonnoir*
- *1 passoire*

1. Dans le vaporisateur, versez l'eau, le jus des 2 citrons filtré et l'huile essentielle.
2. Agitez pour mélanger.
3. Une fois par mois, pulvérisez cette lotion sur les matelas (après les avoir aspirés) et sur les oreillers, puis laissez sécher avant de remettre des draps. Ce mélange permet de chasser et de prévenir la réapparition des acariens.

ARAIGNÉES

À l'automne, mélangez 1 verre de vinaigre blanc additionné de 10 gouttes d'huile essentielle de menthe et vaporisez tous les 3 jours autour des portes et des fenêtres, puis 1 fois par semaine : ça devrait les dissuader d'entrer chez vous pour hiberner. Et si par hasard vous croisez leur chemin, enfermez-les dans un verre, glissez une feuille dessous et libérez-les à l'extérieur.

CAFARDS ET BLATTES

Les cafards et les blattes s'introduisent partout dans la cuisine, transportant avec eux des germes fécaux et des bactéries de toutes sortes et se reproduisant à une vitesse hallucinante. Pour les éliminer, mélangez 1 verre de sucre en poudre (pour les attirer) et 1 verre de bicarbonate de soude (pour les tuer). Bien sûr, un grand ménage à base de vinaigre s'impose...

FOURMIS

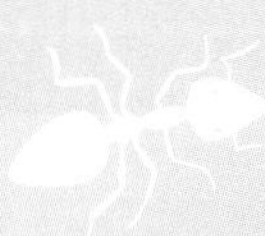

Si votre maison est infestée de fourmis, saupoudrez de la terre de diatomée sur la fourmilière. Laissez agir plusieurs jours, jusqu'à ce que les fourmis ne donnent plus signe de vie.

MITES

Si les mites se sont installées chez vous, placez vos vêtements au congélateur, enveloppés dans un sac en plastique.

La mite des vêtements est un petit papillon grisâtre dont les larves utilisent les fibres des vêtements pour se faire un cocon et se nourrir. En prévention, disposez des petites coupelles de savon de Marseille en copeaux dans vos armoires, ou fabriquez un sachet de lavande séchée avec un mi-bas fermé par un nœud. Vous pouvez aussi disposer des marrons ou verser quelques gouttes d'huile essentielle de cèdre de l'Atlas sur des galets. Pensez à ranger vos vêtements propres, car les traces de transpiration et d'alimentation peuvent les attirer. D'une saison à l'autre, conservez-les emballés dans des housses en plastique.

MITES ALIMENTAIRES

La mite alimentaire est un petit papillon semblable à la mite des vêtements. Ses larves se nourrissent de toutes sortes d'aliments secs (farine, riz, pâtes…). Pour limiter les lieux de ponte ne laissez pas vos provisions dans leur emballage d'origine : transvasez-les dans des boîtes ou dans des contenants hermétiquement clos. Et nettoyez régulièrement les placards dans lesquels vous stockez vos réserves. Pour vous en débarrasser, jetez tous les aliments infestés, fermez le sac poubelle et sortez-le immédiatement. Aspirez l'intérieur de vos placards, puis jetez le sac de l'aspirateur. Ensuite, astiquez toutes les étagères au vinaigre blanc, rincez et astiquez à l'eau chaude savonneuse.

MOUCHES, MOUCHERONS ET MOUSTIQUES

Pour les tenir à distance, plantez des géraniums rosat de variété Bourbon dans votre jardin ou dans vos balconnières. Vous pouvez aussi piquer un citron de clous de girofle.

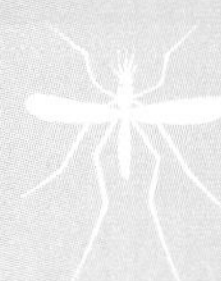

POISSONS D'ARGENT

Insectes nocturnes au corps couvert de minuscules écailles argentées, les poissons d'argent aiment les endroits chauds et humides, comme la cuisine, la salle de bains ou les toilettes. En cas d'invasion, saupoudrez de la terre de diatomée le long des plinthes et au bas des meubles et des sanitaires.

PUNAISES DE LIT

Insecte suceur et piqueur, la punaise de lit cause des démangeaisons qui transforment vos nuits en cauchemar. Pour y mettre fin, saupoudrez sommier et matelas de terre de diatomée, brossez, puis laissez agir 1 journée avant d'aspirer.

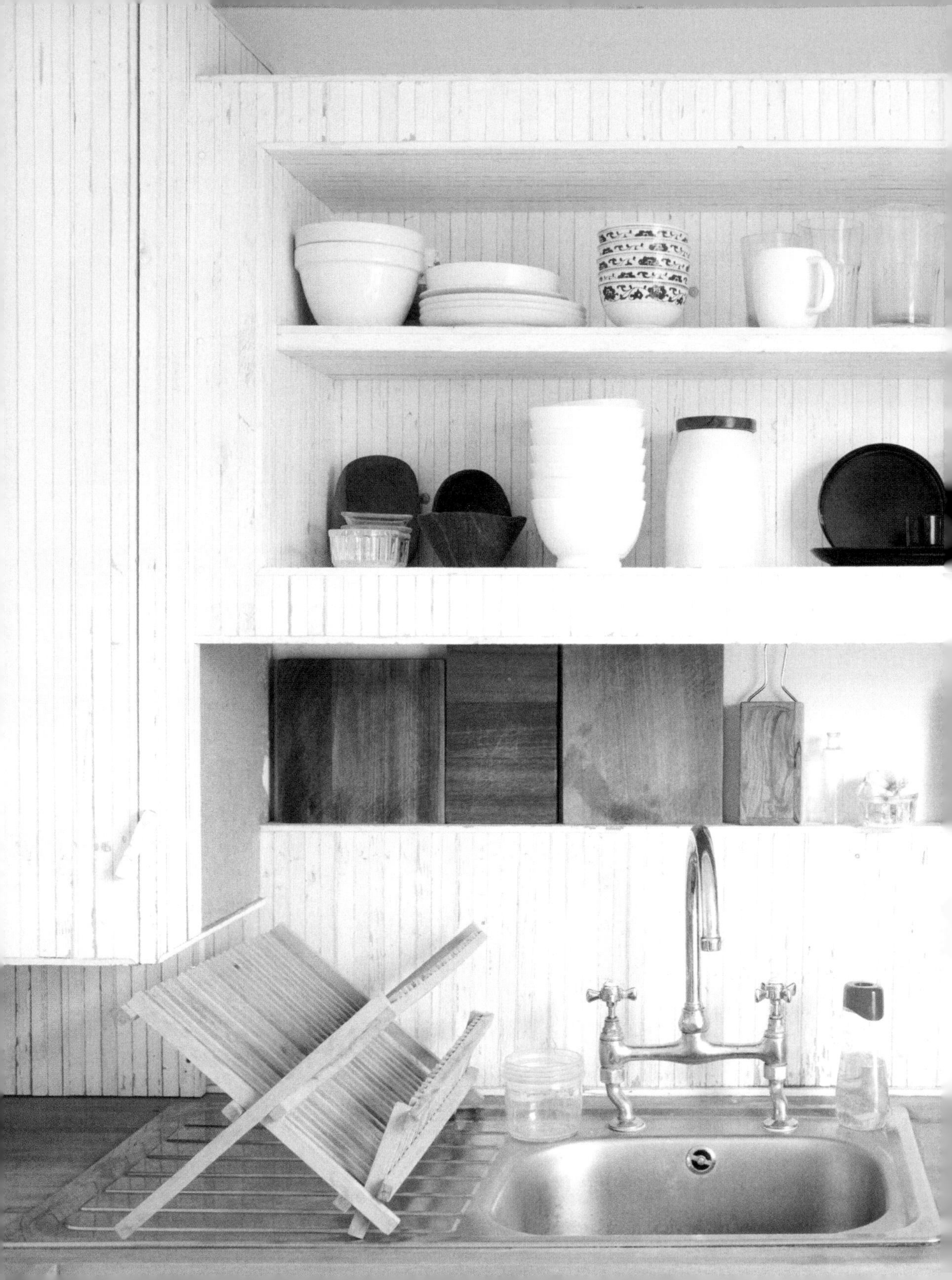

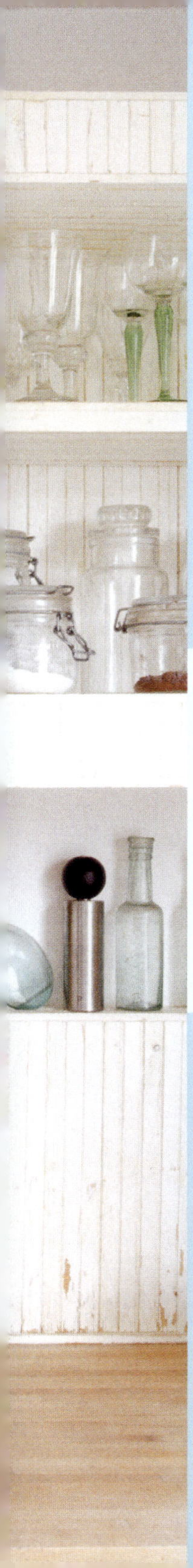

LA VAISSELLE

Que vous fassiez votre vaisselle à la main ou en machine, que vous utilisiez du gel, de la poudre ou des tablettes, vous trouverez, parmi les recettes proposées, un équivalent en version naturelle pour un nettoyage respectueux de l'environnement et non toxique pour votre santé.

NETTOYANT LIQUIDE

Si vous faites votre vaisselle à la main, voici une recette de base pour le quotidien et quelques astuces pour venir à bout de problématiques plus spécifiques.

Recette de base

- *45 cl d'eau chaude*
- *1 c. à soupe de savon noir liquide*
- *2 c. à soupe de bicarbonate de soude*
- *2 c. à soupe de vinaigre blanc*
- *10 gouttes d'huile essentielle de citron*
- *1 entonnoir*
- *1 flacon de 50 cl*

1. Versez l'eau chaude, le savon noir et l'huile essentielle dans le flacon.
2. Refermez et agitez avant d'ajouter le bicarbonate de soude et le vinaigre blanc.
3. Mélangez de nouveau en agitant et faites de même avant chaque utilisation.

SPÉCIAL VERRES

Recette

- *1/2 verre d'eau chaude*
- *50 cl de vinaigre blanc*
- *1/2 verre de bicarbonate de soude*
- *1 bassine*
- *1 petit saladier*
- *1 chiffon doux*
- *1 cuillère à soupe*

1. Si vos verres sont recouverts d'un voile terne, faites-les tremper 20 min dans une bassine d'eau chaude additionnée de vinaigre blanc.
2. Nettoyez-les avec une pâte constituée d'eau et de bicarbonate de soude que vous mélangerez dans le petit saladier.
3. Rincez et essuyez avec le chiffon doux et sec.

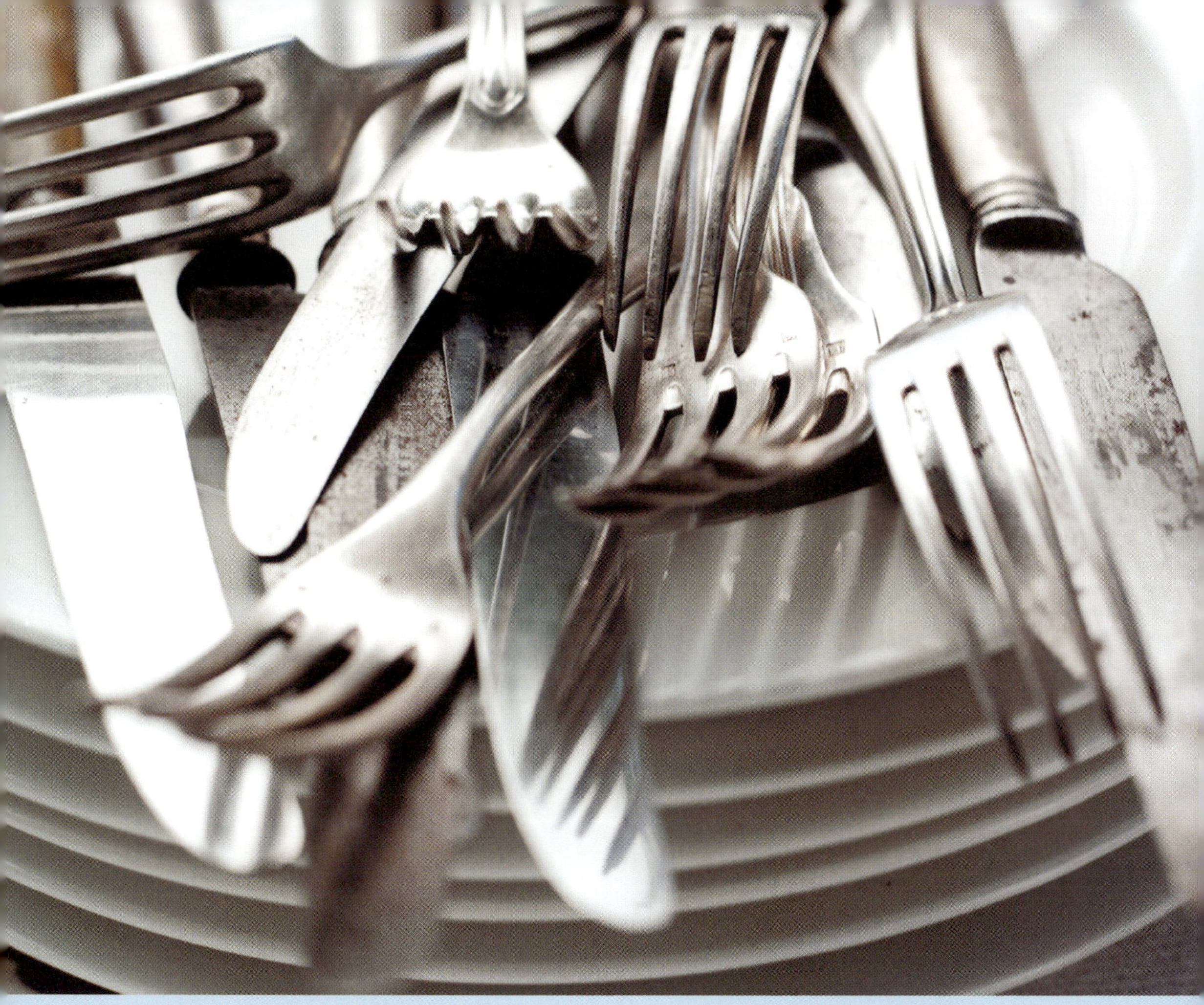

SPÉCIAL PLATS ET CASSEROLES

Recette

- *De l'eau chaude*
- *2 c. à soupe de savon noir liquide*
- *2 c. à soupe de cristaux de soude*
- *1 c. à soupe de bicarbonate de soude*
- *Du vinaigre blanc*
- *1 bassine*

1. Faites tremper vos plats très gras dans la bassine remplie d'eau chaude additionnée de savon noir, de cristaux de soude et de bicarbonate de soude.
2. Rincez dans une eau additionnée de vinaigre blanc.

LAVE-VAISSELLE

Plusieurs recettes existent pour remplacer vos produits de lavage. En gel, en poudre ou en tablette : les équivalents naturels ne manquent pas et font du très bon travail.

GEL NETTOYANT

Recette

- *1 verre d'eau chaude*
- *3 c. à soupe de savon noir liquide*
- *3 c. à soupe de gros sel*
- *2 verres de bicarbonate de soude*
- *1 bidon de 1 l*
- *1 entonnoir*

1. Versez l'eau chaude et le savon noir dans le bidon.
2. Ajoutez le gros sel et le bicarbonate de soude.
3. Agitez le bidon pour mélanger.
4. À chaque lavage, versez 1 cuillère à soupe de ce mélange dans le bac de la machine.

POUDRE NETTOYANTE

Recette

- *1 verre de bicarbonate de soude*
- *2 verres de cristaux de soude*
- *2 verres de savon de Marseille en copeaux*
- *2 verres d'acide citrique*
- *1 pot en verre (du type pot à confiture) avec couvercle*

1. Mélangez le bicarbonate, les cristaux de soude, le savon de Marseille et l'acide citrique dans le pot en verre.
2. Fermez et agitez pour mélanger.
3. À chaque lavage, versez 1 cuillère à soupe de ce mélange dans le compartiment dédié.
4. Refermez le pot après chaque utilisation.

Pour remplacer le sel régénérant, remplissez le compartiment de gros sel de cuisine avant de faire tourner votre lave-vaisselle.

Trucs & Astuces

Casseroles et plats très sales

Broyez 1 ou 2 coquilles d'œufs (ou versez du marc de café) et frottez avec du liquide vaisselle (p. 180).

Fond de casserole brûlé

Après la cuisson, faites tremper la casserole dans un mélange d'eau bouillante avec 2 cuillères à soupe de bicarbonate de soude. Laissez agir une nuit et nettoyez à l'éponge avec du produit vaisselle.

Vaisselle tachée de thé ou de café

Faites tremper la vaisselle tachée dans de l'eau avec 1 cuillère à café de cristaux de soude. Laissez agir 30 min, puis rincez à l'eau tiède.

Poubelle

Pour nettoyer votre poubelle, versez du vinaigre bouillant, rincez, puis utilisez le nettoyant multi-usage (p. 146).

TABLETTES

Recette

- *4 c. à soupe de savon noir*
- *3 c. à soupe de percarbonate de soude*
- *3 c. à soupe de cristaux de soude*
- *1 c. à soupe de sel*
- *10 gouttes d'huile essentielle de citron*
- *1 bac à glaçons et 1 bol*

1. Dans le bol, mélangez le savon noir, le percarbonate de soude, les cristaux de soude, le sel et l'huile essentielle.
2. Répartissez la pâte obtenue dans le bac à glaçons.
3. Laissez sécher une nuit à température ambiante.
4. À chaque lavage, déposez une tablette dans le compartiment dédié.

Remplacez le liquide de rinçage par du vinaigre blanc en remplissant le bac prévu.

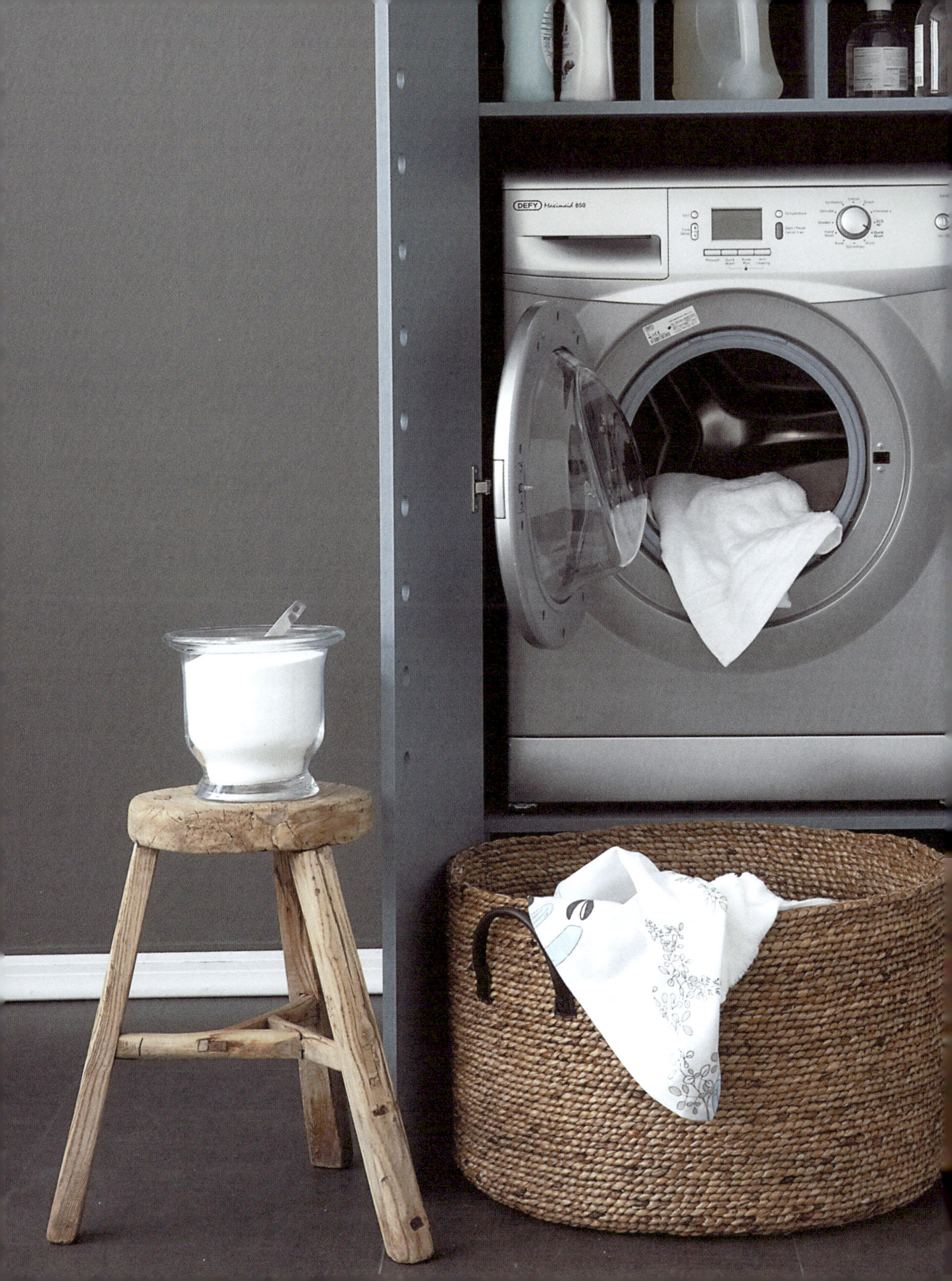
DEFY Maximaid 850

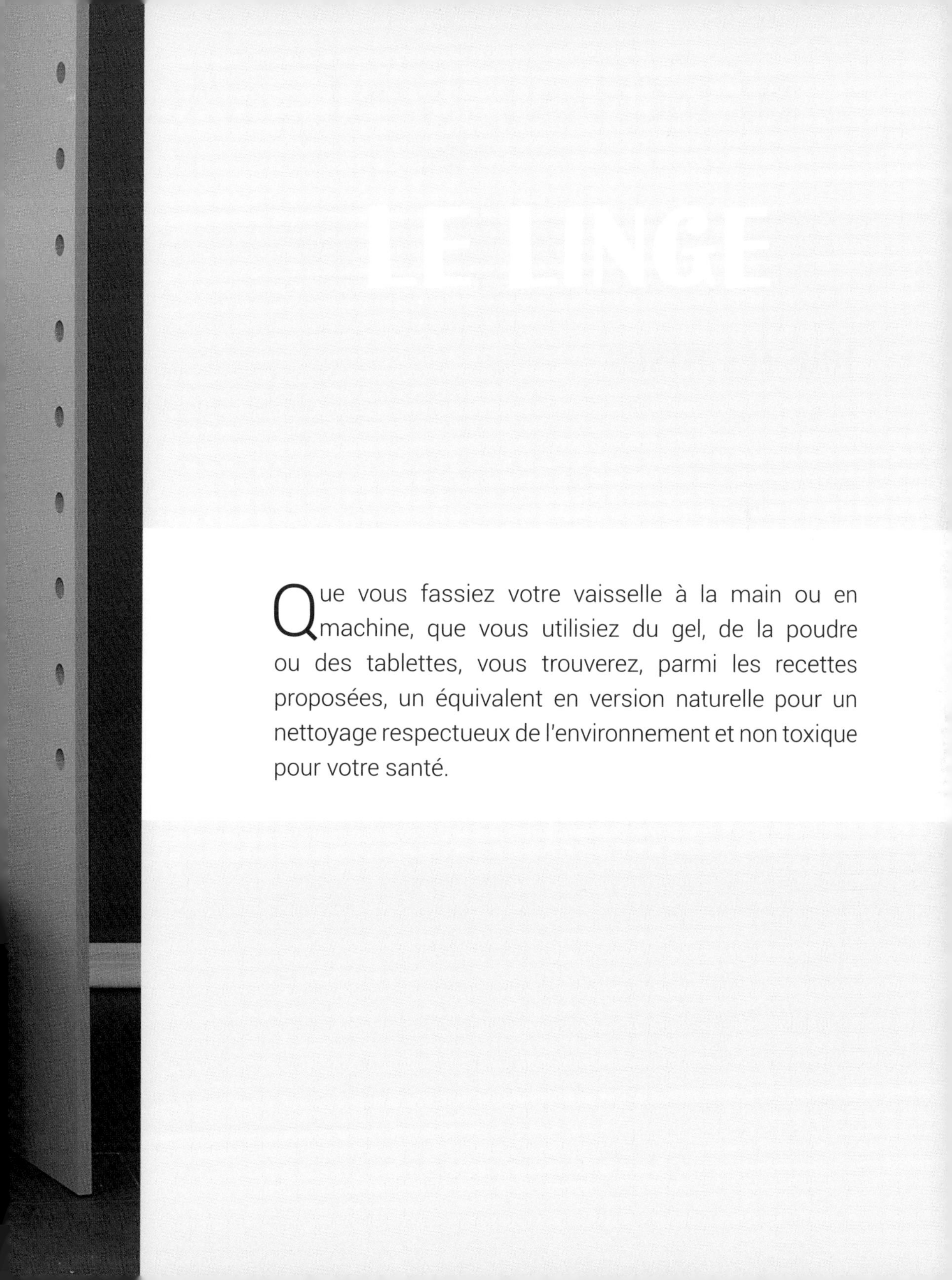

LE LINGE

Que vous fassiez votre vaisselle à la main ou en machine, que vous utilisiez du gel, de la poudre ou des tablettes, vous trouverez, parmi les recettes proposées, un équivalent en version naturelle pour un nettoyage respectueux de l'environnement et non toxique pour votre santé.

DÉTACHANT AVANT LAVAGE

Face aux taches difficiles, on est souvent tenté de recourir au chimique. Pourtant, les produits naturels sont redoutablement efficaces eux aussi.

TOUS LES TISSUS

Recette

- *1 c. à soupe de sel fin*
- *1 c. à soupe de cristaux de soude*
- *Du savon noir (optionnel)*
- *1 bol*

1. Versez le sel et les cristaux de soude dans le bol et mélangez.
2. Appliquez la poudre sur la tache et laissez agir 1 h avant de mettre en machine.

Vous pouvez remplacer cette poudre par du savon noir.

POUR LE BLANC

Recette de base

- *3 l d'eau chaude*
- *1 c. à soupe de savon de Marseille en copeaux*
- *2 c. à soupe de percarbonate de soude*
- *1 seau*

1. Dans le seau, faites tremper les vêtements tachés dans l'eau chaude additionnée de savon de Marseille et de percarbonate de soude.
2. Laissez trempez 2 h avant de mettre en machine.

DÉGRISER

Faites tremper votre linge 30 min dans une bassine d'eau additionnée de 2 cuillères à soupe de percarbonate de soude. Au moment du lavage, ajoutez 1 cuillère à soupe de percarbonate de soude dans le tambour de la machine.

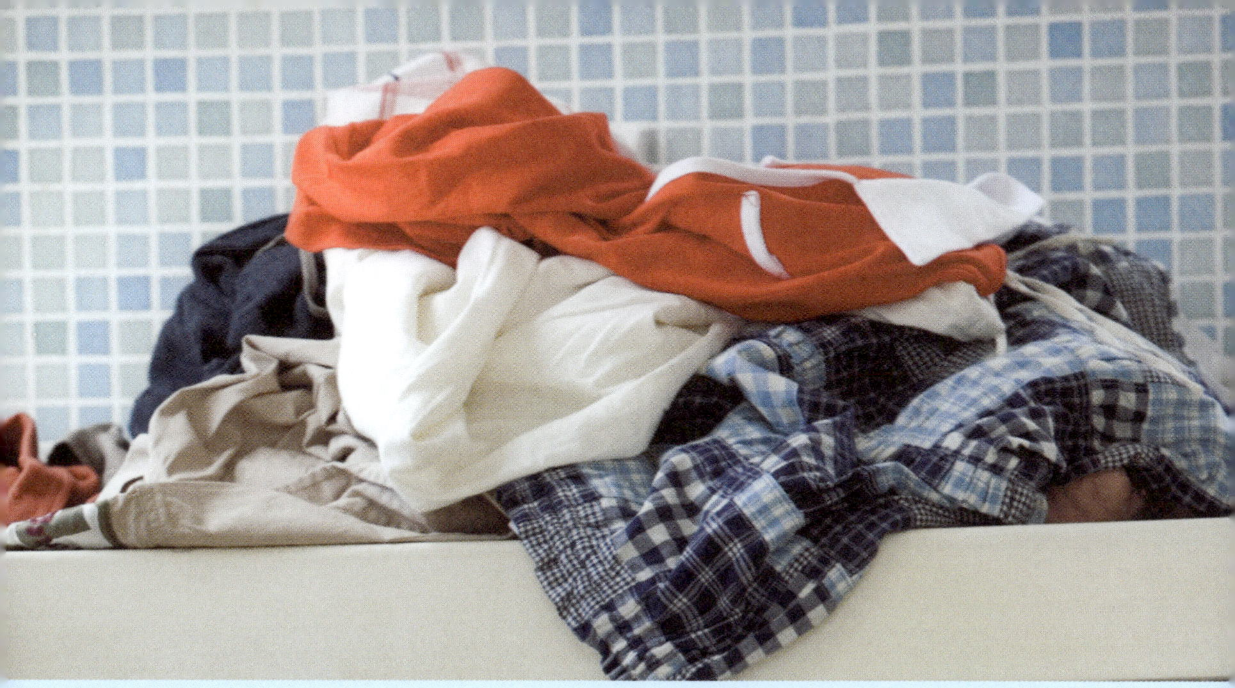

TACHES DE TRANSPIRATION

Appliquez une pâte composée de cristaux de soude et d'un peu d'eau et laissez agir 15 min avant de frotter et de rincer à l'eau chaude.

TACHES ALIMENTAIRES

Pour enlever une tache de gras, mettez un peu de savon noir sur l'envers du vêtement, puis frottez sur l'endroit avec une éponge imbibée de savon noir avant de mettre en machine.

TACHES DE VIN

Recette

- *De la terre de Sommières*
- *Du vinaigre blanc*
- *Du savon de Marseille*
- *De l'eau*
- *1 chiffon*

1. Si la tache vient d'être faite et qu'elle est encore humide, saupoudrez-la de terre de Sommières et laissez sécher.
2. Ôtez la poudre en l'époussetant et appliquez le chiffon imbibé de vinaigre blanc.
3. Frottez la tache avec de l'eau savonneuse et passez en machine.

LESSIVE & ASSOUPLISSANT

Les lessives et les assouplissants classiques (même « écoresponsables ») génèrent des résidus chimiques que les eaux usées de nos machines rejettent dans l'environnement, polluant ainsi les réserves d'eau douce et nuisant à la faune et à la flore aquatiques.

LESSIVE LIQUIDE

Recette

- *40 g de savon de Marseille en copeaux ou râpé*
- *1,5 l d'eau chaude*
- *1 c. à soupe de vinaigre blanc*
- *1 c. à soupe de bicarbonate de soude*
- *10 gouttes d'huile essentielle d'arbre à thé (optionnel)*
- *1 bidon de 2 l*
- *1 casserole*

1. Faites fondre le savon de Marseille dans l'eau chaude. Mélangez.
2. Ajoutez le vinaigre blanc et le bicarbonate de soude.
3. Versez dans le bidon et secouez pour mélanger les ingrédients.
4. Ajoutez l'huile essentielle si vous le souhaitez.

Avant chaque utilisation, n'hésitez pas à ajouter un peu d'eau au mélange et secouez le bidon.

LESSIVE EN POUDRE

Recette

- *200 g de savon de Marseille en copeaux ou râpé*
- *200 g de cristaux de soude*
- *200 g de bicarbonate de soude ou de percarbonate de soude*
- *10 gouttes d'huile essentielle d'arbre à thé (optionnel)*
- *1 bocal en verre avec couvercle de 1 l*
- *1 cuillère à soupe*

1. Mélangez le savon de Marseille, les cristaux de soude, le bicarbonate de soude (pour le linge de couleur) ou le percarbonate de soude (pour le linge blanc) dans le bocal en verre.
2. Ajoutez l'huile essentielle si vous le souhaitez.
3. Fermez le couvercle et agitez pour mélanger.
4. Versez 3 cuillères à soupe de cette poudre dans le bac de lavage et 1 autre cuillère directement dans le tambour.

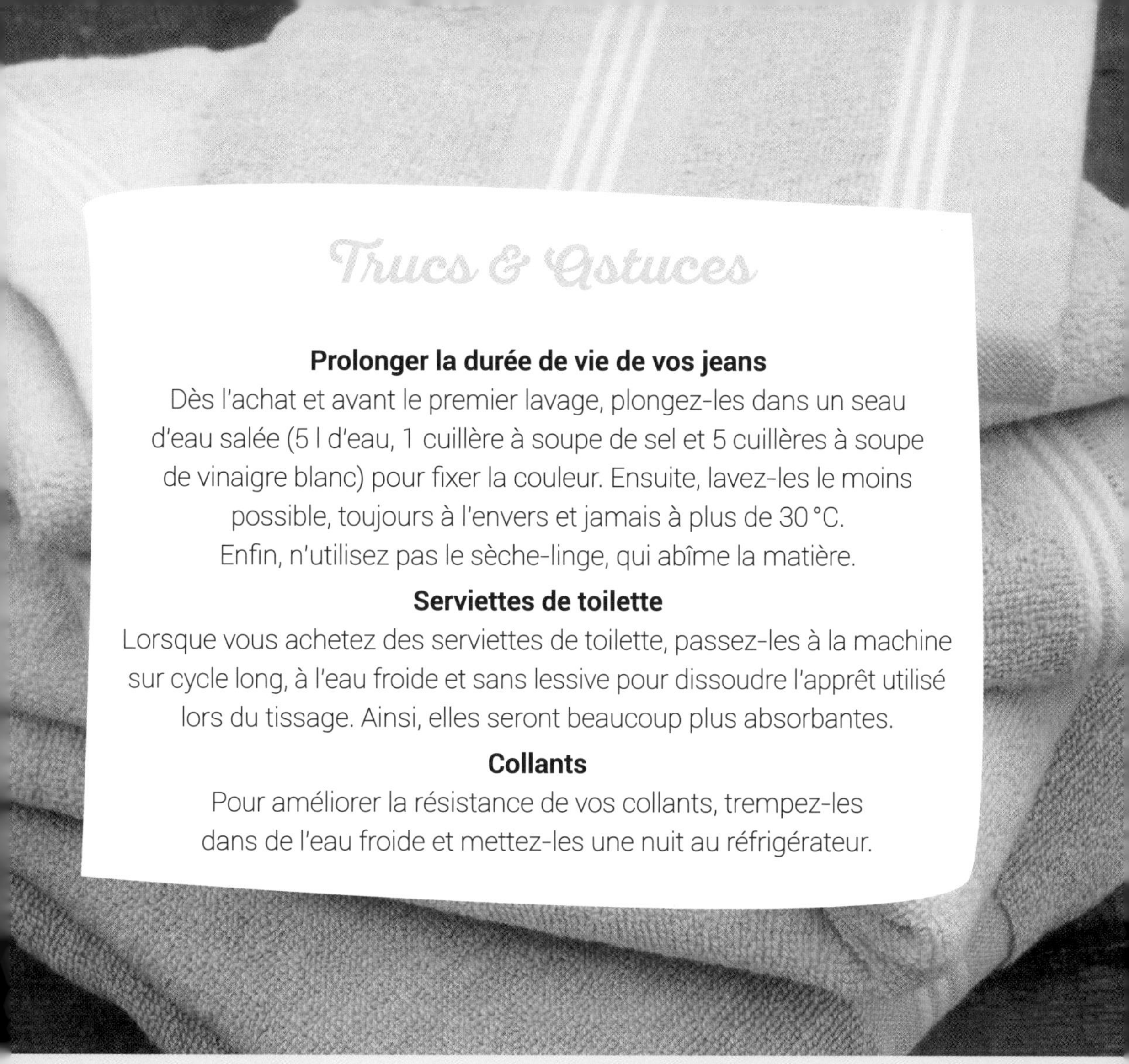

Trucs & Astuces

Prolonger la durée de vie de vos jeans

Dès l'achat et avant le premier lavage, plongez-les dans un seau d'eau salée (5 l d'eau, 1 cuillère à soupe de sel et 5 cuillères à soupe de vinaigre blanc) pour fixer la couleur. Ensuite, lavez-les le moins possible, toujours à l'envers et jamais à plus de 30 °C. Enfin, n'utilisez pas le sèche-linge, qui abîme la matière.

Serviettes de toilette

Lorsque vous achetez des serviettes de toilette, passez-les à la machine sur cycle long, à l'eau froide et sans lessive pour dissoudre l'apprêt utilisé lors du tissage. Ainsi, elles seront beaucoup plus absorbantes.

Collants

Pour améliorer la résistance de vos collants, trempez-les dans de l'eau froide et mettez-les une nuit au réfrigérateur.

ASSOUPLISSANT

Recette

- *50 cl de vinaigre blanc*
- *1 l d'eau*
- *50 gouttes d'huile essentielle de lavande*
- *1 bidon de 1,5 l*

1. Versez le vinaigre blanc et l'eau dans le bidon.
2. Ajoutez l'huile essentielle.
3. À chaque lavage, agitez pour mélanger et versez 15 cl du mélange dans le bac de votre machine.

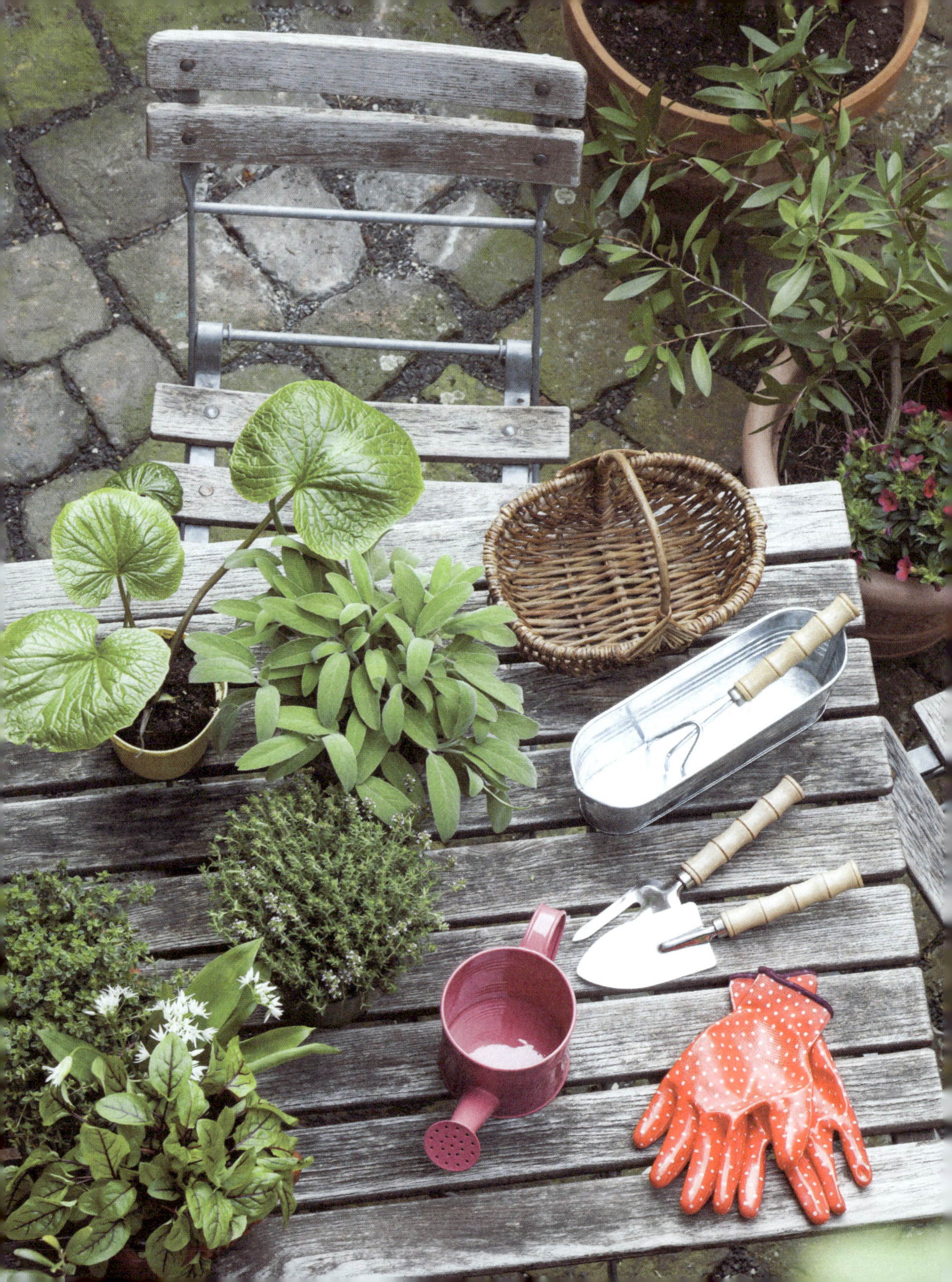

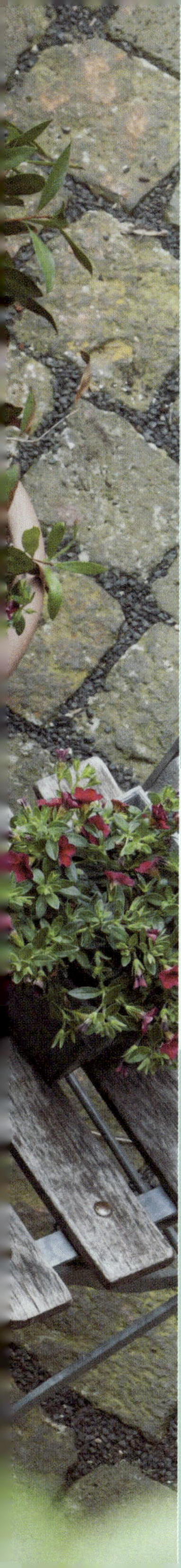

AU JARDIN OU SUR MON BALCON

Que vous ayez un grand jardin ou un petit balcon, qu'il s'agisse d'entretenir les extérieurs ou de cultiver vos fruits et légumes, vous avez là encore le pouvoir d'agir en faveur de votre santé et de l'environnement.

ENTRETENIR LES EXTÉRIEURS

Nous avons parfois tendance à prendre soin de notre jardin et de son mobilier au détriment de l'environnement. Il est pourtant possible d'être efficace sans recourir au chimique, bien trop agressif pour la faune et la flore, mais aussi pour nous.

BARBECUE

Recette

DÉGRAISSER

- *1 c. à soupe de cristaux de soude*
- *2 c. à soupe d'eau tiède*
- *6 c. à soupe de savon noir*
- *1 éponge*
- *1 chiffon*
- *1 seau*

1. Dans le seau, dissolvez les cristaux de soude dans l'eau tiède, puis ajoutez le savon noir.
2. Appliquez la crème obtenue et laissez agir 20 min avant de frotter.
3. Rincez à l'eau tiède, puis essuyez avec le chiffon.

Recette

DÉCAPER

- *1 verre de vinaigre blanc*
- *1 verre de gros sel*
- *1 brosse*
- *1 bol*
- *1 cuillère à soupe*

1. Dans le bol, mélangez le vinaigre blanc et le gros sel jusqu'à former une pâte.
2. Appliquez-la avec la brosse et frottez le barbecue.
3. Laissez agir 20 min avant de rincer.

MOBILIER ET USTENSILES DE JARDIN EN PLASTIQUE

Utilisez la pierre d'argile (p. 147). Insistez sur les taches. Rincez et séchez.

MOBILIER DE JARDIN ET TERRASSE EN BOIS

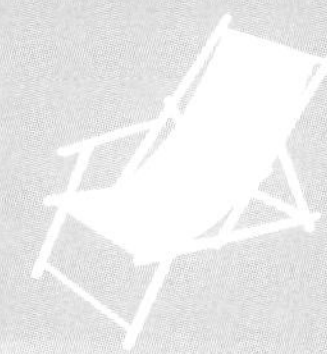

Recette

DÉCAPER

- *3 c. à soupe de cristaux de soude*
- *1 l d'eau bouillante*
- *5 c. à soupe d'huile d'olive*
- *5 c. à soupe de jus de citron*
- *1 brosse*
- *1 éponge*
- *1 pinceau ou 1 vieux chiffon*
- *1 seau*

1. Versez l'eau bouillante dans le seau et dissolvez-y les cristaux de soude.
2. Appliquez cette solution à l'éponge et laissez agir 15 min.
3. Brossez pour enlever les taches et les moisissures, puis laissez sécher.
4. Il ne vous reste plus qu'à protéger votre bois avec de l'huile d'olive et du jus de citron (p. 208).

Pour nettoyer, utilisez une brosse douce et de l'eau tiède additionnée de savon noir (ou de savon de Marseille) et frottez toute la surface avant de rincer à l'eau tiède.

MOUSSE ET LICHEN SUR LA PIERRE

Recette

- *1 verre de bicarbonate de soude*
- *2 l d'eau bouillante*
- *1 seau*
- *1 brosse ou 1 balai-brosse*
- *1 verre*

1. Versez l'eau bouillante dans le seau et dissolvez-y le bicarbonate de soude.
2. Frottez avec la brosse imprégnée de cette solution.
3. Laissez agir 2 h avant de rincer abondamment à l'eau claire.

ROUILLE

Recette

- *1 pomme de terre crue*
- *Du bicarbonate de soude*
- *1 coupelle*

1. Coupez la pomme de terre en deux et trempez-la dans une coupelle de bicarbonate de soude.
2. Frottez vos métaux (outils, grille du barbecue…) jusqu'à ce que la pomme de terre devienne visqueuse.
3. Coupez la partie usagée et poursuivez.
4. Rincez et séchez.

POTAGER : FAVORISER LA BIODIVERSITÉ

Pourquoi faire un potager bio ?

Réduction des déchets, assurance de manger sain, contribution à la préservation de la nature, autosuffisance, économies, satisfaction personnelle, bien-être, moment de partage... Faire son potager n'a que des avantages. Et vous allez constater que la culture bio ne se limite pas à bannir les produits chimiques.

Comment tolérer les insectes tout en se protégeant ?

En culture biologique, les traitements chimiques sont évidemment proscrits : c'est le maintien de la biodiversité qui limite l'invasion de parasites. Il n'est donc pas question d'éradiquer ces petits auxiliaires qui chassent les ravageurs de votre potager. Votre fonction est au contraire de les attirer afin qu'ils jouent pleinement leur rôle. Comment ? En couvrant le terrain d'un matériau organique et en réservant un coin sauvage dans lequel ils trouveront de quoi se nourrir. Évidemment, quand les insectes attaquent, pas d'autre choix que de se défendre. Mais en douceur, s'il vous plaît.

INSECTICIDE

Recette

- *150 g de feuilles fraîches de rhubarbe*
- *3 l d'eau bouillante*
- *1 passoire*
- *1 vaporisateur*
- *1 seau de 3 l*

1. Versez l'eau bouillante dans le seau. Faites-y infuser les feuilles de rhubarbe pendant 30 min.
2. Filtrez avec la passoire. Transvasez dans le vaporisateur.
3. Laissez refroidir avant de pulvériser.
4. L'infusion de rhubarbe vient à bout de tous les insectes.

Les espèces sauvages, et plus particulièrement les abeilles, ont de plus en plus de mal à s'hydrater ou à s'alimenter : pensez à installer des abreuvoirs, surtout en été, et à planter des fleurs sauvages.

RÉPULSIF À INSECTES

Recette

- *90 g de poivre*
- *3 l d'eau bouillante*
- *1 passoire*
- *1 vaporisateur*
- *1 seau de 3 l*

1. Versez l'eau bouillante dans le seau. Faites-y infuser le poivre pendant 30 min.
2. Filtrez avec la passoire et transvasez dans le vaporisateur.
3. Laissez refroidir avant de pulvériser.

Une aide naturelle pour protéger votre potager

Plus votre potager contient d'espèces et de variétés de végétaux, plus vous diminuez les risques d'attaques et de maladies. Ce principe s'appelle le « compagnonnage ». Il consiste à associer certaines plantes entre elles pour leur influence bénéfique et réciproque en les plantant à proximité les unes des autres.

Compagnonnage : exemples de bonnes associations

Aubergine	Estragon, thym
Carotte	Oignon, poireau, radis, romarin, sauge, tomate
Concombre	Brocoli, céleri, laitue, radis, tomate
Courge	Menthe, radis
Épinard	Aubergine, céleri, chou, oignon, fraise
Laitue	Betterave, fraise, pois, radis
Poireau	Carotte, céleri
Radis	Concombre, courge, laitue, tomate
Tomate	Basilic, carotte, oignon, persil, sauge

Et les mauvaises herbes dans tout ça ?

Les mauvaises herbes (ou adventices) ont aussi leur rôle à jouer dans le potager, car leur dégradation produit de la matière organique. Le problème, c'est qu'elles étouffent les semis dont la croissance est lente et qui servent d'abri aux parasites. Pour prévenir leur apparition, trois possibilités (que vous pouvez conjuguer) : couvrir le sol de paillage, recourir à des plantes couvre-sol et imbriquer des plantations de rosiers, d'arbustes, de haies, etc. Si vous devez les éliminer, arrachez-les à la main pour ne pas endommager les plantes voisines ou versez de l'eau bouillante dessus, cela brûlera leurs racines.

RESPECTER LE CALENDRIER DES SEMIS ET DES PLANTATIONS

Comment s'y prendre ?

Cultiver est une question de saisonnalité et demande de la rigueur. Respecter le calendrier est donc indispensable pour donner un bon départ à vos fruits et légumes.

	Date de semis	**Récolte**
Ail	Février/Mars	Juillet
Basilic	Mars/Avril	De juillet à octobre
Carotte	Février/Mars	Dès juin
Ciboulette	Mars/Avril	Dès juillet
Courgette	Avril	Dès fin juillet
Laitue	Février/Juin	De 4 à 5 semaines après les semis
Oignon	Mars/Avril	Juillet
Poireau	Avril/Mai	Septembre
Radis	Dès mars	De 2 à 3 semaines après les semis
Tomate	Février/Avril	Juillet

Pourquoi pratiquer la rotation des cultures ?

L'idée est de planter ses cultures sur plusieurs zones et de les décaler d'une année sur l'autre afin de ne pas appauvrir le terrain en éléments minéraux et de lui laisser le temps de se restructurer. Chaque plante, selon qu'elle fournit des feuilles, des racines, des fleurs ou des fruits, puise des éléments minéraux spécifiques. La rotation des cultures empêche en outre les parasites de réaliser l'intégralité de leur cycle de vie et donc de proliférer. L'idéal est d'attendre 4 ans avant de cultiver la même espèce au même endroit.

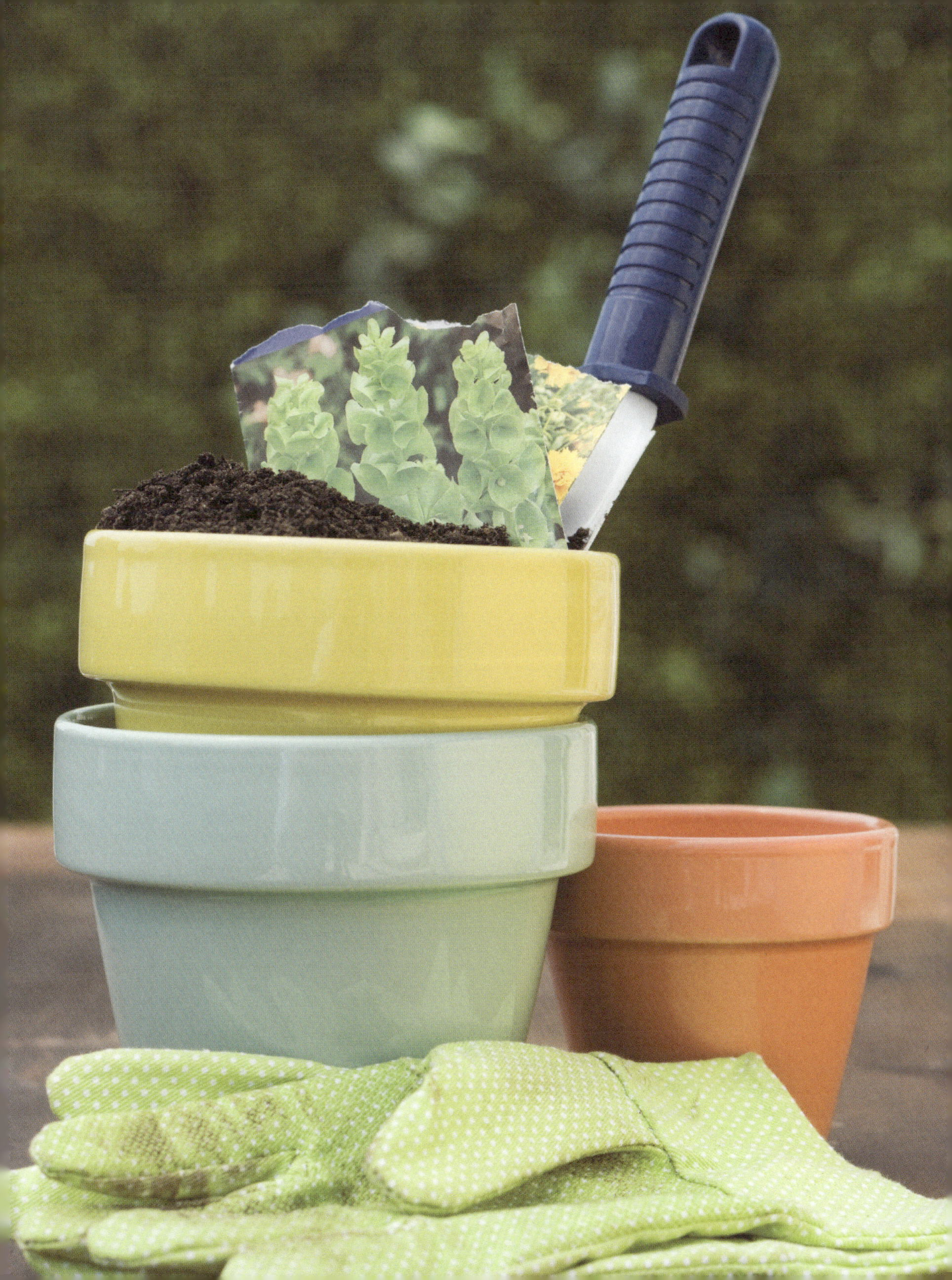

ENRICHIR ET NOURRIR LE SOL

Oublier les fertilisants…

Dans la nature, les plantes n'ont pas besoin de fertilisant : elles trouvent leurs nutriments dans l'humus. Enrichi par la dégradation d'éléments organiques (feuilles, racines, déjections, etc.), c'est un véritable garde-manger qui apporte des éléments indispensables à la vie (carbone, hydrogène, oxygène, azote, potassium et phosphore).

Le compost, un engrais naturel

Pour nourrir votre sol, vous devrez donc lui apporter régulièrement des débris végétaux en cours de décomposition que vous déposerez comme une litière. Celle-ci sera naturellement diffusée dans la terre et vos fruits et légumes pourront y puiser les éléments nécessaires à leur développement.
C'est là que le compostage intervient. Il s'agit d'un processus naturel de transformation des matières organiques issues de la cuisine (épluchures de légumes, coquilles d'œufs, marc de café, sachets de thé…) et du jardin (fleurs fanées, feuilles mortes…) qui s'opère au contact de l'air et de l'humidité grâce au travail de micro-organismes (bactéries et champignons). Le résultat de cette transformation, c'est le compost, une matière riche en éléments minéraux.
Le compostage se pratique en jardin uniquement, car il doit être directement au contact du sol.

Quelle alternative quand on habite en ville ?

Le lombricomposteur, c'est la version du compostage pour les appartements ! Ce sont les vers de terre qui transformeront vos déchets organiques en un compost solide et liquide. Si cette solution vous met mal à l'aise, renseignez-vous auprès de votre commune, elle organise peut-être une collecte de déchets organiques et peut vous aiguiller vers les composteurs de jardins partagés.

Fabriquer un engrais totalement végétal

Il est tout de même possible de confectionner de l'engrais végétal avec des purins réalisés à base d'ortie, de consoude et de pissenlit pour les plantes des jardinières.
Pour les fleurs, le meilleur engrais est à base de coquilles d'œufs : faites-en sécher au four et écrasez-les pour obtenir une poudre à répandre sur la terre.

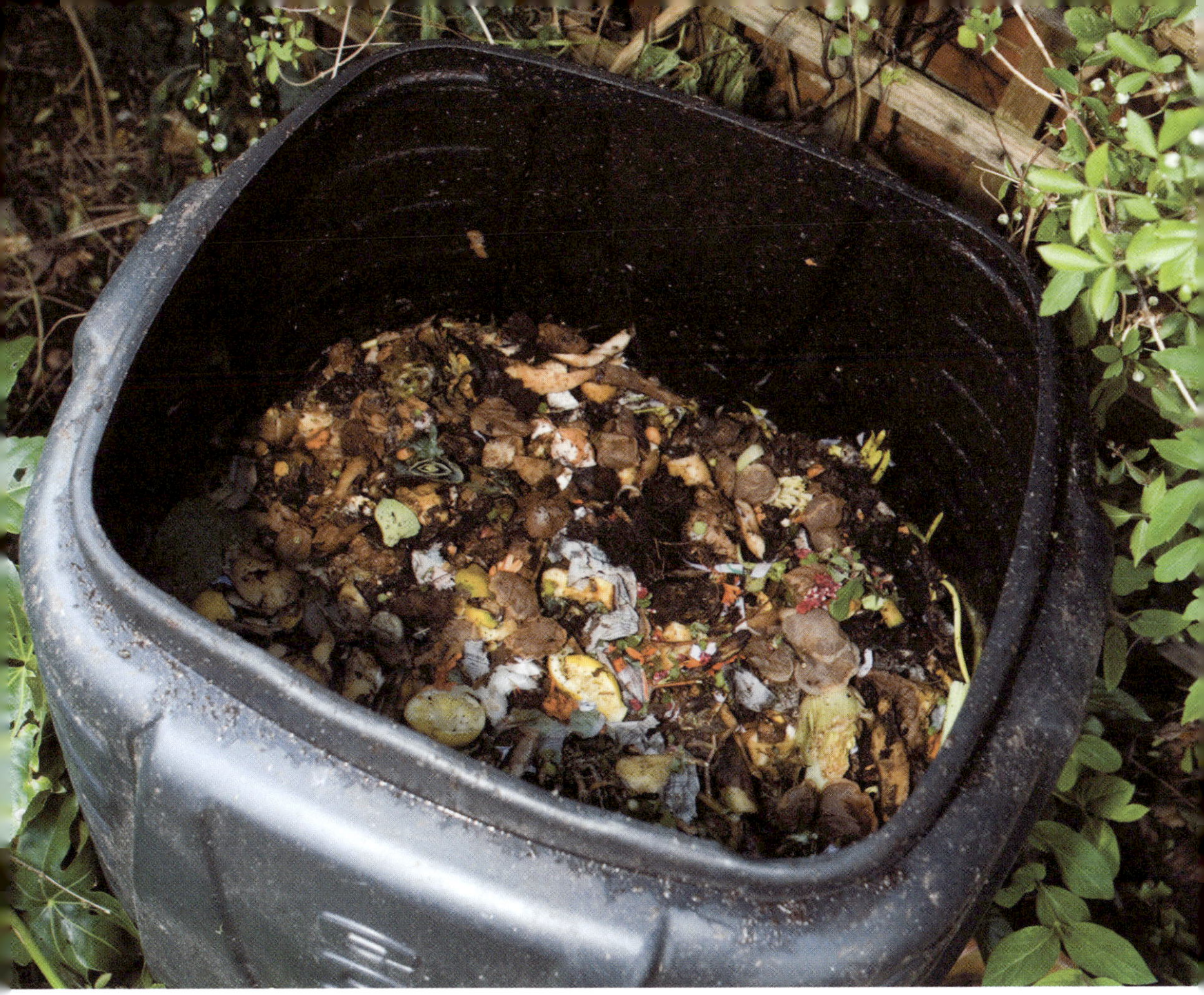

PURIN DE PISSENLIT

Recette

- *Du pissenlit (racine, feuilles et fleurs)*
- *De l'eau bouillante*
- *1 seau*
- *1 passoire*
- *1 blender*
- *1 cuillère en bois ou 1 bâton*

1. Remuez le mélange tous les 3 jours avec la cuillère en bois ou le bâton dans le seau. Le purin est prêt lorsque la mousse cesse de se former.
2. Filtrez votre préparation et diluez-la avant de traiter vos végétaux. Pour un contenant de 1 l, prévoyez 25 cl de purin d'ortie et le reste d'eau.
3. Arrosez vos végétaux avec ce purin toutes les 3 semaines, au printemps et à l'automne.

LIMITER L'UTILISATION DE L'EAU

L'eau est évidemment indispensable pour alimenter le potager, mais il est aussi possible de limiter son utilisation.

Voici quelques idées :

- Récupérez l'eau de pluie au maximum en disposant des bacs et des citernes. Non seulement c'est plus économique et écologique, mais l'eau de pluie est moins calcaire que l'eau du robinet. N'hésitez pas non plus à utiliser l'eau de lavage des légumes.

- Recouvrir le sol d'un paillis (chanvre, écorce, lin, etc.) permet de conserver son humidité à la terre, et donc d'arroser moins. En cas de sécheresse, il faudra, en revanche, réduire la couche de paillis.

- Arrosez de préférence le matin, pour éviter que l'eau ne s'évapore, et visez le pied de la plante pour que les feuilles ne brûlent pas avec la réverbération du soleil.

- L'été, lorsque le sol est sec, binez régulièrement pour casser la croûte qui se forme à la surface : l'eau pénétrera plus facilement.

- Enfin, privilégiez un arrosage quotidien et léger en diffusion lente, par exemple en faisant courir un tuyau poreux le long de votre potager ou en le faisant passer sous le paillis. Lorsque vous arrosez en grande quantité et moins souvent, la plante ne consomme en réalité qu'une petite partie de l'eau.

POTAGER D'APPARTEMENT

Quelles sont les conditions pour faire son potager d'appartement ?

Si vous avez un bord de fenêtre ensoleillé au moins 4 heures par jour, alors rien ne s'oppose à votre projet. Avant de vous lancer, dessinez le plan de vos cultures de manière à associer les plantes qui s'entraident (tableau p. 195) et choisissez la profondeur des pots en fonction de ce que vous voulez faire pousser : les légumes à racines, comme les carottes, ont besoin de 30 cm de profondeur. Sinon, 15 cm suffisent.

Comment procéder ?

Une fois que vous avez acheté vos semences (évidemment bio et de préférence dans un magasin engagé), appliquez la technique des « lasagnes végétales ». Le concept ? Alterner des couches d'éléments verts, humides et azotés (épluchures, marc de café, compost, feuilles vertes, etc.) avec des éléments bruns, secs et carbonés (papier journal, carton d'emballage, foin, copeaux de bois, feuilles sèches, etc.). L'objectif étant d'offrir à vos plantations un substrat fertile sans utiliser d'engrais.

1. Commencez par tapisser le fond de vos bacs et/ou pots de billes d'argile (pour faciliter la circulation de l'eau) ou de débris de pots en terre cuite.
2. Déposez 5 cm d'éléments bruns, puis 7 cm d'éléments verts et terminez par de la terre enrichie de compost. N'oubliez pas d'humidifier couche après couche.
3. Après avoir planté vos semis et arrosé abondamment, recouvrez la terre de copeaux de bois, de feuilles mortes ou de paille pour conserver l'humidité.
4. Il ne vous reste plus qu'à laisser le processus de décomposition s'enclencher en arrosant régulièrement les quatre premières semaines. Après cela, l'entretien est limité au minimum. Ce qui vous laisse tout le temps de vous adonner à la contemplation et de regarder votre potager pousser…

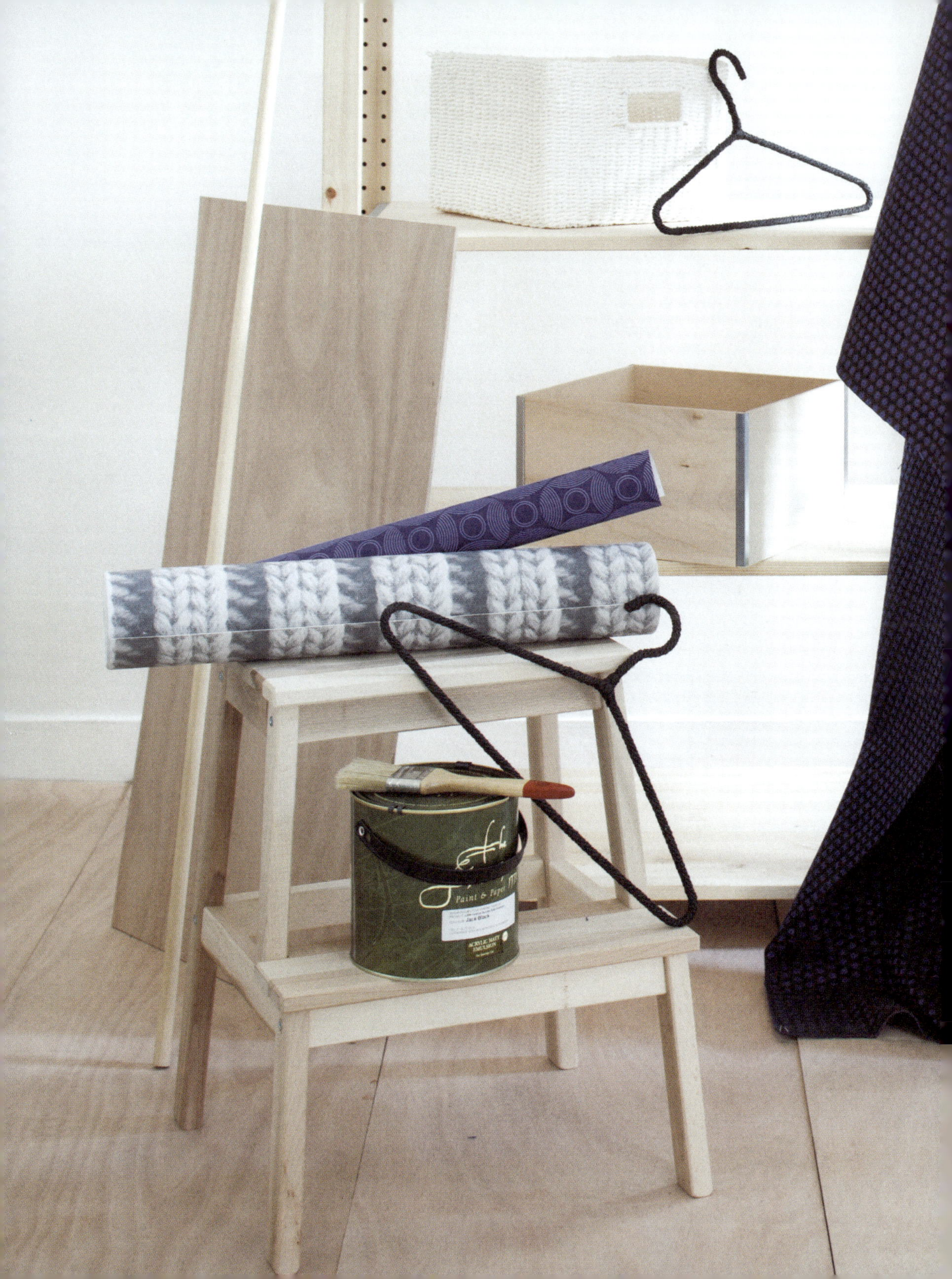
Paint & Paper
Jack Black
ACRYLIC MATT EMULSION

LE BRICOLAGE

Les composés organiques volatils (COV) qui se cachent dans les colles, les vernis, les sols et les peintures sont des substances dangereuses. Ils polluent l'atmosphère de votre logement et s'attaquent aux bronches ainsi qu'au système nerveux. Protégez votre santé et l'environnement en fabriquant vous-même vos produits avec des ingrédients naturels.

AUTOUR DE LA PEINTURE

Pour remédier à la pollution ambiante de nos intérieurs, le mieux est encore de s'attaquer à la racine du problème : la peinture. Si vous emménagez ou que vous envisagez de changer de décor, c'est le moment idéal pour vous pencher sérieusement sur la question.

LESSIVER LES SURFACES AVANT PEINTURE

Recette

- *2 c. à soupe de cristaux de soude*
- *1 l d'eau*
- *Du vinaigre blanc*
- *1 éponge*
- *1 vaporisateur*
- *1 chiffon*
- *1 seau ou 1 bassine*

1. Dans le seau ou la bassine, diluez les cristaux de soude dans l'eau et appliquez à l'éponge sur la surface à lessiver.
2. Laissez agir 5 min et rincez à l'eau claire.
3. Terminez en pulvérisant du vinaigre blanc sur la surface traitée pour neutraliser l'action des cristaux de soude.

DÉCAPER LA PEINTURE

Recette

- *1 c. à soupe de cristaux de soude*
- *1 l d'eau*
- *Du vinaigre blanc*
- *1 éponge*
- *1 pinceau*
- *1 couteau de peintre*
- *1 seau*

1. Dans le seau, dissolvez les cristaux de soude dans 25 cl d'eau chaude et appliquez au pinceau sur la surface à traiter.
2. Laissez agir 20 min avant de gratter.
3. Diluez une éponge imbibée de vinaigre blanc dans 75 cl d'eau et rincez la surface.
4. Laissez sécher avant de poncer et recommencez l'opération autant de fois que nécessaire.

PEINTURE À LA FARINE (PEINTURE SUÉDOISE)

Recette

POUR LE BOIS (POUR 1 L)

- *100 g de farine de blé*
- *1 l d'eau*
- *200 g de pigments colorés naturels ou de blanc de Meudon (pour une peinture blanche)*
- *10 cl d'huile de lin*
- *2 cl de savon noir liquide*
- *1 marmite*
- *1 récipient hermétique*
- *1 cuillère en bois*

1. Dans la marmite, délayez la farine de blé dans 20 cl d'eau et portez le mélange à ébullition sans cesser de remuer avec la cuillère en bois. Ajoutez progressivement 80 cl d'eau. Continuez de remuer.
2. Une fois que le mélange est homogène, ajoutez les pigments ou le blanc de Meudon.
3. Incorporez l'huile de lin et poursuivez la cuisson 15 min.
4. Ajoutez le savon noir liquide pour lier la préparation, puis laissez refroidir.
5. Rajoutez un peu d'eau si la peinture vous paraît trop épaisse et versez dans le récipient hermétique.
6. Lavez les ustensiles à l'eau claire.

Séchage : 1 h par temps sec • Conservation : 1 an

PEINTURE À LA POMME DE TERRE

Recette

POUR LES MURS ENDUITS, ASPECT MAT (POUR 1 L)

- *300 g de pommes de terre cuites ou en purée (ou 150 g de fécule de pomme de terre déshydratée)*
- *1,15 l d'eau*
- *300 g de blanc de Meudon*
- *100 g de pigments colorés naturels (pour la couleur)*
- *2 c. à soupe d'huile de lin (optionnel)*
- *3 saladiers*
- *1 blender*

1. Dans un saladier, mélangez les pommes de terre ou la fécule de pomme de terre à 80 cl d'eau bouillante et mixez jusqu'à obtenir la consistance d'une béchamel un peu épaisse.
2. Dans un autre saladier, délayez le blanc de Meudon dans 30 cl d'eau froide.
3. Dans un autre saladier, délayez les pigments dans 5 cl d'eau froide et ajoutez le blanc de Meudon dilué.
4. Ajoutez la purée et l'huile de lin, puis mélangez.

Séchage : 24 h • Conservation : usage unique

COLLE NATURELLE

Contrairement aux colles de synthèse, la colle végétale ne contient pas de produits chimiques nocifs pour la santé ni pour l'environnement. La recette qui suit convient au papier, au carton et au papier peint.

Recette

- *2 c. à soupe de farine de blé*
- *1 c. à café de sucre*
- *3,5 verres d'eau*
- *1 fouet*
- *1 pot avec couvercle de 300 ml*
- *1 casserole*

1. Dans la casserole, mélangez la farine de blé, le sucre et 1/2 verre d'eau.
2. Faites chauffer à feu doux et fouettez. Délayez avec 2 ou 3 verres d'eau jusqu'à obtenir la consistance d'une sauce béchamel.
3. Versez la colle dans un pot et fermez. Agitez avant utilisation.

NETTOYER LES PINCEAUX COLLÉS

Recette

- *25 cl de vinaigre blanc*
- *10 cl d'eau chaude*
- *10 gouttes d'huile essentielle d'arbre à thé*
- *1 bassine ou 1 seau*
- *1 chiffon*
- *1 cuillère à soupe*

1. Mélangez le vinaigre blanc avec l'eau chaude et l'huile essentielle dans la bassine ou le seau.
2. Laissez tremper les pinceaux toute une nuit.
3. Rincez à l'eau et séchez avec le chiffon.

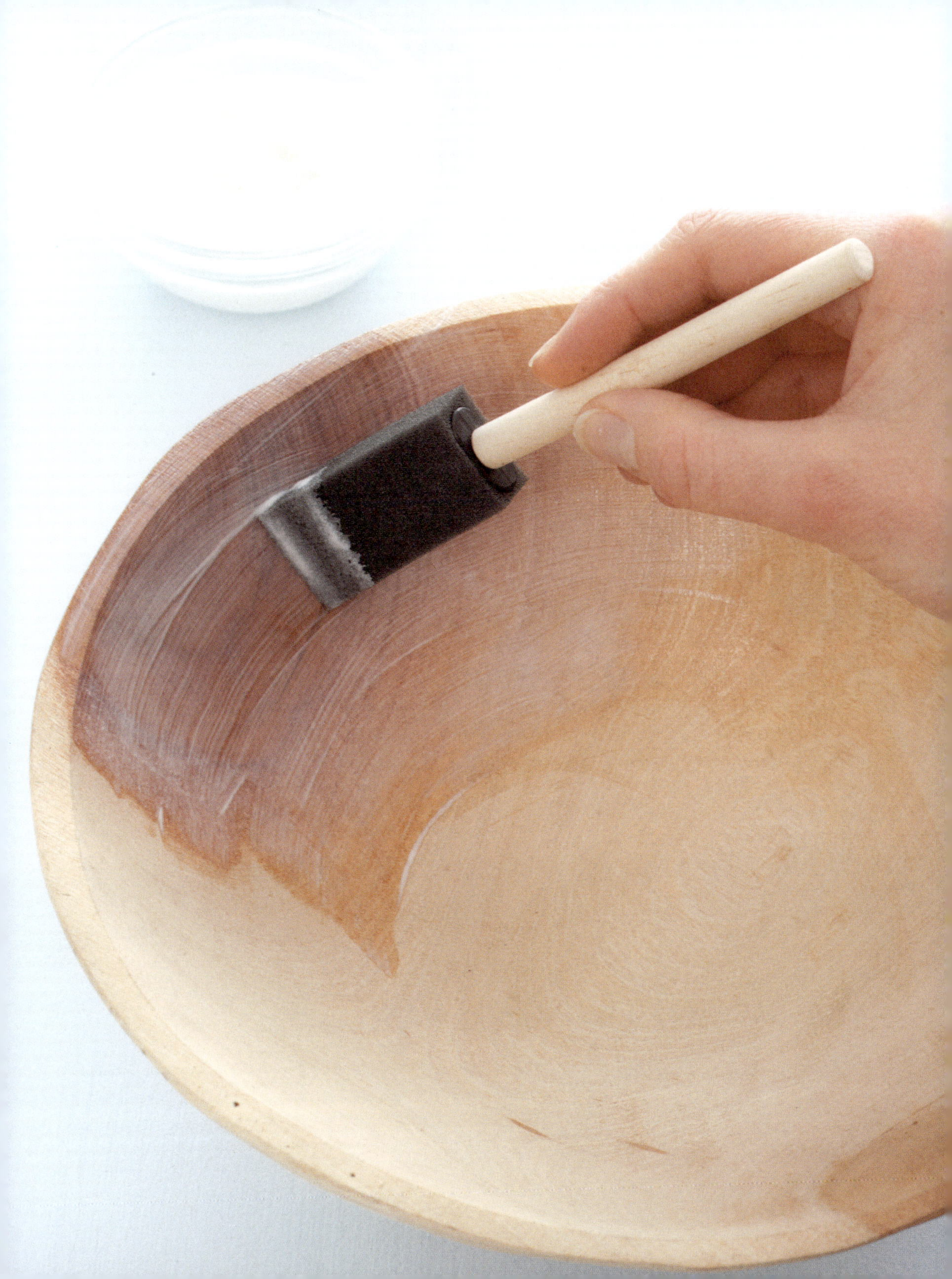

BOIS

En extérieur, le bois est fragilisé par les rayons ultraviolets du soleil et par l'humidité. Puisque vous avez opté pour cette matière noble et naturelle, autant aller jusqu'au bout du concept et l'entretenir avec des produits respectueux de l'environnement.

TRAITER LE BOIS

Appliquez de l'huile de lin au pinceau et renouvelez l'application tous les 6 mois.

FONCER OU VIEILLIR LE BOIS

Diluez 10 cuillères à soupe de chicorée en grains (ou de marc de café) dans 1 l d'eau bouillante. Faites cuire 10 min. Munissez-vous de gants pour ne pas vous tacher la peau et filtrez à l'aide d'une passoire. Étalez à l'éponge et appliquez autant de couches que nécessaire pour obtenir la bonne teinte (laissez sécher entre les couches). Une fois que la teinte est sèche, protégez-la avec une cire naturelle. S'applique sur les bois clairs.

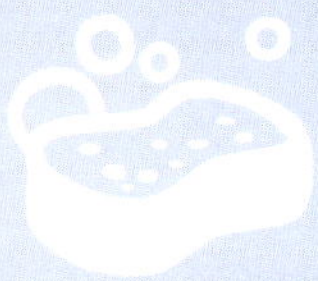

CIRE NATURELLE POUR BOIS TEINTÉ

Mélangez 1 cuillère à soupe d'huile d'olive et le jus d'un demi-citron, puis appliquez sur la surface avec un chiffon doux.

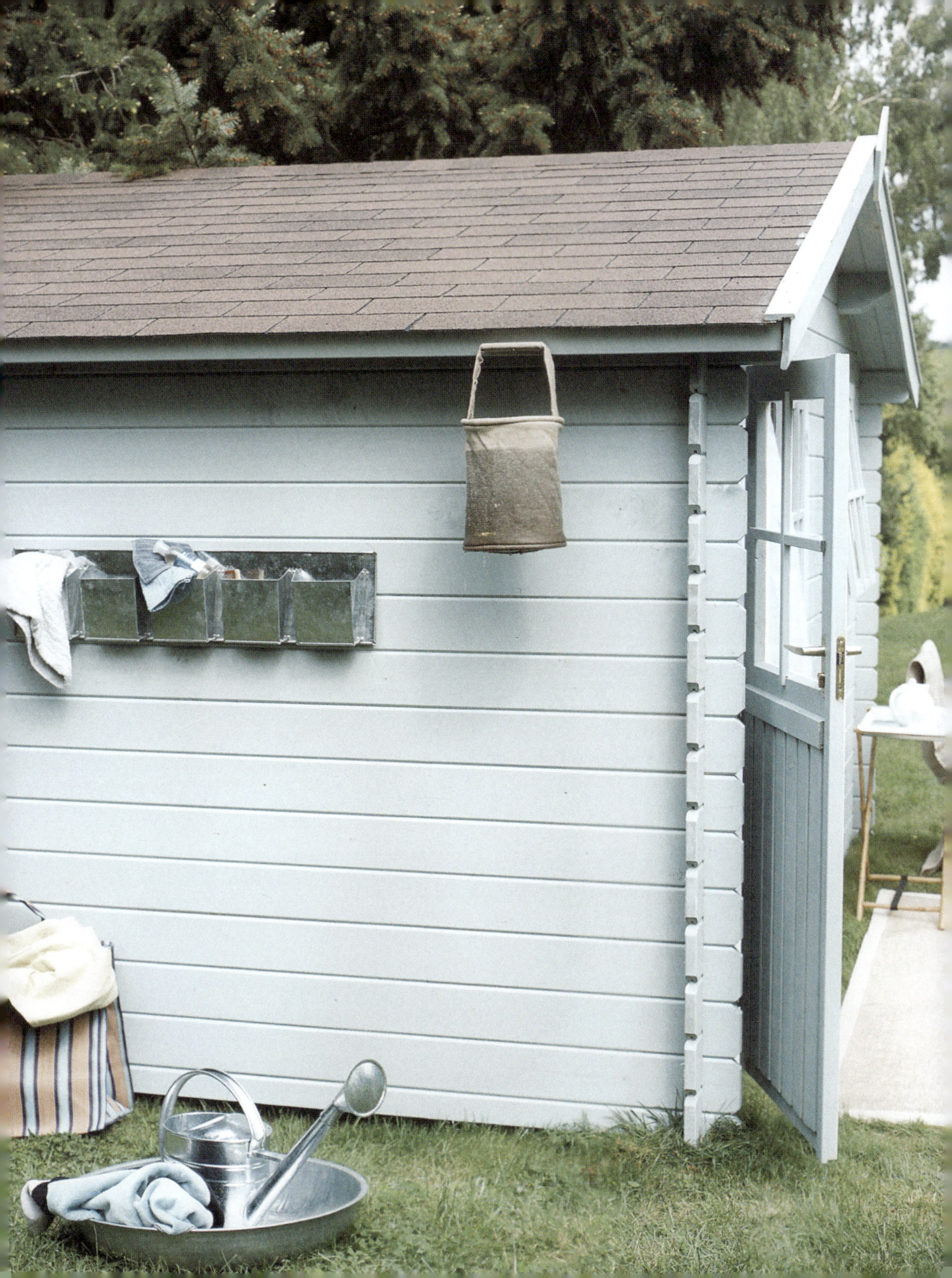

Bien

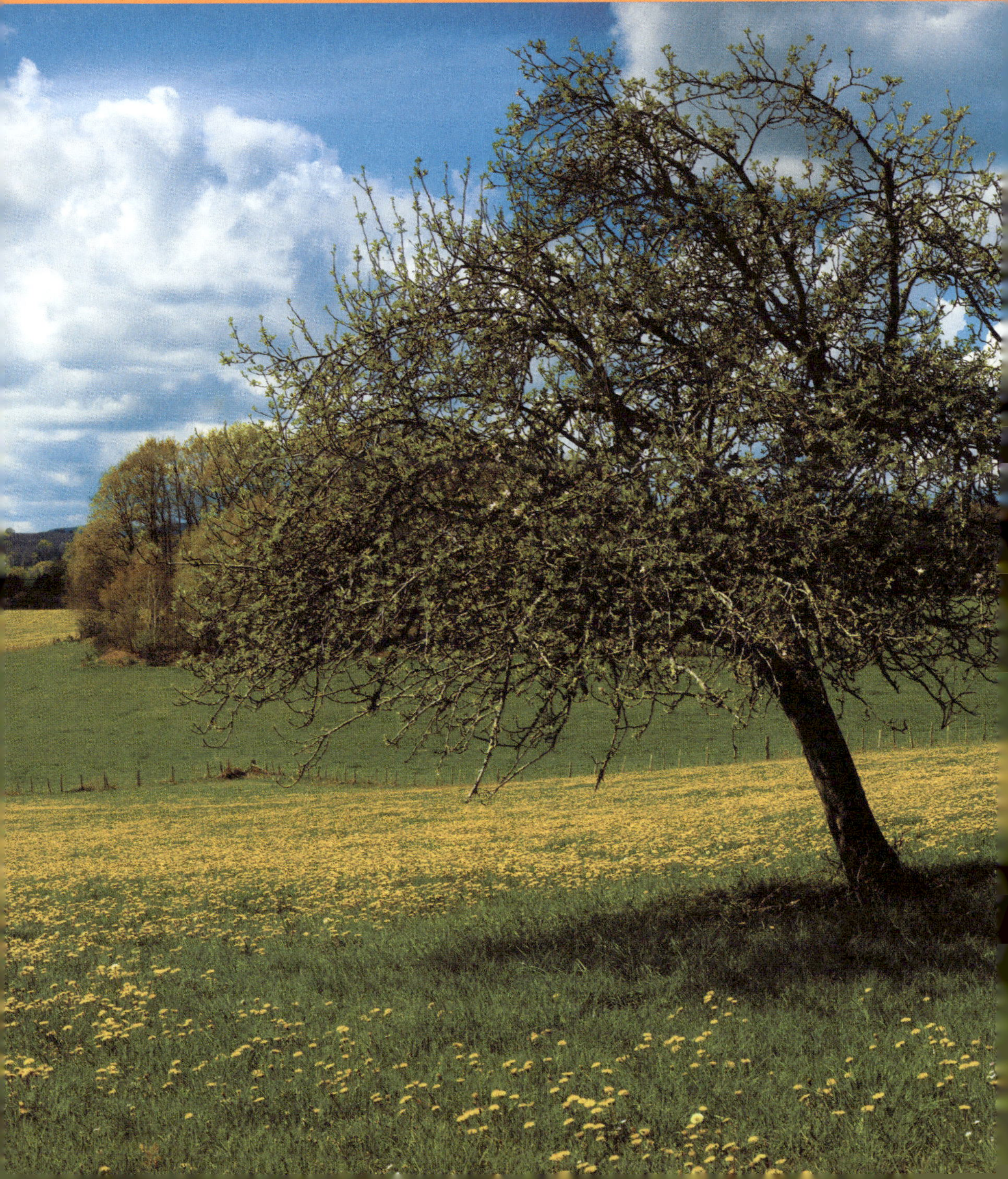

sur ma planète

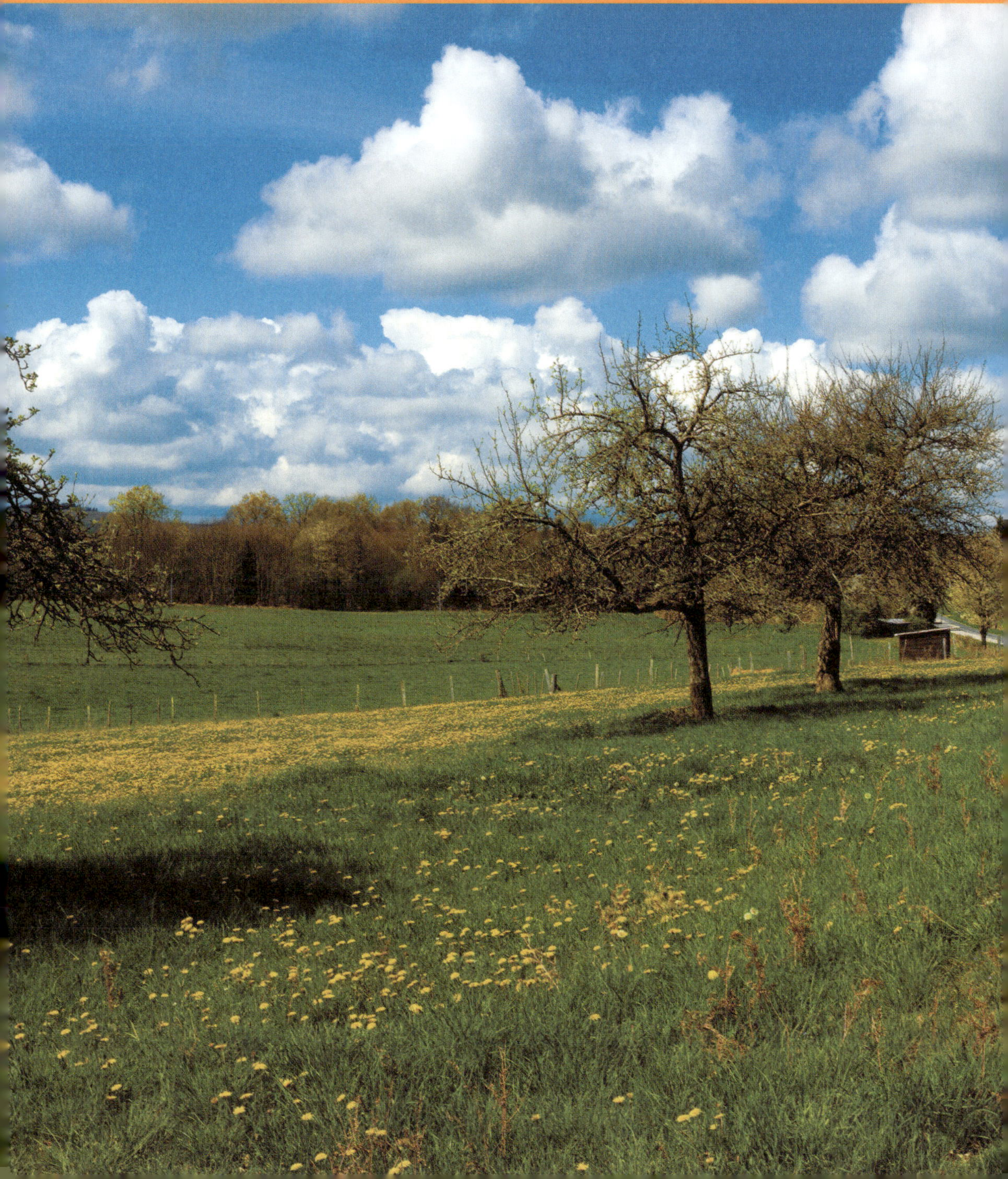

REMPLACER LE JETABLE PAR DU DURABLE

La cuisine et la salle de bains sont les deux pièces de la maison qui concentrent le plus de déchets. La plupart des objets que nous y utilisons sont à usage unique, ce qui oblige à les racheter constamment. Et si nous remplacions le jetable par du durable, du lavable et du réutilisable ?

Dans la cuisine

L'essuie-tout

Sa production est très coûteuse en énergie, en eau et en produits chimiques, et génère de nombreux déchets polluants. On l'utilise par habitude, mais en avons-nous réellement besoin ? Quel que soit l'usage que vous en faites, vous remarquerez qu'il est en réalité remplaçable par une éponge, par un torchon, par des petits carrés découpés dans une serviette de toilette...

Les éponges

Non seulement ce sont des nids à bactéries, mais leur production est énergivore et nécessite l'utilisation de ressources fossiles ou forestières. Quant à leur capacité de recyclage ou de biodégradation, elle est vraiment très faible. La bonne nouvelle, c'est que le Japon a inventé la *tawashi* : une éponge crochetée, tricotée ou tissée qui ne s'effrite pas, qui se lave en machine et, surtout, qui est bluffante par son efficacité.

Le papier aluminium et le film étirable

Tous deux ont une empreinte énergétique déplorable et une incidence sur la santé puisqu'ils dégagent des particules toxiques qui sont transférées dans les aliments lorsqu'ils sont chauffés. Pour conserver vos restes, équipez-vous de boîtes de conservation en verre. C'est d'autant plus pratique que vous n'aurez qu'à enlever le couvercle pour réchauffer vos plats au four. Vous pouvez aussi fabriquer du film naturel avec un simple carré de tissu et de la cire d'abeille. Imperméable, il se nettoie facilement. Malléable, il recouvre un plat et enveloppe directement les aliments pour les conserver sainement.
Pour fabriquer votre film naturel, il suffit de découper du tissu pas trop épais à la taille de votre choix après l'avoir lavé et repassé. Posez-le à plat sur le lèchefrite de votre four ou dans un plat rectangulaire, puis saupoudrez-le généreusement de cire d'abeille (brute râpée ou en minipastilles) sans déborder. Enfournez à 80 °C pendant 5 à 10 min, jusqu'à ce que la cire ait complètement fondu, puis laissez refroidir avant de décoller le tissu.

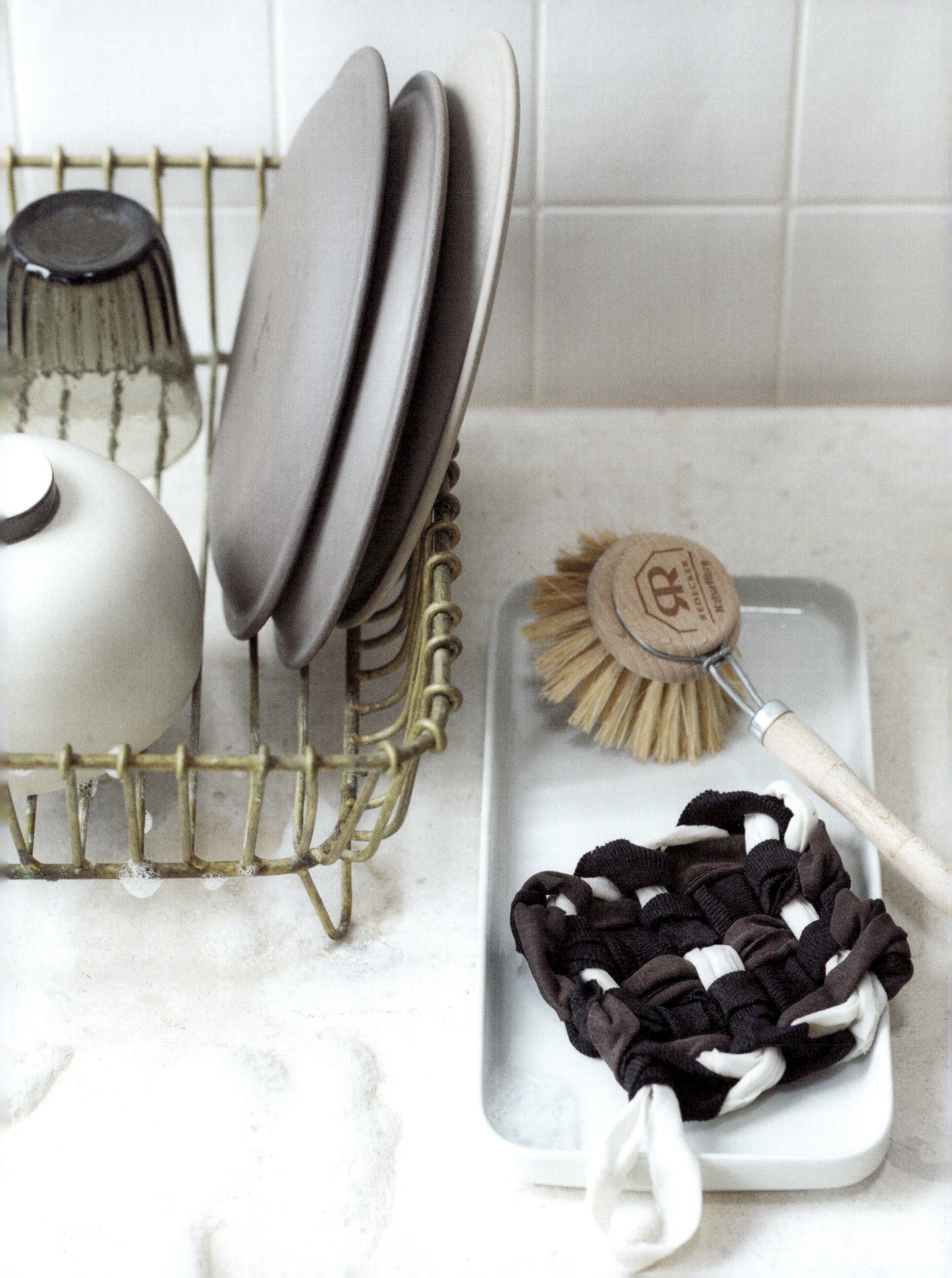

Le papier de cuisson

Oui, c'est vrai, il est très pratique parce qu'il évite d'avoir à nettoyer la plaque du four après la cuisson. Mais il ne se recycle pas. Or il suffit de mettre de la matière grasse pour que les aliments n'accrochent pas. Et pour étaler la pâte à tarte ? Utilisez du tissu en cire d'abeille ou un torchon que vous farinerez généreusement !

Les capsules à café

Même John Sylvan, l'inventeur de la capsule à café, regrette son invention tant son impact écologique est catastrophique. Les capsules sont en effet composées d'aluminium, de plastique et de papier qui les rendent très difficiles à recycler. Rendez-vous compte : si on mettait bout à bout toutes les capsules consommées chaque année, on pourrait faire 10 fois le tour de la Terre ! Alors pourquoi ne pas revenir aux basiques, comme le percolateur ou la cafetière à piston ? Il existe également des dosettes biodégradables ou des dosettes vides rechargeables qui causent moins de dégâts et qui sont compatibles avec toutes les machines à expresso.

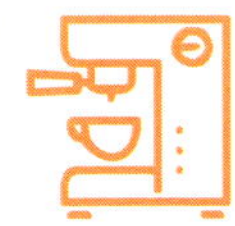

Dans la salle de bains

La brosse à dents

Chaque année, près de 5 milliards de brosses à dents en plastique non recyclable sont jetées à la poubelle. Or les magasins bio en commercialisent en matière végétale (comme le bois de bambou, qui repousse très vite et qui est 100 % recyclable), fabriquées en France (pour limiter le transport) et produites par une marque écoresponsable.

Le coton démaquillant

En moyenne, chaque femme utilise quatre cotons démaquillant par jour, ce qui est énorme ramené sur une année... Or la culture du coton est l'une de celles qui consomment le plus d'eau, de pesticides et d'insecticides. Les disques à démaquiller ont leur version lavable (en machine, à 30 °C) et durable. On les trouve sur Internet ou dans certains commerces, et on peut les fabriquer même en étant débutante en couture !

Choisissez un tissu doux et absorbant, par exemple en recyclant une polaire ou un chiffon en microfibre, découpez deux carrés de même taille, superposez-les et cousez-les ensemble. Fabriquez-en une quinzaine pour être tranquille et en avoir toujours sous la main.

Les protections intimes

Les protections féminines constituent des déchets ingérables en raison du nombre de produits toxiques qu'elles contiennent. Le mieux pour la planète et pour notre santé serait de passer aux serviettes hygiéniques et aux protège-slips lavables en coton biologique. D'autant qu'ils sont plus doux et bien plus agréables à porter, car ils laissent respirer la peau. À première vue, cela ressemble à un retour en arrière, mais la tentative mérite d'être envisagée...

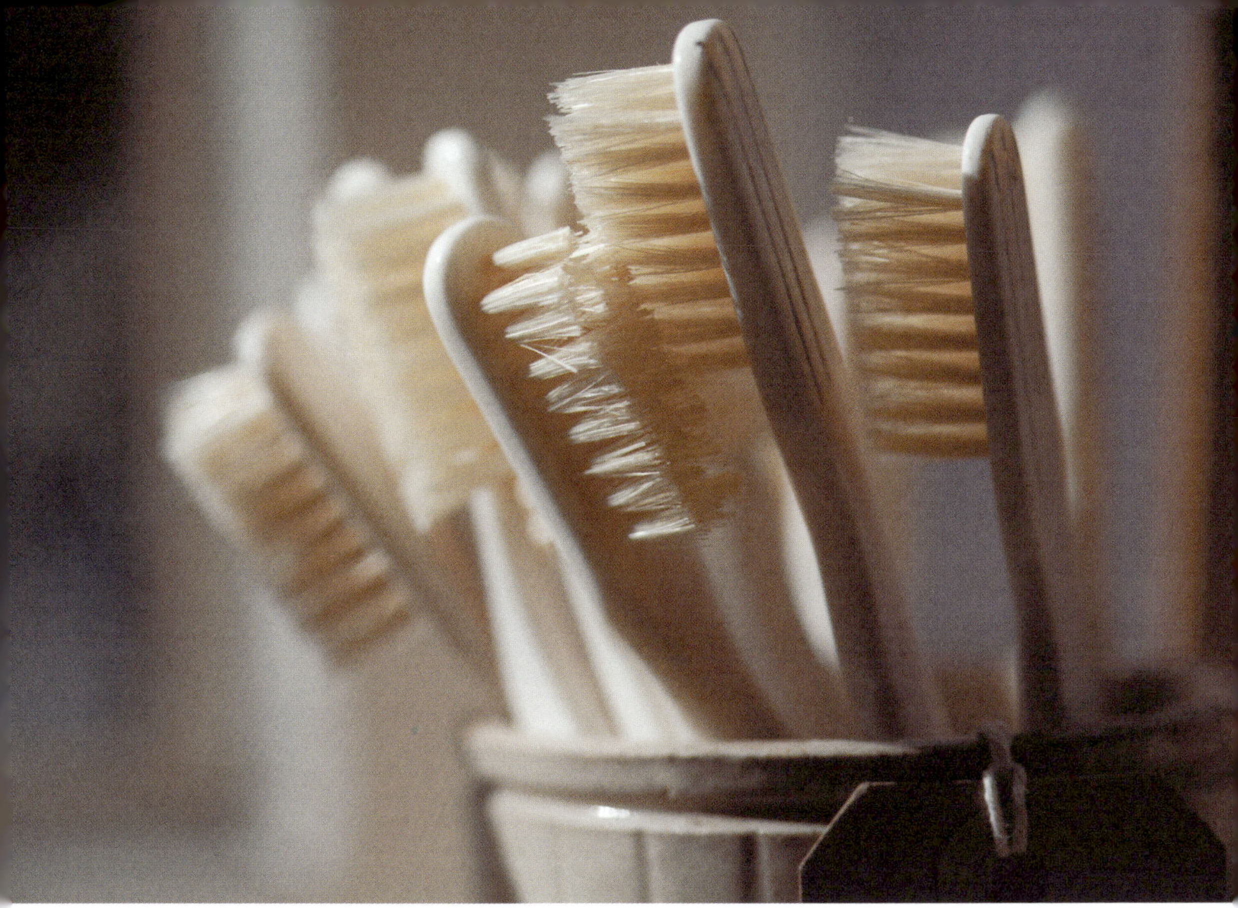

Quant aux tampons, ils peuvent être remplacés par une coupe menstruelle. Il s'agit d'une coupe en silicone en forme de cloche qui se colle aux parois du vagin et récupère les flux menstruels. À condition de respecter certaines règles (faire bouillir avant de réintroduire et surtout ne pas dormir avec) et de l'apprivoiser (un conseil : asseyez-vous sur les toilettes pour l'insérer et la retirer), c'est une alternative parfaite qui se conserve une dizaine d'années et qui ne contient aucune substance toxique.

Les Cotons-Tiges

Ces bâtonnets en plastique polluants devraient être interdits en France au 1er janvier 2020, car ils font partie des déchets que l'on retrouve le plus sur les plages et dans les milieux aquatiques. Une fois rejetés dans la nature, ils continuent de diffuser des substances chimiques et perforent les organes des oiseaux et des poissons qui les ingèrent. Le Coton-Tige n'est de toute façon pas le meilleur ami de l'homme, puisqu'il repousse le cérumen vers le fond du conduit auditif. Le mieux est d'utiliser de l'eau savonneuse et votre auriculaire, et de nettoyer uniquement le pavillon de l'oreille.

RECYCLER AU MAXIMUM

Nos comportements en matière de consommation sont devenus des réflexes qu'il serait peut-être bon, voire salutaire, de remettre en question. Cette accumulation de biens encombre nos logements, ce qui n'est pas sans conséquences sur notre état d'esprit. En effet, plus on allège notre lieu de vie, mieux on y voit clair et mieux on se sent. De nombreuses solutions de désencombrement respectueuses de l'environnement existent, qui évitent le gaspillage et favorisent le don et l'économie circulaire.

L'obsolescence programmée

Dès les années 1920, il a été décrété qu'un produit qui ne s'use pas est une tragédie pour les affaires. C'est ainsi qu'est née l'obsolescence programmée, une technique visant à raccourcir la durée de vie d'une marchandise en introduisant un petit programme ou une pièce fragilisée qui déclenchera la panne ou rendra la réparation impossible. Dans l'Amérique en crise des années 1930, cette solution apparaissait incontournable pour renouer avec la croissance.

Moins d'un siècle plus tard, ce principe de consommation de masse est tellement ancré dans les mentalités qu'il est devenu la base du fonctionnement de notre société.

Or l'impact écologique de cette stratégie est considérable. Elle gaspille les ressources, produit des gaz à effet de serre et entraîne une quantité industrielle de déchets.

S'équiper autrement

Nos comportements en matière de consommation sont un encouragement constant à poursuivre la pratique de l'obsolescence programmée. En décidant de nous équiper autrement et en changeant notre rapport aux objets, nous avons le pouvoir de mettre à mal tout un système qui devra forcément revoir son fonctionnement.
Entretenez et chouchoutez votre matériel pour le conserver le plus longtemps possible, réparez-le ou faites-le réparer s'il tombe en panne, et si vous n'en voulez plus faites-le circuler : ce qui ne vous intéresse plus peut faire le bonheur de quelqu'un d'autre.

Faire un grand tri

Une chose est sûre : avant de consommer différemment, il faut désencombrer. Procédez pièce par pièce ou par catégories d'objets (livres, ustensiles de cuisine, vêtements, petit électroménager…) et prévoyez quatre cartons : un pour ce que vous gardez, un pour ce que vous jetez (ni réparable ni récupérable), un pour ce que vous donnez et un dernier pour ce qui vous fait hésiter.

Pour chaque objet du dernier carton, posez-vous ces questions : est-ce qu'il me plaît ? est-ce qu'il me rend service ? est-il facile à utiliser ? est-ce que je m'en sers régulièrement ? Si vous répondez non à l'une d'elles, n'hésitez pas à vous en débarrasser.

Se débarrasser de ce qui vous encombre

Donnez !
À des associations caritatives (faites une recherche sur Internet pour connaître celles de votre ville), à des proches (famille, amis, collègues, voisins), à une ressourcerie ou à une recyclerie (sorte de centres de tri et de boutiques qui créent de l'emploi grâce à vos dons), aux bibliothèques et médiathèques…

Vendez !
Que ce soit en ligne ou en main propre (vide-greniers, magasins d'occasion généralistes, dépôt-vente), vous trouverez toujours quelqu'un que vos objets intéressent.

Réparez !
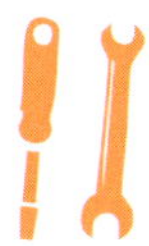
Nous avons la manie de jeter alors que certains appareils, objets ou vêtements sont réparables. Vous n'avez peut-être pas les compétences pour le faire, mais vous pouvez sous-traiter. Selon un rapport du Parlement européen, l'Europe pourrait créer jusqu'à 200 000 emplois non délocalisables rien qu'en généralisant la réparation et le réemploi des objets du quotidien ! De nombreuses initiatives existent (plus d'une centaine en France), comme les Repair Café, le projet Restart, le réseau Envie… tenus par des bricoleurs amateurs, qui, non contents de donner une seconde vie à vos trésors et de protéger la planète, créent de l'emploi et se font une joie de transmettre leur savoir-faire pour que chacun devienne autonome.

Troquez !
Le troc et le prêt, entre proches ou *via* des plates-formes en ligne, ainsi que l'achat d'occasion sont sans conséquences pour la planète et permettent de faire des économies.

Jetez !
Et si vraiment vous devez jeter, faites-le dans les règles de l'art : ne mettez pas tout dans la poubelle domestique, faites un tri. Puis renseignez-vous auprès de votre commune pour savoir que faire de certains déchets (encombrants, déchetterie…).

LA CONSOMMATION DE MON LOGEMENT

Eau, électricité, chauffage : la consommation d'énergie est devenue une question planétaire prioritaire. D'abord, parce que le stock des ressources n'est pas illimité. Ensuite, parce que cela augmente l'émission des gaz à effet de serre qui provoquent le réchauffement de la planète. Enfin, parce que le coût de l'énergie ne cesse d'augmenter, ce qui oblige à allouer à ce poste un budget de plus en plus important. Or de nombreux petits gestes du quotidien permettent de faire d'une pierre trois coups : économiser de l'argent et des ressources tout en préservant l'environnement.

J'économise l'eau

Un état des lieux inquiétant...

Parce que 70 % de la planète est couverte d'océans, l'eau apparaît comme une ressource abondante. En réalité, seul 0,01 % est directement utilisable pour notre consommation et ce pourcentage est très inégalement réparti.
Malgré tout, cette ressource devenue rare est utilisée de manière totalement irrationnelle puisque sa consommation (70 % pour l'agriculture et l'élevage intensifs, 20 % pour l'industrie et 10 % pour les besoins domestiques) a triplé en 50 ans.
Cette eau indispensable à la vie se raréfie d'autant plus que la pollution (pesticides, nitrates...) atteint les nappes phréatiques et que le réchauffement climatique entraîne de graves pénuries dans certaines régions du monde.
En moyenne, il a été établi que nous consommons 150 l d'eau par jour et par personne, sachant que l'eau que nous buvons représente seulement 1 % de cette consommation... Voici un état des lieux de notre consommation quotidienne.

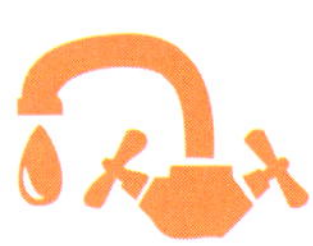

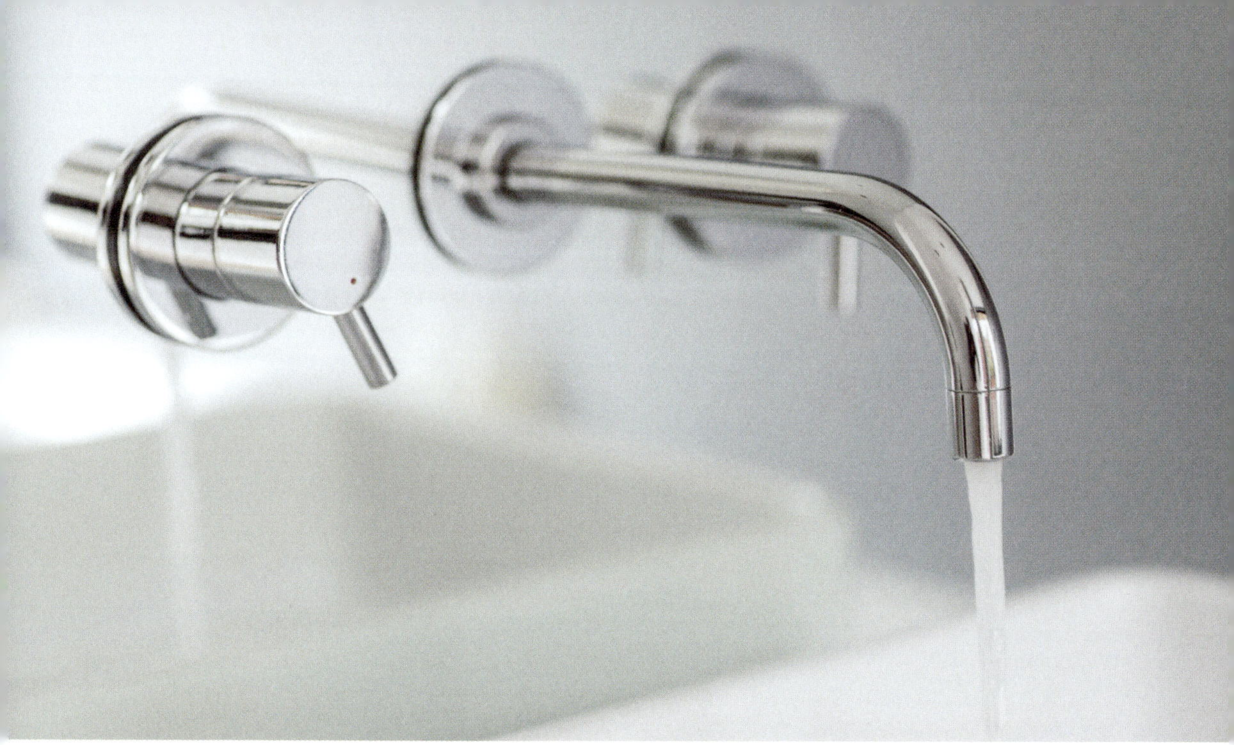

État des lieux de notre consommation quotidienne		
Douche et brossage de dents	39 %	Une douche de 5 min = 80 l Un bain = 150 l
W.-C.	20 %	Chasse d'eau = 8 l
Linge	12 %	Une lessive = 90 l
Vaisselle	10 %	Un robinet ouvert = 6 l/min
Cuisine	6 %	
Voiture	6 %	
Pour boire	1 %	
Pour le reste	6 %	

Alors, que faire ?

Il y a tant de petits gestes à faire pour limiter le gaspillage…

Douche et brossage de dents

Préférez la douche au bain et ne laissez pas couler l'eau inutilement : coupez-la quand vous vous savonnez ou quand vous vous brossez les dents. Et utilisez un verre pour vous rincer la bouche et pour nettoyer votre brosse.

Installez un robinet mitigeur ou thermostatique pour ne plus tâtonner lorsque vous réglez la température : vous économiserez 10 % de débit d'eau par rapport à deux robinets classiques.

Vous pouvez aussi équiper vos robinets d'un mousseur ou d'un aérateur d'eau afin de réduire le débit, cela permet d'abaisser la consommation de 50 %.

Réparez les robinets qui fuient : le goutte à goutte gaspille en moyenne 2 l d'eau par heure !

W.-C.
Si vous n'avez pas de chasse d'eau à deux débits, déposez une bouteille d'eau pleine dans le réservoir des toilettes : vous réduirez votre consommation de 1 l.
Ne tirez pas la chasse d'eau systématiquement et réparez-la lorsqu'elle fuit. Ça n'a l'air de rien, mais en réalité vous pouvez gaspiller jusqu'à 30 l par heure.

Cuisine
Lorsque vous cuisinez, gardez toujours à portée de main un torchon humide pour vous nettoyer les mains au lieu d'ouvrir systématiquement le robinet.

Pensez à réutiliser les eaux de cuisson au lieu de les jeter. Elles possèdent de nombreuses propriétés : l'eau des légumes (bio) soulage des troubles digestifs et constitue un engrais naturel pour le jardin ; l'eau des pommes de terre et des pâtes est un désherbant naturel ; l'eau du riz a des vertus antidiarrhéiques et fait briller les cheveux en eau de rinçage ; l'eau des œufs est un répulsif naturel au jardin et constitue un engrais très efficace.

Pour la vaisselle, privilégiez la machine. Si vous n'en avez pas, ne laissez pas couler l'eau : remplissez deux bacs (ou deux bassines), un pour le lavage, un pour le rinçage.

En cas d'absence
Enfin, si vous partez plus de 4 jours, pensez à fermer le ballon d'eau chaude : en deçà, l'économie d'énergie n'est pas intéressante, car l'allumage implique une consommation importante. Si vous êtes équipé d'un chauffe-eau électrique et que vous vous absentez plus d'une semaine, il faudra alors fermer l'arrivée d'eau principale et couper l'électricité. En revanche, si votre chauffe-eau est doté d'une protection anticorrosion intégrale, mieux vaut laisser l'électricité branchée afin de continuer à alimenter le dispositif anti-corrosion.

J'économise l'électricité

État des lieux

Les énergies renouvelables, c'est-à-dire fournies par le soleil, le vent, la chaleur de la terre, les chutes d'eau, les marées ou encore la croissance des végétaux, ne représentent actuellement que 15 % de la production d'électricité. Celle-ci est assurée pour l'essentiel par des centrales thermiques ou nucléaires, qui sont des sources de pollution importantes.

Quant aux centrales nucléaires, elles ne rejettent pas de polluants dans l'atmosphère, mais leur impact sur l'environnement est tout aussi grave : les réacteurs produisent de grandes quantités de déchets radioactifs qui sont enfouis dans le sol, provoquant ainsi le réchauffement des eaux et la dégradation des conditions de vie de la faune et de la flore.

Alors, que faire ?

D'une manière générale, ne laissez aucun appareil électrique en veille et débranchez-les dès que vous ne les utilisez plus.

Ne surchargez pas les multiprises et coupez l'électricité générale chaque fois que vous partez en vacances. Évidemment, cela implique de vider le réfrigérateur et de dégivrer le congélateur au préalable. Alors si vous ne vous absentez qu'un long week-end, il est probablement moins contraignant de couper le courant pièce par pièce et de le laisser uniquement dans la cuisine. Et si votre système électrique ne permet pas cette manipulation, éteignez chaque appareil individuellement et gardez uniquement allumé votre électroménager.

Choisissez des appareils électroménagers à basse consommation (ceux de catégorie A+++ sont plus chers à l'achat, mais consomment jusqu'à 10 fois moins) et favorisez ceux qui portent le label NF Environnement : il garantit un impact négatif moindre sur l'environnement. Vous pouvez aussi opter pour un fournisseur local qui n'achète que de l'énergie renouvelable et qui agit en faveur de la production d'énergies renouvelables.

Lave/sèche-linge et lave-vaisselle

Mieux vaut les faire fonctionner pendant les heures creuses, c'est-à-dire entre 22 h 30 et 6 h 30 (renseignez-vous, car les horaires varient en fonction des communes) : l'électricité est environ 40 % moins chère. Toutefois, c'est difficile à mettre en œuvre lorsqu'on habite en appartement, surtout si l'on veut garder de bons rapports avec ses voisins. Alors remplissez bien vos appareils avant de les faire tourner, ou alors utilisez la fonction demi-charge : vous économiserez 25 % en moyenne.

Évitez les lavages du linge à 90 °C : vous dépenserez 3 fois moins d'énergie en utilisant le programme à 30 °C et votre linge sera tout aussi propre.

Réfrigérateur et congélateur

Ce sont les appareils qui consomment le plus. Alors ne les placez pas près d'une source de chaleur (four, plaque de cuisson, radiateur...) et adoptez les bons réglages de température : 4 °C pour le réfrigérateur et –18 °C pour le congélateur.

Veillez à ce que l'air circule bien autour (prévoyez un espace d'au moins 10 cm derrière et au-dessus de l'appareil) et à l'intérieur : si le réfrigérateur est trop encombré, il surconsomme.

De la même manière, n'y rangez pas d'aliments chauds ou tièdes et ne laissez pas la porte ouverte trop longtemps.

Pour préserver une bonne ventilation, nettoyez les grilles qui se trouvent à l'arrière 2 fois par an avec du savon noir et vérifiez l'étanchéité des joints de la porte en faisant le test de la feuille de papier : placez une feuille dans l'ouverture et refermez la porte. Si elle tombe, c'est que les joints doivent être remplacés.

Enfin, dégivrez le congélateur dès que la couche dépasse 3 mm d'épaisseur (p. 153).

Éclairage

Bannissez les lampes halogènes et utilisez des ampoules basse consommation (ou fluocompactes), dont la durée de vie est plus longue. Pour les choisir, regardez la lettre affichée sur l'étiquette énergie (les ampoules classées A sont moins énergivores) et misez sur les produits européens plutôt que sur les « made in China » qui ne sont pas soumis à la même réglementation.

Prenez l'habitude d'éteindre lorsque vous quittez une pièce.

Dépoussiérez régulièrement les ampoules pour maximiser leur efficacité.

Jetez vos ampoules basse consommation dans un point de collecte : elles sont recyclables à 93 %. Cela évitera le rejet du mercure qu'elles contiennent dans l'atmosphère et permettra de les réutiliser pour la fabrication d'autres ampoules.

Cuisson

Une plaque de cuisson et un four continuent de chauffer 15 minutes après avoir été éteints : exploitez cette chaleur et pensez à mettre un couvercle sur vos casseroles pour raccourcir les temps de cuisson.

Adaptez vos casseroles à la taille des plaques afin d'éviter les déperditions de chaleur.

Ne faites pas préchauffer le four plus que nécessaire et ne l'utilisez pas pour décongeler vos aliments : sortez-les à l'avance (entreposez-les au réfrigérateur, jamais à température ambiante pour ne pas favoriser le développement des bactéries).

Ordinateur

Éteignez-le au-delà d'une heure d'inactivité et supprimez les économiseurs d'écran animés : ils empêchent la mise en veille et n'économisent pas d'électricité. Quant à ceux qui font appel à des graphismes 3D, ils consomment autant, sinon plus, que le mode actif. Fermez les logiciels et les onglets Internet quand vous avez fini de les utiliser.

Et si vous devez vous équiper, optez plutôt pour un ordinateur portable : il consomme moins qu'un ordinateur fixe. Certains matériels sont aussi plus économes en énergie, moins polluants, et conçus pour être plus facilement recyclables. Vous les repérerez grâce à leur label.

Labels	Leurs caractéristiques
80 PLUS	Label visant à augmenter l'efficacité énergétique des alimentations électriques de matériels informatiques. Il existe quatre niveaux de certification (80 Plus Bronze, 80 Plus Argent, 80 Plus Or et 80 Plus Platinum) qui se distinguent par l'efficacité de leur rendement.
DER BLAUE ENGEL – JURY UMWELTZEICHEN – schützt MENSCH UND UMWELT	Créé en 1977 par le ministère de l'Écologie allemand, ce label est la plus vieille certification environnementale au niveau mondial. Il s'applique essentiellement au matériel informatique et prend en compte le recyclage dès la conception des produits. Il veille à réduire les pollutions lors de leur fabrication ainsi que leur consommation d'énergie. Enfin, il prend en compte la durée de vie du matériel informatique.
EU Ecolabel www.ecolabel.eu	Label européen qui s'applique à l'ensemble des produits de consommation, dont l'informatique. Les critères concernent la réduction de la consommation d'énergie, des quantités de substances dangereuses pour la santé et l'environnement, la reprise gratuite du matériel par le fabricant pour son recyclage et la durabilité du produit.
energy ENERGY STAR	Ce label américain vise l'efficacité énergétique des matériels informatiques et indique que le matériel intègre des mécanismes qui réduisent sa consommation d'énergie.
EPEAT	Ce label américain s'appuie sur 23 critères obligatoires, classés en catégories : réduction et élimination des substances dangereuses, choix de composants respectant l'environnement, prise en compte de la fin de vie du matériel dès la conception, durabilité du matériel, réduction de la consommation d'énergie, recyclage, etc.
TCO Development TCO'03 DISPLAYS www.tcodevelopment.com	Ce label suédois a d'abord été conçu pour distinguer les écrans respectueux de l'environnement. Désormais, il couvre aussi les ordinateurs, les serveurs, les téléphones mobiles et les imprimantes, et s'appuie sur des critères tels que l'émission de champs électromagnétiques (écrans), la consommation d'énergie, le bruit, le recyclage du matériel...

J'économise le chauffage

État des lieux

Le climat est menacé par les émissions de gaz à effet de serre et principalement par le CO_2. Si la température moyenne augmente de 2 °C, nous entrerons dans une ère de grande instabilité climatique (montée des eaux, tempêtes, réchauffement…). Les énergies utilisées pour chauffer les habitations étant particulièrement émissives en gaz à effet de serre, il est indispensable de corriger nos comportements.

Chauffage au bois

Le bois est une énergie renouvelable. À condition d'opter pour un bois local, afin de limiter le transport et la production de CO_2, et labellisé FSC ou PEFC (garantie de la bonne gestion de la forêt dont il provient).

Il est également primordial de s'assurer que le poêle est installé comme il se doit, de veiller à ce que la ventilation soit adéquate et de procéder à son nettoyage et à son contrôle chaque année.

Chauffage au gaz

Avant d'être livré au consommateur, le gaz est extrait en milieu terrestre ou marin, puis transporté par canalisations (gazoduc) ou par bateau (méthanier) jusqu'aux usines de traitement, où il subit de nombreuses étapes de transformation.

Construction de puits sur terre et de plates-formes en mer, fumées et rejets des raffineries, fuites de méthane (dont l'effet de serre est 20 fois plus important que celui du CO_2), contamination des nappes phréatiques… L'extraction et le transport du gaz ne sont pas sans conséquences pour l'environnement.

Chauffage au fioul

C'est le combustible le plus nocif pour l'environnement. Il émet du CO_2, qui est un gaz à effet de serre, du SO_2, qui déclenche les pluies acides, des dioxines et du furane, des polluants chimiques organiques cancérogènes persistant dans l'air.

Chauffage électrique

Il ne rejette certes pas de CO_2 dans l'atmosphère, mais la production de l'électricité a un impact non négligeable sur l'environnement (p. 220).

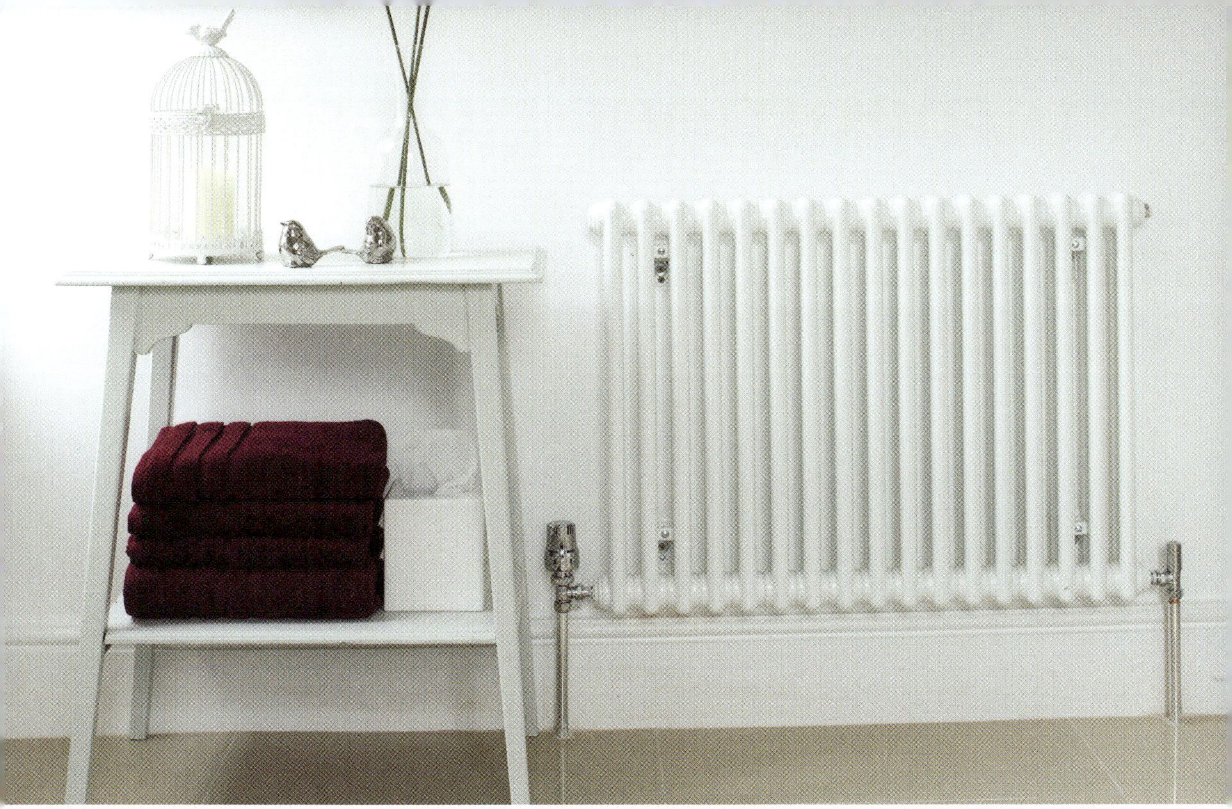

Alors, que faire ?

Certes, on n'a pas toujours la possibilité de choisir son mode de chauffage. Cependant, on peut adopter quelques gestes simples pour réduire sa consommation et limiter son empreinte écologique. En hiver, la zone de confort se situe entre 18 et 21 °C, 19 °C étant la température idéale dans les pièces à vivre (salon, salle à manger, cuisine).

Lorsque vous vous absentez pour aller travailler ou pour partir en week-end, baissez la température de 4 °C, et mettez sur position hors gel quand vous partez plus longtemps.

Installez un régulateur d'ambiance qui adapte le régime de la chaudière, contrairement au thermostat qui démarre et arrête la chaudière dès que la température mesurée est en deçà ou au-dessus de la température de consigne : cela occasionne des marche/arrêt fréquents, consommateurs d'énergie.

Faites régulièrement entretenir vos chauffe-eau et chaudière, car leur encrassement ou leur mauvais fonctionnement entraîne une surconsommation d'énergie.
En hiver, fermez les volets quand la nuit tombe pour éviter les déperditions énergétiques par les fenêtres. Et laissez les portes ouvertes pour que l'air circule naturellement des pièces sèches (salon, chambres) vers les pièces humides (cuisine, salle de bains).

INFORMATIQUE & HIGH-TECH

Pendant longtemps, on a pensé que ce secteur était exempt de considérations écologiques. En effet, c'est seulement en 2006, avec la publication d'une étude de Greenpeace, que la prise de conscience s'est opérée. Elle s'est manifestée par de nombreuses directives européennes qui ont contraint les entreprises à prendre en considération les enjeux environnementaux. Aucune réglementation n'est bien sûr imposée aux particuliers. Toutefois, rien n'empêche d'agir individuellement.

Internet

Internet semble immatériel, mais c'est une illusion. Chaque fois que vous faites des recherches ou que vous utilisez votre messagerie, vous sollicitez des data centers : des sites physiques dans lesquels se trouvent des armoires de stockage. Du fait de leur taille et de leur alimentation en électricité 24 h/24, ces centres de données sont très énergivores : à eux seuls, ils sont responsables de 28 % des émissions de gaz à effet de serre générés par le numérique.

Messagerie

Les e-mails sont énergivores et polluants. Ceux qui ont été envoyés ou reçus et qui ne sont pas supprimés sont sauvegardés dans les data centers, ce qui consomme énormément d'énergie et émet autant de gaz à effet de serre que le trafic aérien.
Pour éliminer les e-mails de manière définitive, supprimez-les de la boîte d'envoi et videz la corbeille régulièrement.
Par ailleurs, prenez l'habitude de limiter la taille des pièces jointes en les compressant (ou, encore mieux, remplacez les pièces jointes par un lien hypertexte ou URL).
Supprimez-les des messages auxquels vous répondez.
Désabonnez-vous des newsletters que vous ne lisez jamais et ne multipliez pas systématiquement les destinataires.
Vous pouvez aussi opter pour une messagerie écoresponsable, comme Écomail ou Newmanity Mail. Leurs data centers sont alimentés par des énergies renouvelables et certains services possèdent même un indicateur qui vous alerte lorsque vos messages stockés sont trop énergivores.

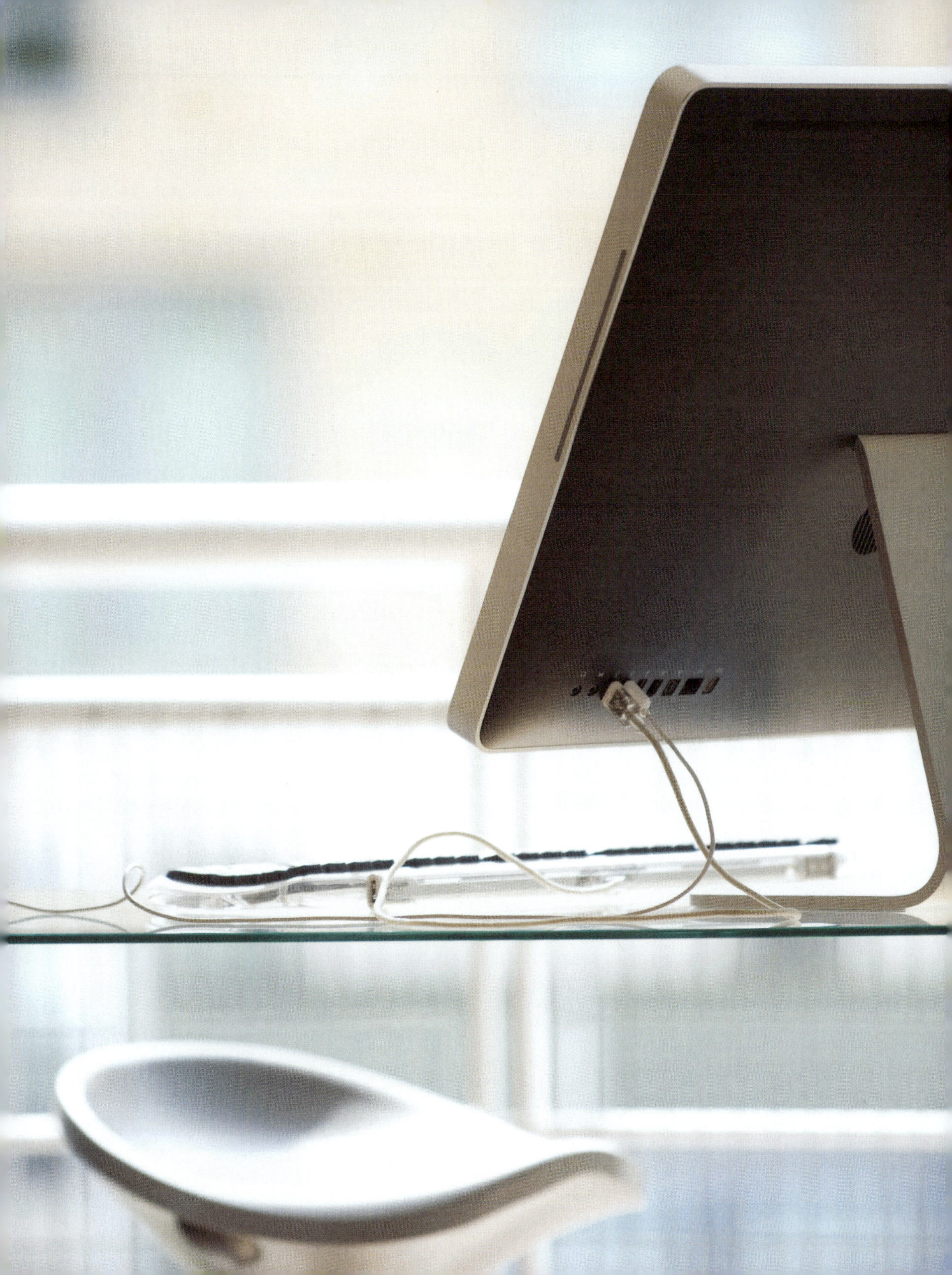

Navigateur

Les moteurs de recherche répondent chaque jour à 200 milliards de requêtes. D'un point de vue écologique, c'est l'équivalent d'un avion long-courrier effectuant 97 fois le tour de la Terre quotidiennement.

Soyez donc le plus précis possible dans vos recherches : plus vous en faites, plus vous consommez de l'énergie.
Évitez aussi de passer par un moteur de recherche pour aller sur des sites que vous utilisez régulièrement : allez-y directement en utilisant l'historique, en créant des favoris ou en tapant l'adresse URL.
Prenez l'habitude d'utiliser les flèches reculer ou avancer pour économiser le rechargement des pages et de fermer les onglets que vous n'utilisez pas.
Limitez le fonctionnement des animations Flash sur les pages que vous consultez, car elles sont gourmandes en énergie. De nombreux logiciels existent pour bloquer les publicités, les pop-up et autres nuisances.
Le plus souvent possible, videz le cache de votre navigateur, les cookies et l'historique, et mettez à jour la liste de vos favoris.
Enfin, pourquoi ne pas vous tourner vers des moteurs de recherche écoresponsables ? Par exemple, Écosia plante un arbre pour chacune de vos requêtes. Et Lilo reverse les sommes générées par vos requêtes à des projets engagés pour l'homme et pour la planète. Il existe bien d'autres initiatives (Ecogine, Ecosearch…) : il ne vous reste plus qu'à choisir la cause que vous voulez servir !

Imprimante

Papier

Malgré le développement du numérique, la consommation de papier n'a pas diminué. Quand on sait qu'il faut 10 l d'eau pour produire une feuille, il est plus qu'indispensable de rationaliser cette ressource (p. 218). Le papier est recyclable jusqu'à 7 fois, ce qui évite l'émission de 390 000 t de CO_2 par an. Or son taux de recyclage est actuellement inférieur à 50 %. Pourquoi ? Parce que nous ne prenons pas la peine de le mettre dans la poubelle *ad hoc*…
N'imprimez pas à tout bout de champ (25 % des documents seraient jetés 5 minutes après leur impression et 16 % des impressions ne seraient jamais lues).
Avant d'imprimer, prenez le temps d'optimiser la mise en pages de vos documents en réduisant la taille des interlignes, des marges, de la police, etc. Vous en réduirez ainsi le nombre de pages.
Lorsque vous imprimez depuis Internet, supprimez les publicités, les photos ainsi que les éléments d'interface. Des logiciels comme Green Print le font automatiquement.
Utilisez le verso des feuilles imprimées. Coupez-les en quatre et attachez-les avec une pince pour en faire vos pense-bêtes et to-do lists. Ce sera toujours plus écologique que de recourir aux post-it.

Ne jetez plus vos chemises en carton une fois que vous avez finalisé un dossier : réutilisez-les en les retournant, voire recyclez-les en intercalaires. Vous pouvez également vous servir des feuilles A3 imprimées au recto pour créer des sous-chemises.
Enfin, il existe des papiers qui minimisent leur impact sur l'environnement parce qu'ils sont issus soit de la gestion durable des forêts, soit de papier recyclé, soit d'un mix qui mélange les deux provenances (voir ci-dessous).

Encre

Les cartouches d'encre usagées font partie de la famille des déchets industriels spéciaux (DIS), car elles contiennent des composants très toxiques. Ces éléments nocifs sont une plaie pour ce dernier (rejet de CO_2 dans l'atmosphère, pollution des sols), et aussi pour notre santé. La production d'une cartouche laser consomme environ 3,5 l de pétrole ; une cartouche jet d'encre, 90 ml.
Sachant que les cartouches peuvent être recyclées jusqu'à 6 fois et que seul un tiers l'est effectivement : ne les jetez plus à la poubelle ! Déposez-les en déchetterie ou chez un revendeur agréé (certains d'entre eux accordent même une ristourne sur les cartouches neuves que vous leur achetez). Elles seront ainsi réutilisées pour fabriquer de nouvelles cartouches ou comme matière de base pour d'autres industries, voire comme combustible. Certains sites commerciaux en ligne vous les rachètent pour les nettoyer et les recharger afin de contribuer à la diminution de l'impact environnemental.

Lorsque vous imprimez, privilégiez le mode brouillon noir et blanc et recto verso (paramétrez votre imprimante par défaut) ainsi que les polices de caractères économes en encre, comme Garamond, Ryman Éco et Écofont qui se téléchargent gratuitement.

AU BUREAU

Nous passons environ deux cents jours par an au travail. C'est dire si nos petits gestes quotidiens comptent énormément dans ce lieu où les sources de gaspillage sont multiples. À commencer par notre rapport à l'informatique et à l'impression (p. 226). Mais pas seulement. Boissons et nourriture figurent également parmi les postes clés.

Quelques gestes simples et efficaces

Commencez par dire stop au gobelet et à la touillette en plastique pour la pause café. Apportez votre tasse et une cuillère. Sachant que 4 % de la production pétrolière est consacrée à la production de plastique, dont celle de ces fameux gobelets (650 par an et par salarié), ça vaut le coup d'investir dans de la vaisselle. Pensez aussi à la boule à thé au lieu des sachets jetables.

Déjeuner au bureau

Si vous déjeunez au bureau, rapportez des couverts et une serviette en tissu de la maison. Refusez systématiquement ceux que les traiteurs vous proposent : chaque fois que vous achetez à emporter, c'est un nombre incalculable d'emballages non recyclables que vous générez (sac de transport, couverts en plastique, serviette en papier, barquette...), le plus souvent pour faire quelques mètres...
Apporter son repas est aussi une idée à explorer et constitue une solution gagnante sur toute la ligne puisque vous finissez les restes de la maison, vous faites des économies et vous avez l'assurance de manger sain et équilibré.

Sensibiliser

Enfin, n'hésitez pas à sensibiliser vos collègues en laissant de petits mots rigolos un peu partout : dans les toilettes et sur la porte d'entrée, pour éteindre la lumière en sortant ; près de la machine à café, pour suggérer à chacun d'apporter sa propre tasse (quitte à ramener de chez vous celles que vous n'utilisez plus, cela encouragera certains de vos collègues à vous imiter). Vous pouvez aussi militer pour consacrer une poubelle au papier et une autre aux détritus, suggérer l'utilisation de papier recyclable à votre direction, vous assurer que les encres et toners des imprimantes sont bien renvoyés au fournisseur...
Le chantier est si vaste que vous trouverez certainement d'autres idées de ce genre pour initier un changement. À condition, bien sûr, de faire ça en douceur, en suggérant plutôt qu'en imposant.

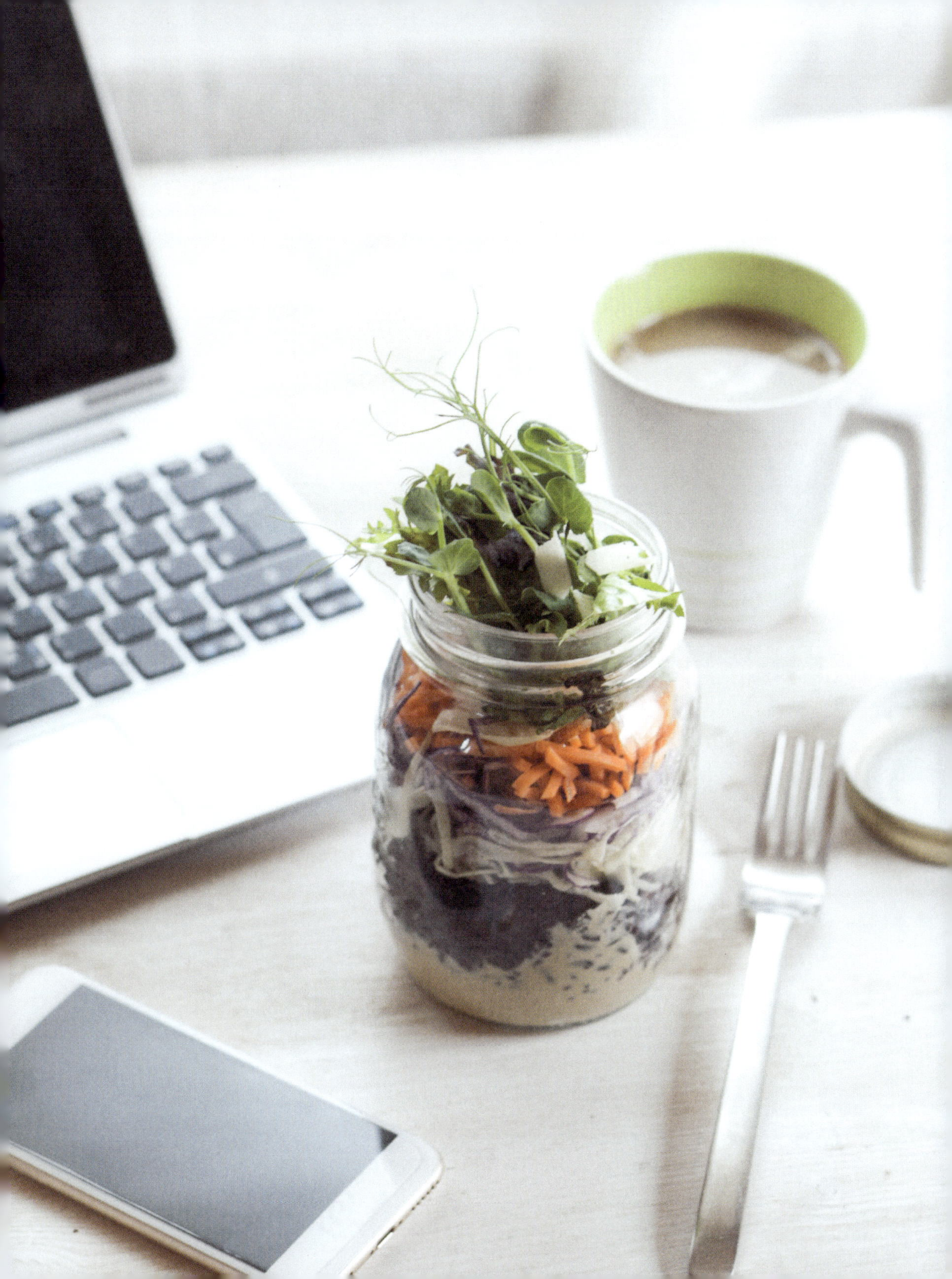

DÉPLACEMENTS

C'est physiologique : l'être humain est fait pour le mouvement. Il est vrai qu'il souffre aujourd'hui d'une sédentarité excessive qui n'est pas sans lien avec son attachement presque fusionnel à sa voiture. Résultat : l'environnement en pâtit. Certes, toutes les villes de France ne sont pas équipées de structures qui permettent de laisser son véhicule au garage, mais, là encore, adopter de nouveaux comportements peut vraiment faire la différence.

État des lieux

Près de 70 % de la pollution atmosphérique est produite par les voitures. C'est donc l'un des secteurs prioritaires sur lesquels agir pour améliorer la qualité de l'air. L'OMS a d'ailleurs mis en évidence le lien entre la pollution de l'air extérieur et la hausse des problèmes respiratoires et cardiovasculaires.
Alors que les transports en commun consomment entre 3 et 5 fois moins d'énergie par passager, la voiture reste le moyen de déplacement favori des usagers (20 % de nos trajets en voiture n'excèdent pas 1 km...), et la France continue de ne pas respecter les limites admissibles d'émissions toxiques fixées par l'Europe.

Alors, que faire ?

Notre comportement au volant tient aussi une grande importance en matière de consommation de carburant et d'émissions de CO_2. Entretien du véhicule, mais aussi contrôle de la vitesse et du freinage participent à une conduite plus économique en consommation de carburant (et donc de pétrole qui, rappelons-le, n'est pas une ressource inépuisable).

Modifier sa conduite au volant

Vérifiez régulièrement la pression (et l'usure) des pneus, car un pneu sous-gonflé augmente la consommation de 30 %. Une fois par an, programmez une visite chez le garagiste pour contrôler le bon fonctionnement du moteur : s'il est mal réglé, il consomme davantage, s'use plus vite et pollue davantage.

En matière de conduite, sollicitez le moteur avec douceur sur les 5 premiers kilomètres. D'autant plus que le premier kilomètre parcouru en voiture pollue 2 fois plus et consomme entre 50 et 80 % de carburant supplémentaire.
Maintenez une vitesse constante (si possible réduite de 10 km/h) et évitez les à-coups, qui génèrent une surconsommation de 20 à 40 %.

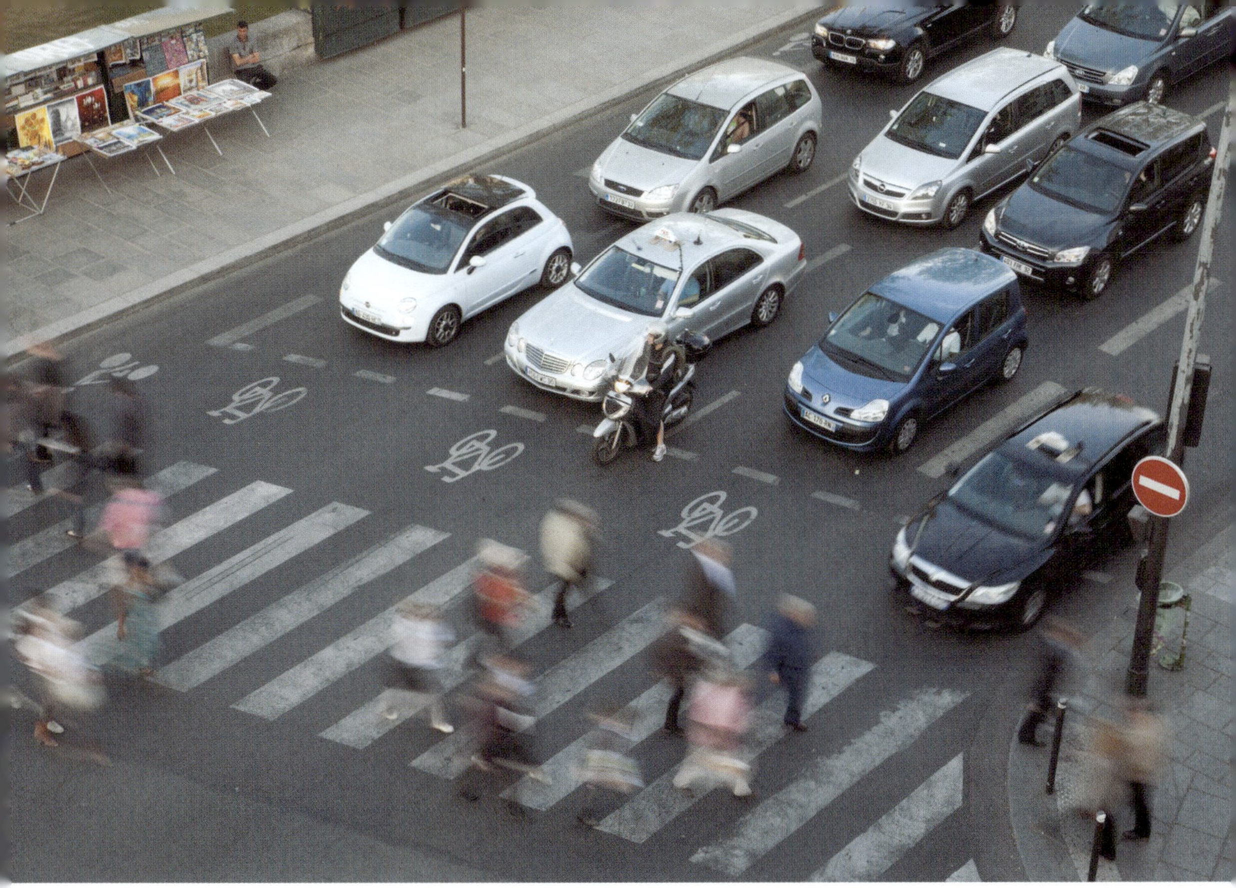

De même, respectez les distances de sécurité pour ne pas avoir à freiner brusquement (vos pneus y gagneront en longévité).
Inutile de faire chauffer le moteur à l'arrêt, même par temps froid : un arrêt-redémarrage consomme beaucoup moins que de laisser tourner un moteur au ralenti plus d'une minute. Évidemment, préférez la ventilation à la climatisation qui consomme jusqu'à 35 % de carburant en plus.

Opter pour le covoiturage

Les trajets domicile-travail en voiture sont le premier poste d'émission de gaz à effet de serre et s'effectuent souvent avec une seule personne dans le véhicule. Pour limiter votre empreinte carbone, pensez au covoiturage. Il existe de nombreux sites Internet qui mettent en relation les particuliers, mais vous pouvez aussi être à l'initiative de ce mouvement dans votre entreprise, par exemple en créant un fichier que chacun remplira en précisant sa ville de départ et ses coordonnées téléphoniques. Les salariés intéressés par le projet pourront ainsi se mettre en relation les uns avec les autres.

Train ou avion ?

Quand vous partez en vacances, préférez le train à l'avion si le trajet est inférieur à 700 km : le premier rejette 300 fois moins de gaz carbonique que le second.

EN VACANCES

Plus on aiguise sa sensibilité écologique, plus l'envie est grande de donner un sens différent à cette période particulière. Des vacances utiles, tournées vers les autres et solidaires pour s'enrichir personnellement tout en multipliant les expériences.

Qu'est-ce que le tourisme responsable ?

C'est un tourisme qui applique les principes du développement durable. Il s'agit de tenir compte des impacts environnementaux, économiques et sociaux tout en répondant aux besoins des vacanciers, des professionnels d'accueil et des populations locales.
Le tourisme responsable s'attache à préserver les ressources naturelles, à réduire la consommation énergétique due aux transports et à l'hébergement, à respecter les cultures, les valeurs et l'espace de vie des communautés d'accueil, à créer des emplois stables qui améliorent vraiment les conditions de vie des locaux...
Le tourisme devient alors un levier de développement et de solidarité.

Des idées pour des vacances responsables

De nombreuses agences de voyages sont engagées en faveur de ce type de tourisme. En la matière, vous pouvez vous fier à une trentaine de labels qui garantissent le respect de critères spécifiques.

D'une manière générale, préférez les guides indépendants et/ou locaux, les restaurants plutôt que les chaînes de restauration, l'artisanat local vendu sur le lieu de fabrication, les marchés aux grandes surfaces...

Si vous optez pour des lieux très touristiques, privilégiez des vacances hors saison.

Enfin, loger chez l'habitant permet de soutenir l'économie locale, mais aussi de donner un caractère humain, et donc enrichissant, à vos vacances.
Il existe plusieurs formules qui favorisent cette relation. Le camping chez l'habitant, par exemple, est une pratique fondée sur le partage des ressources, qui garantit au voyageur un endroit pour dormir à moindre coût et au loueur la possibilité d'arrondir ses fins de mois.

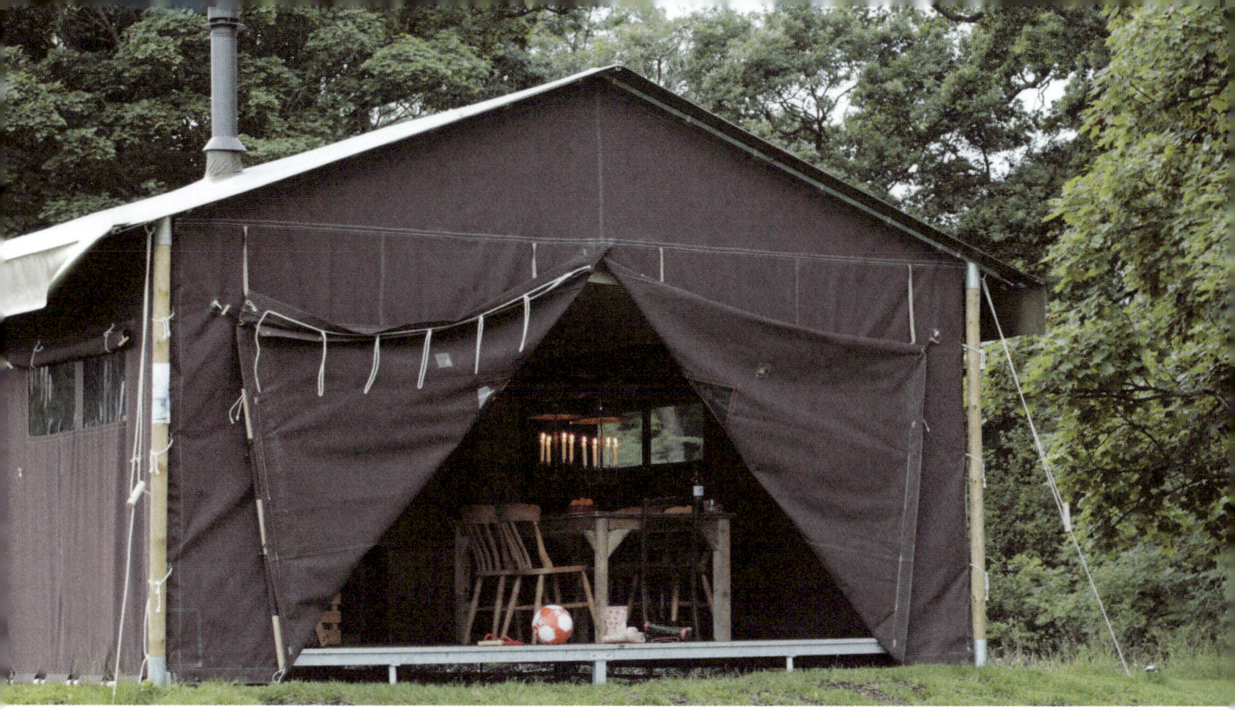

Le wwoofing (du nom du réseau international World Wide Opportunities on Organic Farms) met en relation les propriétaires de fermes biologiques et les vacanciers désireux de tester ce mode de vie et de travail, puisqu'il s'agit de participer aux tâches quotidiennes de la ferme en échange du gîte et du couvert. C'est là une formidable opportunité d'apprentissage, surtout pour les urbains. Bien sûr, vous êtes libre de choisir la durée de votre séjour ainsi que votre rythme de vie à la ferme. Vous aurez ainsi tout le loisir de visiter la région (ou le pays) et de profiter de ses agréments.

L'échange de maisons permet de passer ses vacances dans le domicile d'un particulier, qui viendra quant à lui passer les siennes dans votre logement à la même période. Souvent, chaque famille laisse à ses hôtes une liste de ses adresses préférées ainsi que des conseils touristiques. Certaines se rendent aussi de petits services, comme arroser les plantes, relever le courrier, nourrir le chat...

Le couchsurfing permet aux voyageurs d'être hébergés gratuitement et de manière temporaire dans la ville de leur choix par un membre de la communauté. Un concept également fondé sur l'humain, qui favorise l'échange et l'enrichissement personnel.

Les initiatives sont de plus en plus nombreuses et fleurissent un peu partout. Beaucoup de plates-formes en ligne vous faciliteront la tâche, que ce soit pour choisir le mode de vacances ou la destination.

Index

Q

R

S

T

U

V

W

Y

Remerciements

Merci à mes éditrices, Anne-Sophie et Séverine, qui m'ont permis de faire ma part.
Merci à mon mari, Jean-François, et à mon fils, Oscar, mes valeureux cobayes.
Merci, enfin, à tous ceux qui ne dorment pas.

Direction éditoriale : Anne-Sophie Pawlas – Relecture : Valérie Balland
Conception graphique, mise en pages et couverture : Céline Julien
Fabrication : Géraldine Boilley-Hautbois, Louise Martinez
Photogravure : Nord Compo
© Le Temps Apprivoisé/Libella, Paris, 2019 pour la présente édition
© Le Temps Apprivoisé/Libella, Paris, 2018 – ISBN : 978-2-299-00366-5 – Dépôt légal : mars 2018
http://www.letempsapprivoise.fr

Crédits photographiques

C1 : Spl/hemis.fr ; C2 : Westend 61/hemis.fr ; C3 : Fabrice Besse, Sonia Roy/Le Temps Apprivoisé ; C4 : Spl/hemis.fr ; C5 : Image Source/hemis.fr ; C6 : Image Source/hemis.fr. P. 8-9 : Blend Images/hemis.fr ; p. 15 : Fabrice Besse, Sonia Roy/Le Temps Apprivoisé ; p. 17 : Fabrice Besse, Sonia Roy/Le Temps Apprivoisé ; p. 18 : Spl/hemis.fr ; p. 21 : ILoveImages/Juice/hemis.fr ; p. 25 : Blend Images/hemis.fr ; p. 27 : Camera Press/hemis.fr ; p. 29 : ILoveImages/Juice/hemis.fr ; p. 31 : Spl/hemis.fr ; p. 33 : Camera Press/hemis.fr ; p. 35 : Camera Press/hemis.fr ; p. 37 : Cultura/hemis.fr ; p. 38 : Blend Images/hemis.fr ; p. 41 : Schmitt Franck/hemis.fr ; p. 43 : Fabrice Besse, Sonia Roy/Le Temps Apprivoisé ; p. 45 : Fabrice Besse, Sonia Roy/Le Temps Apprivoisé ; p. 47 : StockFood/hemis.fr ; p. 49 : Tetra images/hemis.fr ; p. 53 : Blend Images/hemis.fr ; p. 54 : Spl/hemis.fr ; p. 57 : Tetra images/hemis.fr ; p. 59 : Camera Press/hemis.fr ; p. 61 : Blend Images/hemis.fr ; p. 62-63 : Image Source/hemis.fr ; p. 64 : Cultura/hemis.fr ; p. 67 : Image Source/hemis.fr ; p. 69 : StockFood/hemis.fr ; p. 71 : Westend 61/hemis.fr ; p. 73 : Rouffio Christophe/hemis.fr ; p. 75 : Westend 61/hemis.fr ; p. 76 : Cegalerba Nicolas/hemis.fr ; p. 80 : Cultura/hemis.fr ; p. 83 : StockFood/hemis.fr ; p. 84 : Blend Images/hemis.fr ; p. 89 : StockFood/hemis.fr ; p. 91 : Tetra images/hemis.fr ; p. 97 : Westend 61/hemis.fr ; p. 99 : Picture Press Illustration/Photononstop ; p. 100 : Westend 61/hemis.fr ; p. 105 : Westend 61/hemis.fr ; p. 107 : StockFood/hemis.fr ; p. 111 : StockFood/hemis.fr ; p. 113 : Westend 61/hemis.fr ; p. 115 : Camera Press/hemis.fr ; p. 116-117 : Cultura/hemis.fr ; p. 119 : Renault Philippe/hemis.fr ; p. 120 : Westend 61/hemis.fr ; p. 123 : Camera Press/hemis.fr ; p. 125 : Westend 61/hemis.fr ; p. 127 : Sudres Jean-Daniel/hemis.fr ; p. 129 : Westend 61/hemis.fr ; p. 133 : Tombini Marie-Laure/hemis.fr ; p. 134-135 : Rouffio Christophe/hemis.fr ; p. 137 : Tetra images/hemis.fr ; p. 139 : Fabrice Besse, Sonia Roy/Le Temps Apprivoisé ; p. 141 : Fabrice Besse, Sonia Roy/Le Temps Apprivoisé ; p. 143 : Fabrice Besse, Sonia Roy/Le Temps Apprivoisé ; p. 145 : Fabrice Besse, Sonia Roy/Le Temps Apprivoisé ; p. 147 : Fabrice Besse, Sonia Roy/Le Temps Apprivoisé ; p. 148 : Madamour Christophe/hemis.fr ; p. 151 : Camera Press/hemis.fr ; p. 155 : Von Eisiedel Andreas/hemis.fr ; p. 157 : Paubel Frank/hemis.fr ; p. 159 : Camera Press/hemis.fr ; p. 161 : Image Source/hemis.fr ; p. 163 : Rouffio Christophe/hemis.fr ; p. 165 : Blend Images/hemis.fr ; p. 169 : Maisant Ludovic/hemis.fr ; p. 173 : Cultura/hemis.fr ; p. 175 : Westend 61/hemis.fr ; p. 178 : Image Source/hemis.fr ; p. 181 : Image Source/hemis.fr ; p. 183 : StockFood/hemis.fr ; p. 184 : Camera Press/hemis.fr ; p. 187 : Blend Images/hemis.fr ; p. 189 : Anton Serge/hemis.fr ; p. 190 : Westend 61/hemis.fr ; p. 197 : Tetra images/hemis.fr ; p. 199 : Alamy/hemis.fr ; p. 202 : Desjardins Martin/hemis.fr ; p. 207 : Camera Press/hemis.fr ; p. 209 : Wauman Luc/hemis.fr ; p. 210-211 : Spani Arnaud/hemis.fr ; p. 213 : Fabrice Besse, Sonia Roy/Le Temps Apprivoisé ; p. 215 : Image Source/hemis.fr ; p. 219 : Spl/hemis.fr ; p. 225 : Camera Press/hemis.fr ; p. 227 : Cultura/hemis.fr ; p. 231 : Westend 61/hemis.fr ; p. 233 : Jon Arnold Images/hemis.fr ; p. 235 : John Warburton Lee/hemis.fr.

Achevé d'imprimer en octobre 2019 en France par Pollina - 91544